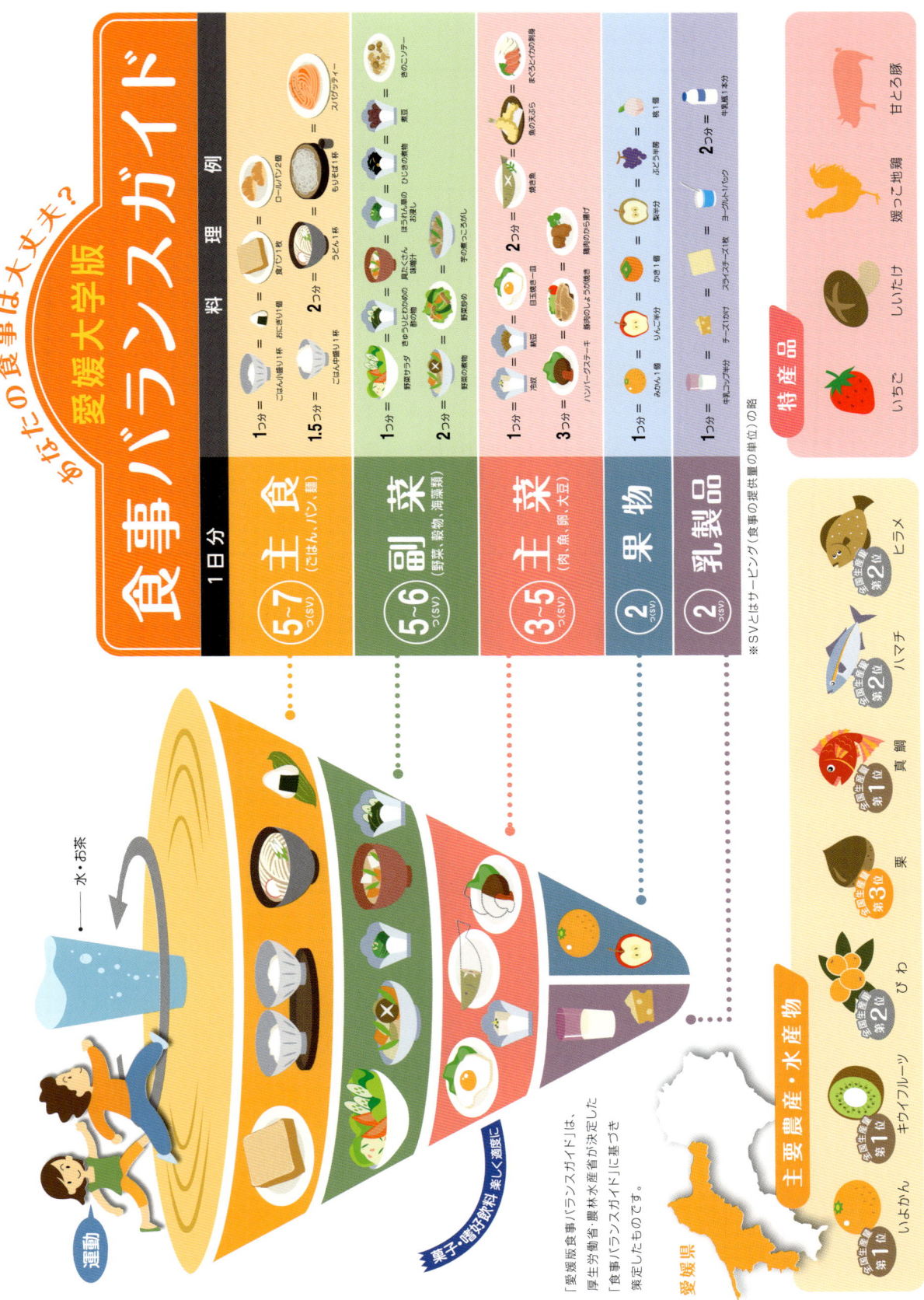

料理区分	食品群	分類条件	サービングの基準	主な供給栄養源
主　食 5〜7つ(sv)	米類（めし） パン類（菓子パンを除く） 麺　類 その他の穀類食品	左記の主材料を2/3目安量を超えて含む物	主材料に由来する炭水化物として40g	炭水化物 エネルギー
副　菜 5〜6つ(sv)	野菜類 芋類 大豆以外の豆類 キノコ類 海藻類 種実類		主材料の素材重量として70g	ビタミン ミネラル 食物繊維
主　菜 5〜7つ(sv)	肉　類 魚　類 卵　類 大豆, 大豆製品		主材料に由来するタンパク質として6g	タンパク質 脂質 エネルギー 鉄
牛乳・乳製品 2つ(sv)	乳　類		主材料に由来するCaとして100mg	カルシウム タンパク質 脂質
果　物 2つ(sv)	果実類		主材料として100g	ビタミンC カリウム
菓子・嗜好飲料	菓子類 嗜好飲料			

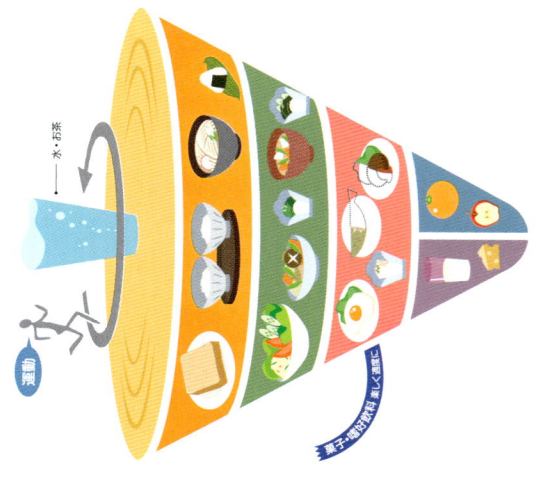

愛媛大学

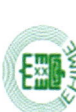

菓子・嗜好飲料・アルコール｜エネルギー量(kcal)一覧

菓子・嗜好飲料・アルコールは〈1日200kcal〉以内を目安に！

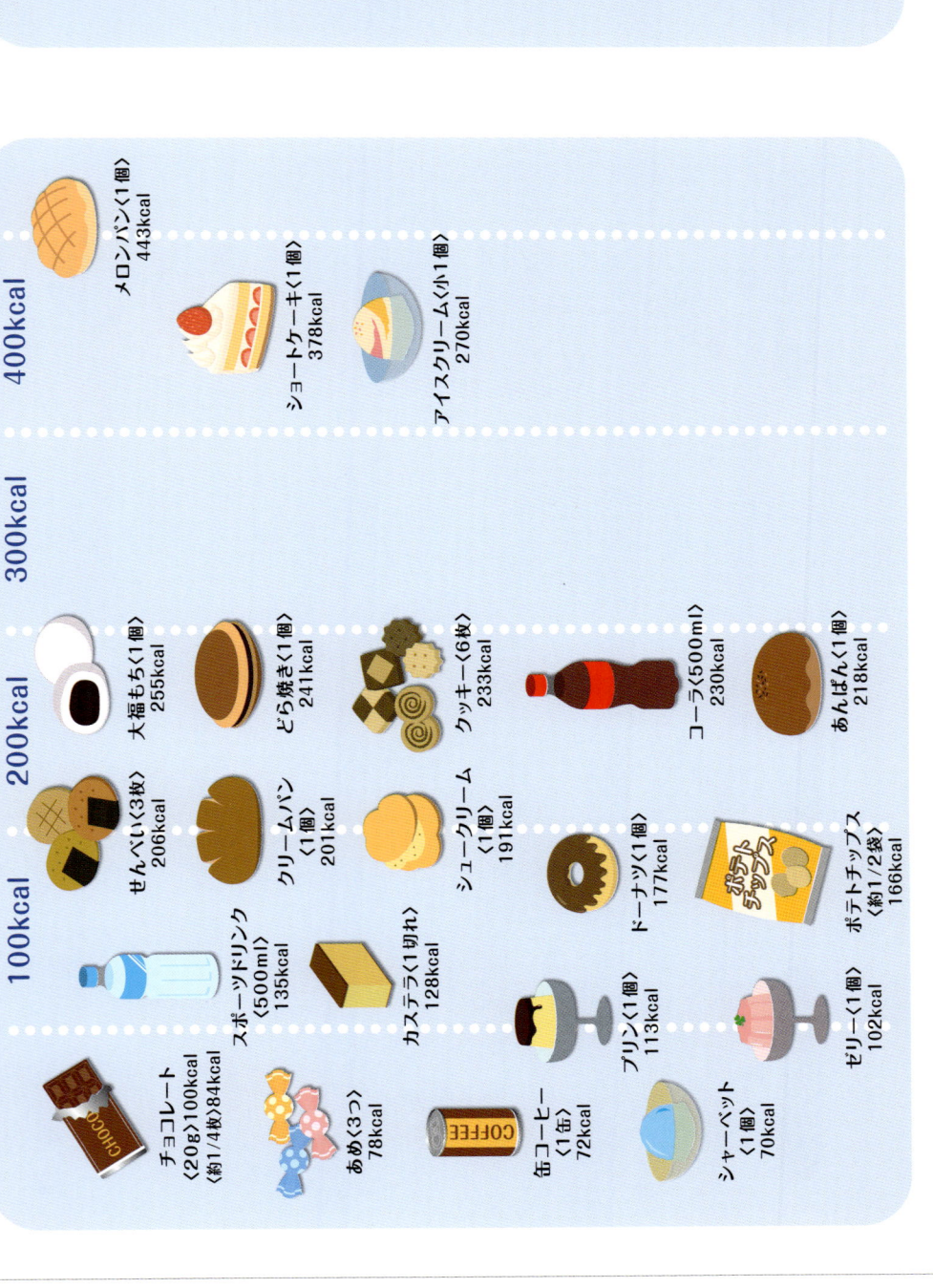

アルコール類
- ワイン〈200ml〉 200kcal
- 日本酒〈1合〉 200kcal
- ビール〈500ml〉 200kcal
- 焼酎35%〈90ml〉 200kcal

400kcal
- メロンパン〈1個〉 443kcal
- ショートケーキ〈1個〉 378kcal
- アイスクリーム〈小1個〉 270kcal

300kcal / 200kcal
- 大福もち〈1個〉 255kcal
- どら焼き〈1個〉 241kcal
- クッキー〈6枚〉 233kcal
- コーラ〈500ml〉 230kcal
- あんぱん〈1個〉 218kcal
- せんべい〈3枚〉 206kcal
- クリームパン〈1個〉 201kcal
- シュークリーム〈1個〉 191kcal
- ドーナツ〈1個〉 177kcal
- ポテトチップス〈約1/2袋〉 166kcal

100kcal
- スポーツドリンク〈500ml〉 135kcal
- カステラ〈1切れ〉 128kcal
- プリン〈1個〉 113kcal
- ゼリー〈1個〉 102kcal
- チョコレート〈20g〉100kcal〈約1/4枚〉84kcal
- あめ〈3つ〉 78kcal
- 缶コーヒー〈1缶〉 72kcal
- シャーベット〈1個〉 70kcal

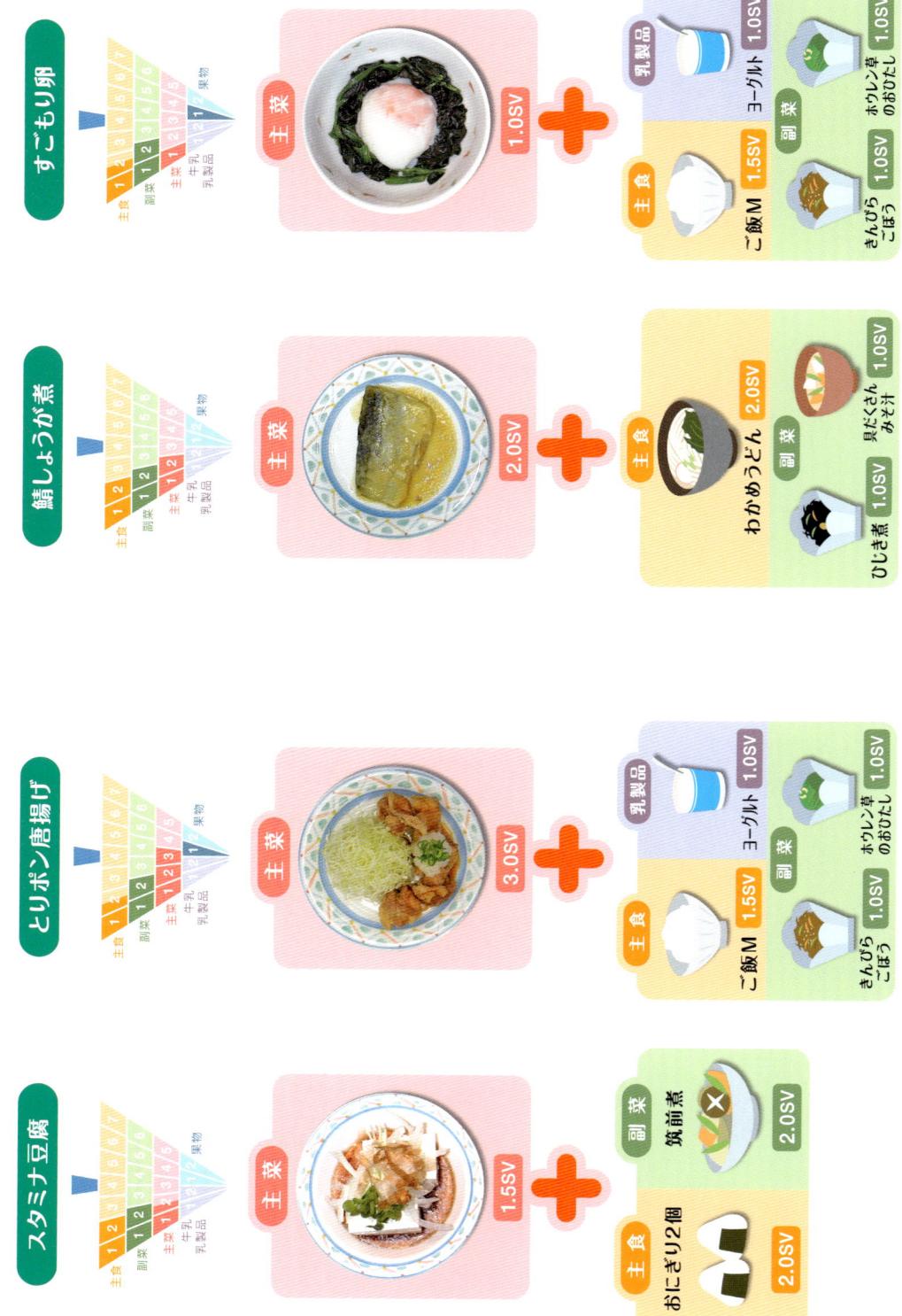

いつもの食事に一工夫！食事バランス組み合わせ例〈3〉
ファーストフード（牛丼）

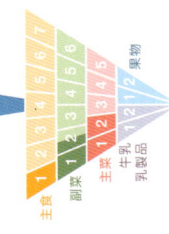

主食 主菜
660kcal
2.0SV 2.0SV

＋

副菜
生野菜サラダ 26kcal 0.5SV
けんちん汁 40kcal 1.0SV

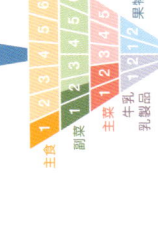

主食 主菜
660kcal
2.0SV 2.0SV

＋

副菜
生野菜サラダ 26kcal 0.5SV
みそ汁
野菜ジュース 1.0SV

いつもの食事に一工夫！食事バランス組み合わせ例〈2〉
ファーストフード（ハンバーガー）

マクドナルド編

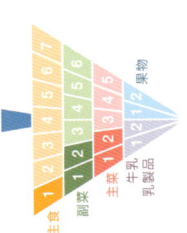

主食 主菜
248kcal
1.0SV 2.0SV

＋

副菜
野菜サラダ 10kcal 0.5SV
野菜ジュース 1.0SV

モスバーガー編

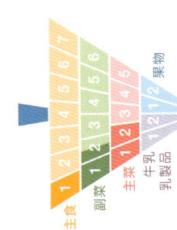

主食 主菜
261kcal
1.0SV 2.0SV

＋

副菜
野菜サラダ 33kcal 1.0SV
野菜スープ 153kcal 1.0SV

ハンバーガーの種類によりサービング数、エネルギー量は変化します。
例）マクドナルド：てりやきマックバーガー509kcal／チキンフィレオ467kcal
　　モスバーガー：ロースカツバーガー369kcal／ライスバーガー海鮮かき揚げ351kcal

いつもの食事に一工夫！食事バランス組み合わせ例〈4〉
コンビニ商品

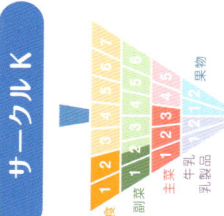

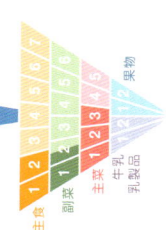

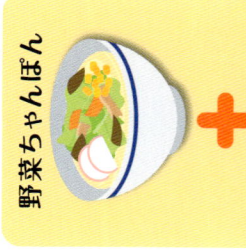

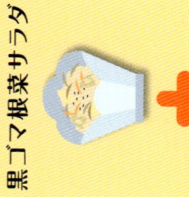

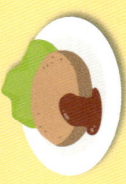

サークルK
野菜ちゃんぽん ＋ 黒ゴマ根菜サラダ ＋ 洋食仕立てのおからハンバーグ
計 572kcal

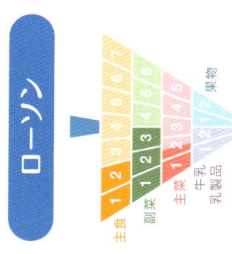

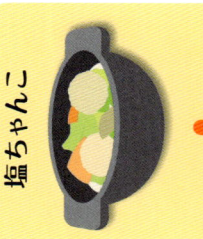

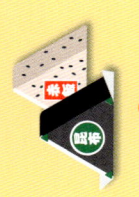

ローソン
塩ちゃんこ ＋ おにぎり2個（昆布・赤飯）＋ おでん（大根）
計 601kcal

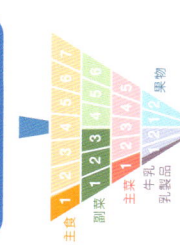

ファミリーマート
ツナ野菜ミックスサンド ＋ もずく酢 ＋ 1/2日の野菜がとれるスープ
計 591kcal

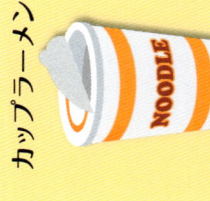

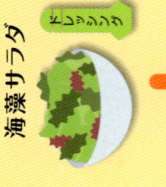

カップラーメン ＋ 海藻サラダ ＋ おでん（大根・卵）
計 759kcal

愛媛県版野菜の旬カレンダー

品目	1月	2月	3月	4月	5月	6月	7月	8月	9月	10月	11月	12月
冬キャベツ	●	●	●									
春キャベツ				●	●							
夏キャベツ							●	●				
レタス						●						
セロリ		●	●							●	●	
カブ				●							●	●
アスパラガス					●	●						
玉葱、筍、エンドウ				●								
とうもろこし、なす、ゴーヤ							●	●				
南瓜							●	●	●			
トマト、胡瓜、ピーマン						●	●	●				
チンゲン菜	●	●							●	●	●	
白菜、葱	●	●									●	●
ほうれん草	●	●									●	●
ブロッコリー、蓮根、長芋	●	●									●	●
人参、ゴボウ	●	●									●	●
大根	●	●									●	●
じゃが芋	●										●	●
さつま芋、里芋										●	●	

愛媛県版 果物の旬カレンダー

1月	2月	3月	4月	5月	6月	7月	8月	9月	10月	11月	12月
温州みかん	温州みかん									温州みかん	温州みかん
ネーブルオレンジ	ネーブルオレンジ	ネーブルオレンジ	ネーブルオレンジ								
				グレープフルーツ							
				夏みかん、さくらんぼ、びわ	夏みかん、さくらんぼ、びわ	夏みかん、さくらんぼ、びわ					
						ブルーベリー、桃	ブルーベリー、桃				
								いちじく	いちじく		
							ぶどう	ぶどう	ぶどう		
								梨	梨		
									柿、洋ナシ	柿、洋ナシ	
									栗		
									りんご、レモン	りんご、レモン	
りんご、レモン	りんご、レモン										
苺（ハウス）	苺（ハウス）	苺（ハウス）	苺（ハウス）								
					苺（露地）						
キウイ	キウイ										
					メロン、パイナップル	メロン、パイナップル	メロン、パイナップル				
バナナ	バナナ	バナナ	バナナ	バナナ	バナナ	バナナ	バナナ	バナナ	バナナ	バナナ	バナナ

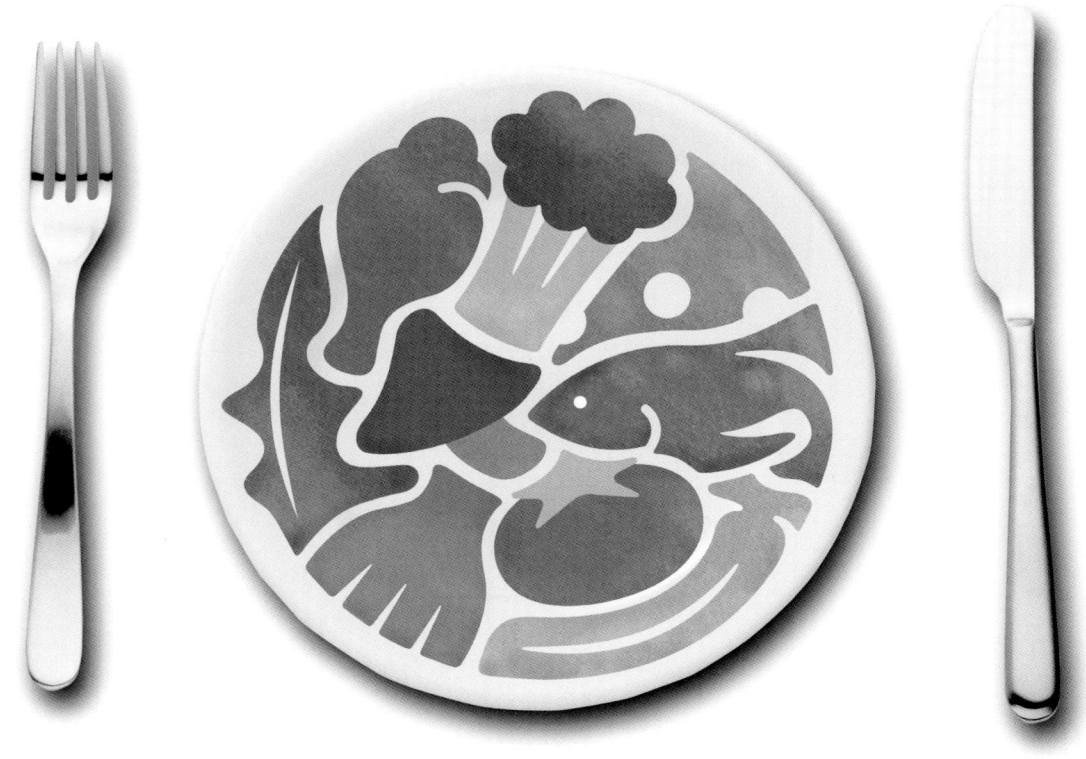

食育入門

生活に役立つ食のサイエンス

垣原登志子・上田博史・杉本秀樹・板橋 衛・岡 三德
［編］

共立出版

執筆者一覧（執筆順）

○垣原登志子　愛媛大学教育学生支援機構講師・博士（農学）（§1.1～1.4, 5.1, 7.3）
○岡　　三德　愛媛大学農学部生物資源学科教授・博士（農学）（§1.1, 4.2）
○上田　博史　愛媛大学農学部名誉教授・博士（農学）（§2.1～2.3, 4.7）
　森田　昌敏　愛媛大学農学部客員教授・博士（工学）（§2.4）
○板橋　　衛　愛媛大学農学部生物資源学科准教授・博士（農学）（§3.1）
　矢野　　泉　広島大学大学院生物圏科学研究科准教授・博士（農学）（§3.2）
○杉本　秀樹　愛媛大学農学部生物資源学科教授・博士（農学）（§4.1, 4.4）
　上野　秀人　愛媛大学農学部生物資源学科教授・博士（農学）（§4.3, 7.1）
　片岡　圭子　愛媛大学農学部生物資源学科准教授・博士（農学）（§4.5）
　山田　　寿　愛媛大学農学部生物資源学科教授・博士（農学）（§4.6）
　若林　良和　愛媛大学南予水産研究センター教授・博士（水産学）（§4.8, 7.2）
　中村　慶子　愛媛大学大学院医学系研究科教授・博士（医学）（§6.1～6.4）
　高橋　憲子　愛媛大学農学部生物資源学科助教・博士（農学）（§5.2）

（○：編集）

はじめに

　昭和の高度成長期を境に，日本人の生活は大きく変わりました．白黒テレビ，洗濯機，冷蔵庫の家電3品目が「三種の神器」と呼ばれたことに象徴されるように，家電の普及のおかげで主婦の家事労働時間は大幅に短縮しました．これに伴って，食生活も見違えるように豊かになりました．現在では，いつでも好きな時に好きなものが食べられるようになり，まさに「飽食の時代」を迎えています．しかしながら，これは現代の日本人の食生活の一側面でしかありません．世界的にみれば，日本は食料の大半を輸入に頼っている脆弱な国です．今，食が豊かだといっても，人口の増加や気候変動，内戦や紛争といった世界情勢の変化で，いつ食料不足が起こるかわかりません．また，核家族化や単身世代の増加，女性の社会進出などによって外食や中食（家庭外で調理された食品を家に持ち帰って摂る食事）が急増するなど，食生活の質はどんどん変化し，若年層の生活習慣病が危惧されるまでになっています．現代社会における食をめぐる環境変化は著しく，食は個人の力だけでは解決できない社会問題になっています．

　愛媛大学では，親元を離れて下宿している学生が全体の約7割を占めています．学生たちの毎日の食生活がどうなっているのか気にかかるところです．自宅生であっても食に問題がないとはいえないでしょう．将来，社会人になれば大半が1人暮らしを始め，やがて家庭をもち子育ても担うようになります．大学時代は体系的に「食」リテラシーを学ぶ最後の機会だと考えられます．

　本学では平成21年度から，学生の食に関する厳しい現状を改善するために，「正しい食への誘い」，「愛媛大学食育士」の2つのプログラムを実施しています．「正しい食への誘い」プログラムでは，約1,800人の新入生全員が共通教育科目「こころと健康」（必修2単位）の3回の授業で「日本および世界の食事情」，「食の大切さ」，「食の安全」について学んでいます．食について学生全員が授業を受けるという取組みは全国的にも珍しいと思いますが，授業回数が限られているために扱える範囲が狭いという問題点があります．一方で，学生が自主的に学ぼうとしても，学生を対象にした適当な教材が見当たらないという現状があります．

　このたび，本学では食に関する幅広い知識を学生に伝えることを目的に，食育のテキストを独自に編集して出版することにしました．本来，食育は栄養学をはじめ農学，経済学，環境学など幅広い分野の知識が必要です．本書では，これまでの授業では扱えなかった幅広い内容を網羅しています．全国の大学生にとっても日常生活に必要な食と栄養に関する格好の入門書となっていると思います．本書が生涯にわたって食に関心をもってもらうきっかけになれば幸いです．

2014年2月

愛媛大学長　柳澤康信

目　次

はじめに i

第I部　「食」の入門　　　　　　　　　　　　　　　　　　　　　　1

第1章　食の成り立ち　　　　　　　　　　　　　　　　　　　　　　2

1.1　食と食の文化 2
1.2　日本の食文化形成 4
1.3　日本料理について 7
1.4　年中行事と通過儀礼 12

第2章　食と生活　　　　　　　　　　　　　　　　　　　　　　　　16

2.1　日本人の食生活 16
2.2　食と栄養 26
2.3　食の安全 45
2.4　食品と廃棄物の課題 60

第3章　私たちの食生活と食料市場問題　　　　　　　　　　　　　　72

3.1　世界の食料事情と日本の食料問題 72
3.2　食の外部化と加工・外食市場の展開 81

第4章　食と農　　　　　　　　　　　　　　　　　　　　　　　　　90

4.1　作物（栽培植物）の成り立ち 90
4.2　世界の伝統農業 93
4.3　農と環境保全，食の安全 98
4.4　食用作物 101
4.5　野　菜 105
4.6　果　樹 109
4.7　畜　産 114

4.8 水　産 118

第II部　食・健康・教育　　　　　　　　　　　　　　　　125

第5章　知っておこう！食と生活にかかわる知識　　　　　126

5.1 食と調理の豆知識 126
5.2 食品（素材等）の保存 137

第6章　知っておこう！病気になった時の対処法　　　　　141

6.1 知っておこう．身体のしくみ 141
6.2 病気になったときの対処行動 144
6.3 疾病予防のためのライフステージ別食生活 152
6.4 生活習慣病とその予防 154

第7章　愛媛大学における食の教育　　　　　　　　　　　157

7.1 食農教育 157
7.2 ぎょしょく教育 159
7.3 愛媛大学「食育」実践プログラム 163

あとがき 169

索　引　　　　　　　　　　　　　　　　　　　　　　　　170

第Ⅰ部
「食」の入門

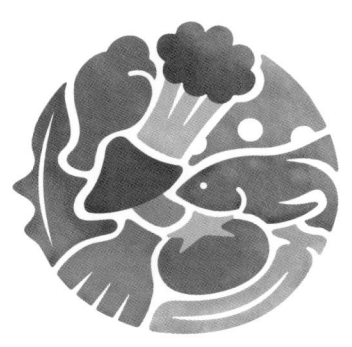

1. 食の成り立ち

1.1 食と食の文化

1.1.1 いま「食」を考える

皆さんは「今，お腹が空いたから食べる」，「朝，時間がないから食べない」，「お昼はポテトチップスだけ」など話しているのを聞いたことがないだろうか．

あなたにとって「食」とは何だろう．「食」は生命を維持するため，また一生健康に過ごすためになくてはならないものである．現代は「飽食の時代」といわれ，『好きな時に，好きな物を，好きなだけ』食べることができる．さらに，食事の支度に時間をかけなくても，温めるだけで，あるいはそのままで食べられるレトルト食品や中食（惣菜）も豊富である．それも面倒なら外食でも間に合う．コンビニエンスストアをはじめ，スーパーマーケット（以下，スーパー）やファミリーレストランでは 24 時間営業の店舗もあり，食事の時間も不規則になり，栄養価などを含めた食と健康の問題に無関心な人が増えている．

「好きなものしか食べない」，「炭水化物は太るから食べない」，「果物は皮をむくのが面倒だから食べない」などと偏った食生活をしていると栄養バランスが崩れてしまう．子どもの頃からの生活習慣によって，生活習慣病（糖尿病，高血圧，高脂血症など）が発症することがわかっている．

「今，健康だから…．」と過信していないだろうか．皆さんは現状に満足することなく，未来のあなたの健康，そして未来の家族の健康を考えるためにも，「食」に関心をもって欲しいと思う．「食」に関して正しい知識を身に付け賢い生活者になってもらいたいと願っている．

いま，「食」について学び，自分の生活・健康について考えて欲しい．食は毎日の積み重ねが重要である．半歩からでも始めてみよう．そして，「食」について考えてみよう．

1.1.2 食文化と農耕文化

毎日，私たちは食材を求めて料理をつくり，食事を楽しみながら暮らしている．日常のこうした食事や食生活を文化と結びつけて考えることは少ない．2013 年 12 月に，「和食❶；日本人の伝統的な食文化 (WASHOKU; Traditional Dietary Cultures of the Japanese)」がユネスコ無形文化遺産❷に登録された．食の分野での登録は，2010 年の「フランスの美食術」，「地中海料理」と「メキシコの伝統料理」，そして翌年の「トルコのケシケシの伝統」

---

❶ 和食の特徴（ユネスコ無形文化遺産に向けたパンフレットに掲載）
1) 多様で新鮮な食材とその持ち味の尊重：日本の国土は南北に長く，海，山，里と表情豊かな自然が広がっているため，各地で地域に根差した多様な食材が用いられています．また，素材の味わいを生かす調理技術・調理道具が発達しています．2) 栄養バランスに優れた健康的な食生活：一汁三菜を基本とする日本の食事スタイルは理想的な栄養バランスといわれています．また，「うま味」を上手に使うことによって動物性油脂の少ない食生活を実現しており，日本人の長寿，肥満防止に役立っています．3) 自然の美しさや季節の移ろいの表現：食事の場で，自然の美しさや四季の移ろいを表現することも特徴の 1 つです．季節の花や葉などで料理を飾りつけたり，季節に合った調度品や器を利用したりして，季節感を楽しみます．4) 正月などの年中行事との密接なかかわり：日本の食文化は，年中行事と密接にかかわって育まれてきました．自然の恵みである「食」を分け合い，食の時間をともにすることで，家族や地域の絆を深めてきました．

❷ ユネスコ（国連専門機関）により登録・保護される．有形な世界遺産とは異なり，慣習や儀式，技術，知識など，実体のないものを対象とする．

に続く登録となった．

　ユネスコは，「和食」とその背景にある，季節の食材を生かした料理，日本の伝統への再認識，家族の団らんや地域の絆，健康などを高く評価したことを，今回の登録の理由に掲げている．この島国で私たちの祖先が育み，世代を越えて長く継承してきた和食の「食生活の様式」が，世界の食文化の1つとして認められ，保護されることとなったのである．

　「食文化」という言葉が，広く使われるようになったのは1980年代になってからである．新しい言葉であるために，まだ一般化した定義がなされているとはいえない．食文化研究に詳しい石毛直道は，食文化を「食料の生産や食料の流通，食物の栄養や食物摂取と人体の生理に関する概念など，食に関するあらゆる事項の文化的側面を対象としている」と説明している．次の吉田集而の定義はもう少しわかりやすい．「食文化は，食物の生産から人の胃袋に入るまでをその範囲とする」としている．食物をつくり調理することから，味わい消化することまでのすべてが食文化の範囲だというのである．両者の定義はともに，食は生活の営みで，食べることは文化だといっている．

　食物をつくることは，作物を栽培し，家畜や魚を育てることである．今から1万年も前に人類は農耕を始めたといわれている．世界の各地域に生息，自生する有用な動植物は，家畜や作物として育てられ，その飼育や栽培技術は人間の移動や相互の交流を通じ，加工・利用の方法とともに世界に広がった．作物や家畜を利用する技術は，それぞれの地域の環境に適応するように改良され，農業の要素を組み合わせた固有の農耕文化❶が，世界各地に形成されてきた．

　たとえば，地中海地域にはオオムギとコムギとを組み合わせた「地中海農耕文化」が，熱帯アジアの島々にはタロイモやヤムイモなどイモ類を中心とする「根菜農耕文化」が生み出されたといわれている．

1.1.3　食文化圏の類型

　世界各地に育まれた農耕文化をもとに，多様な食文化が生み出されてきたが，ここでは主食となる作物の種類とその調理の方法から，広く食の文化圏を類型化した研究の成果を紹介する．最初に，稲作が主体の熱帯アジアから温帯アジアのモンスーン地域と，コムギや雑穀が中心となるインド亜大陸から中東・北アフリカ・ヨーロッパ，中国北部を含む広い地域からみてみよう．前者の地域では米は煮るか蒸して粒のまま食べる「粒食文化圏」であるのに対して，後者では粉にしてパン，麺，パスタ等に調理する「粉食文化圏」に区分することができる．粉食文化圏では，牧畜と酪農も重要な要素となっている．

　また，前述した熱帯雨林地帯を中心とする熱帯アジアの島々には，タロイモやヤムイモ，キャッサバなどイモ類とバナナを主食とする人々が暮らしている．ここでは，イモ類を蒸すか煮て，手で食べている❷が，これを「イモ飯文化圏」と呼んでいる．粉食文化圏と似た食文化圏として，サハラ砂漠以

❶ 中尾佐助は，世界の各地域を原産とする食物作物をもとに，農耕文化を次の4つに分類して示した．1) 根菜農耕文化，2) 新大陸農耕文化，3) 地中海農耕文化，4) サバンナ農耕文化

❷ 手食文化（てしょくぶんか）：人が食事を摂る際に，手を使用して食べ物を口に運ぶ食文化のことである．手食文化圏は，アフリカ・中近東・インド・東南アジア・オセアニア等が中心である．それ以外に，箸食文化（中国・韓国・日本・台湾・ベトナム），ナイフ・フォーク・スプーン文化（ヨーロッパ・北アメリカ・南アメリカ・ロシア）がある．

❶ キャッサバ (Manihot esculenta)：トウダイグサ科イモノキ属である．マニオク，マンジョカとも呼ばれている．イモはタピオカの原料であり，世界中の熱帯地域で栽培されている．

南のアフリカ地域にみられる「粉粥餅文化圏」がある．この地域の主食は，雑穀とヤムイモを主体とするイモ類であるが，雑穀の粉とイモを粥や餅にして食べる．家畜の飼育と乳製品の利用もこの文化圏の特徴となる．

これ以外に，南米のアマゾン源流域でキャッサバ❶，バナナ，トウモロコシ等をパン状に焼くか煮て食べる「キャッサバ文化圏」と動物の肉や魚を常食とする北極圏に暮らす狩猟民の「肉食文化圏」がある．

1.2 日本の食文化形成

粒食文化圏に属する日本の食文化が形成されてきた要因には，その気候や地勢，地理的条件など自然環境とともに，海外の技術・情報の導入や交流の歴史，宗教，人々の創意・工夫，社会・経済的な背景など多くの事象がかかわっている．

1.2.1 自然条件

日本は，温暖で湿潤な東アジア温帯モンスーン地帯に位置している．その南北に細長い国土，急峻な山々と河川，四方を海に囲まれた複雑な地形は，各地域に四季の多様な自然環境と生物相を育んできた．

豊かな自然の環境が，日本の食文化を形成するために重要な役割を果たしてきたが，これを整理すると，1) 雨が多く湿潤な環境では，山菜やキノコも豊富で，水稲をはじめとする多種多様な農作物の栽培や家畜の飼養が可能なこと，また微生物発酵の利用を高めていること，2) 地域の季節の変化は，多様な農畜産物と水産物など豊富な食材を提供してくれること，3) 水質が良質で，水量が豊富であるため，多様な農作物や魚介類を育んでいること，また水は，調理・加工面からみると，山菜や種実のあく抜きをはじめ，酒・豆腐・寒天などの加工品や，生食（刺身）・煮物・蒸し物・汁物などの調理法を生み出した．

さらに，日本は四方を海に囲まれており，近海には暖流（対馬海流・日本海流）と寒流（千島海流・リマン海流）があり，暖流と寒流がぶつかる好漁場が形成されている．また日本の地形は，遠浅の海や入り組んだ海岸線，大小の湾や多くの島々が点在することから，多種の海藻や魚介類等の海産物を育てるには好条件であったことが考えられる．日本における魚食文化の多彩さは，こうした地形や自然環境による影響が大きい．

❷
紀元前1500年　日本で稲作開始
紀元前400年　九州北部で水稲栽培が本格化
538年　仏教伝来
600〜615年　遣隋使の派遣
675年　天武天皇　肉食禁止令
692年　班田収授（祖として稲）始まる

1.2.2 食文化形成の歴史と発展 ❷

食文化が形成されるまでには，自然環境以外に，海外からの異文化の影響や宗教的な影響等が大きい．特に影響を受けた国々と時代に焦点を絞って考えてみよう．

① 稲作が大陸から伝来

アジア（中国・韓国）より縄文時代晩期に九州北部に稲作が伝来し，農業を

中心とした，住居の定住生活が生まれる．本格的な水田稲作農耕文化は，古墳時代に成立する．この頃から，米中心の安定した生活が始まり，主食・副菜の区分が生まれてくる．サトイモ，ヤマイモ，アワ，ヒエ，ソバ，ムギ，マメ等が伝来する．

　538年に仏教が伝来した．仏教の教義に基づき，675年に天武天皇が肉食を禁ずる勅令を発布する．その後もたびたび禁止令が出されたため，明治時代に肉食禁止令が廃止になるまでの1200年間は，日本人のタンパク源は魚中心になった．

　4世紀になり，豪族が大和朝廷を統一し，大化の改新により律令国家が成立すると，中国との国交が盛んになる．奈良時代には，唐文化の影響が大きくなる．7世紀には遣唐使を通じ，中国，朝鮮から箸で食事をする習慣や唐菓子❶等が伝えられた．日本ではそれまで手食であった．箸は，当初は貴族を朝廷の儀式で使用されていたが，8世紀になってから一般にも広まった．調理法も唐の影響により，従来の煮る・炊く・蒸すに加え，膾❷・羹❸・漬物・揚げ物が加わった．

　鎌倉時代には武士が活躍し，食べ物も先陣食として，干魚・海藻・梅干等の保存食が発達する．禅宗寺院では厳しい食事作法が行われ，肉食を避けた禅林料理（のちの精進料理）が発達した．この食事作法は仏事，日常の食膳に影響を与えた．味噌・醤油・豆腐・麩・饅頭等が普及する．鎌倉時代中期から，食事の回数❹が朝廷や公家の間では1日2食から3食へと変化した．室町時代中期に，千利休により茶の湯が大成し，温石に由来する軽い食事として懐石料理が誕生する．さらに酒宴の料理として会席料理が現れ，日本料理の形が形成された．また，中国の普茶料理や長崎の卓袱料理も，日本料理の形成に影響を与えた．

② 南蛮文化（キリシタン文化）

　安土・桃山時代に伝えられた南蛮文化は，日本の食に多大な影響を与えた．それまで中国との交流が多かったが，ヨーロッパの文化は初めてである．1543年ポルトガル人が種子島に漂着し，それを機に，ポルトガル・イスパニア等との南蛮貿易が盛んになる．南蛮文化とともに，天ぷら，ひかど❺，ひりょうず❻，砂糖菓子，カステラ，ぼうろ，ビスケット，パン等小麦粉生地の焼き菓子等の南蛮料理や南蛮菓子が伝えられた．南蛮菓子は贈答をはじめ献上，饗応，そして宣教師によりキリスト教の布教にも用いられた．日本では675年に天武天皇により肉食禁止令が発令され，それ以降肉食が禁止されていたが，宣教師らによって布教地を中心に牛肉が食べられるようになった．1587年に豊臣秀吉によるキリスト教禁止令が出されるまでの期間，京都では牛肉を「わか」（vaca；ポルトガル語で牛肉）と呼び食べていた．

　ポルトガルの来航禁止後は，オランダ文化の影響を受け，ビールやコーヒーが伝来した．また出島のオランダ商館跡や長崎市内の遺跡から出土したものを調査した結果，牛・豚・鶏等が散見された．長崎の出島のみで家畜が飼育され肉食が行われていたという報告がある❼．

❶ 唐菓子は，米粉，小麦粉の生地を丸めたり，伸ばしたりして成形し，蒸すか，揚げたりしたものである．唐菓子の中には，そうめん・うどん・かりんとう・せんべい等の祖型がみられる．

❷ 膾：中国では，切り分けた獣肉や魚肉に調味料をあわせて生食で食べられる料理である．日本では，魚介類や野菜・果物を細く切り，酢で和えた料理に発展した．

❸ 羹：「熱い物」の意味で，野菜を煮た吸い物を指すといわれている．

❹ 食事の回数
　古代では食事の時間が不定期であった．食欲は本能にまかせて，随時食事をしていたと考えられる．奈良時代の貴族社会になり，朝夕プラス間食という食習慣が成立した．僧侶に関しては1日1食であったが，間に間食（点心：てんしん）を摂り，さらには夕食も摂るようになった．鎌倉時代になると，天皇の食事が3回と記載されている．しかし，実際には1食は簡単なものですませていたようで，原則は1日2食でなっていたようだ．武士も朝夕の2食が普通であったが，戦場での激しい働きを強いられ，混乱が続く時代になると，武士の食事が1日3食になった．1日3回の食事は，室町時代に始まり，一般化したのは江戸時代である．

❺ ひかど：ポルトガル語のピカード（細かく切る）に由来し，材料をさいの目に切って煮る料理である．

❻ ひりょうず（飛竜頭）：江戸（東京）では「がんもどき」，上方（京阪）では「飛竜頭」と呼ばれていた．うるち米，ともち米の粉を混ぜて練り，油で揚げた食品．地域によりひろうす，ひりゅずとも呼ぶ．

❼
1543年　ポルトガル人　種子島漂着
1549年　キリスト教伝来
1570年　ポルトガル船長崎で初交易
1587年　豊臣秀吉キリスト教禁止令
1602年　オランダ東インド会社設立
1609年　オランダ通商開始
1639年　ポルトガル船来航禁止
1641年　オランダ商館，平戸から長崎出島へ移転
1724年　「和蘭問答」にオランダ料理，ビール等の記述

また，ヨーロッパや南方アジアから，カボチャ・サトウキビ・サツマイモ・ジャガイモ・トウモロコシ・タマネギ・ニンジン・トウガラシ・スイカ・ピーナッツ等が伝えられた．

江戸中期には日本独特の和食が完成する．18世紀後半になると，江戸に料理茶屋が誕生し，うどん・そば・すし・天ぷら等の屋台が普及した．中国料理やフランス料理は宮廷料理から普及したのに対し，日本料理は町民文化から誕生し，大衆化された．このような流れは，日本の食文化の1つの特徴であろう❶．

③ 明治維新後の食について

1867年に明治維新を迎えると，肉食禁止令が廃止された．食に関して一番大きな変革は，肉食の解禁である．幕末から明治初年において，居留地に開設されたホテルや個人経営のレストランでは，公的な会食，ハレの食は西洋料理であった．また宮中晩餐会の正餐にはフランス料理が定着した．西洋料理とともにナイフ・スプーン❷も入ってきたが，当初は庶民に受け入れられにくかった．明治時代末以降，ご飯に合う西洋料理として，コロッケ，カレーライス，トンカツなどの和洋折衷料理が誕生した．また，西洋野菜や果物，乳製品，嗜好飲料（洋酒），パンや洋菓子，洋風調味料等が次々に輸入され，一般に販売されるようになった．また，科学性，合理性が重視され，さまざまな研究❸や啓発・教育が行われた．

④ 戦後の食について

第2次世界大戦の戦中・戦後は，凶作と戦争遂行のために食料事情が極端に悪化し，国民すべてが飢餓状態であった．1955年に電気炊飯器が販売され，これ以降家庭電化製品が次々と開発された（1950年代三種の神器＝冷蔵庫，テレビ，洗濯機）．1956年から日本初の公団住宅の建設が始まり，ダイニングキッチンが導入された．さらに食寝分離❹となり，食卓はちゃぶ台から椅子とテーブルへと変化した．その後，放送，出版物等を媒体とする情報の流通は，家庭料理の多様化に貢献した．1958年には即席麺の開発に続き，コーヒー等のさまざまなインスタント食品が開発された．また，1964年東海道新幹線の開業と東京オリンピックの開催，日航「JALパック」販売などにより国内外の旅行が大衆化され，これに伴い食の国際化も進んだ．1966年にはコールドチェーン化が進み，国内外の新鮮な食料品の流通が可能となった．これにより家庭では多様な生鮮食品が常備されるようになった反面，季節感が乏しくなり，家庭における保存食・加工食が薄れていった．高度成長期を迎え，食生活は一段と洋風化し，肉・卵・乳製品・油脂等の需要が増大する．さらに，1970年の大阪万国博覧会を機に，家族旅行や外食が一般化した．この頃からファーストフードチェーン店，ファミリーレストランの開業が相次いだ．また，食の国際化により，多国籍の料理店が増加した．本場の料理人が本場の材料を使ってつくる料理や食文化を，日本国内で体験できるようになった．

1960年以降は，食べ物は工場で大量生産される商品へと変化した．大量生

---

❶ 1863年　日本初の西洋料理店が開店（長崎）
　1871年　築地ホテル館
　　　　　天長節奉晩餐会
　　　　　フランス料理導入
　1876年　東京上野に「精養軒」開店

❷ スプーン：日本では旧石器時代に木製の匙が埋蔵品の中から出土している．文書として残っているものでは平安時代の「今昔物語」に掲載されている．江戸時代には薬を量るために使用されていた．

❸ 高峰譲吉　消化剤タカジアスターゼの発見（1890年）
　池田菊苗　昆布からグルタミン酸塩分離（1908年）
　鈴木梅太郎　米ぬかから脚気に効果があるオリザニン抽出（1909年）

❹ 食寝分離（しょくしんぶんり）：食事をする部屋と寝る部屋を別々にすること．1942（昭和17）年に建築学者の西山夘三（にしやまうぞう）が提唱．

産・大量消費・大量廃棄が繰り返され，物質的には豊かになったが，食品の安全性や食品公害，「こ」食❶などの問題が発生している．

このように歴史を振り返ってみると，政府が率先して異文化を導入した事例と，民間の人々による異文化との交流による事例があったことが理解できる．安土・桃山時代までは中国・韓国などの大陸との交流が主であったが，キリスト教の伝来とともにヨーロッパの文化にも触れることになる．明治時代以降はヨーロッパ・アメリカとの交流，第2次世界大戦以降は世界との交流によるところが大きい❷．日本は地形や風土・気候に恵まれている．季節感を重視し，食材の持ち味を生かす日本料理は，多種多様な食資源に基づいている．さらに日本人は環境の変化にも順応できる民族である．日本人は異文化を取り入れて模倣し，折衷化・同化させながら日本の食文化を築いてきたと考えられる．

1.3 日本料理について

1.3.1 日本食の特徴

日本料理は歴史の中で各時代の風潮や外来文化の影響を受けながら発達し，調理技術や，加工技術により，独特の手法，食卓の形式をつくり上げた．奈良時代には，行事（節句，七夕）やハレの日の料理がつくられるようになった．また，中国から伝わった料理法が，日本の風土や産物の中で工夫され，やがて日本独自の料理も多数出てきた．日本食は「目の料理」といわれるが，食品の組合せが色・形ともに優れ，盛り付け方に山水の法則❸などの自然を取り入れた料理法である．これに加え，調理の5手法（生物，焼き物，煮物，揚げ物，蒸し物）と調味料の組合せによる5味（さ，し，す，せ，そ❹）・辛みによって味わいを生み出すのが特徴である．また，日本料理は五感（視覚，嗅覚，聴覚，触覚，味覚）で楽しむ料理でもある．

① バランスが良い食事

鎌倉時代に禅寺では，「一汁一菜」の食事であった．一汁一菜とは，主食・汁物・副菜（おかず）・漬物の4種類であり，通常主食と香の物は含まれない．ただし，ハレの日は煮物，焼き物等を加えることにより「一汁三菜」となった．この食事形式が一般にも広まり，一汁一菜，一汁三菜が日本の伝統的な日常の食事形態として定着した．

また，一汁三菜の食膳形式は，栄養的にもバランスの良いのが特徴である．主食の穀類・イモ類からはエネルギーが，主菜の魚介類からは動物性タンパク質，副菜の野菜・イモ・豆類からはビタミン・ミネラル・食物繊維が，汁・菜（さい）等に用いられたダイズから植物性タンパク質が摂取できる．

② 自然の美しさや季節の移ろいの表現

自然を重視してきた日本人は，素材を生かした淡白な味付けや盛り付け，料理の姿や彩の美しさ，料理を引き立てる器へのこだわりにより，季節感等がもてるよう調理を工夫してきた．季節の花や葉等で料理を飾り付け，また季

❶「こ」食：個食・固食・粉食・孤食・小食・濃食・子食・黄食・戸食・古食・コ食・庫食・枯食・呼食・糊食・cho食・CHO食等．

❷
1945年　第2次世界大戦終結
1950年　朝鮮戦争勃発
1953年　インスタントコーヒー発売
1963年　バナナ等輸入自由化
1964年　東海道新幹線開業
　　　　東京オリンピック開催
1965年　国鉄「みどりの窓口」開設
　　　　日本航空「JALパック」発売
1968年　GNP世界第2位
1970年　大阪万国博覧会
　　　　ケンタッキーフライドチキン開業
　　　　すかいらーく開業
1971年　グレープフルーツ等輸入自由化
　　　　マクドナルドハンバーガー開業
1973年　第一次石油危機
1991年　牛肉，オレンジ等輸入自由化

❸ 山水の法則：日本料理の盛り付け方法の1つ．刺身等を盛り付ける場合，手前が低く奥が高く盛り付けられている．煮物や和え物などの場合は，食材を器の中央に高くして盛り，器の周囲に余白を残して盛り付ける．夏は涼しげにみえるよう，器の余白を多めにとり，冬は逆に余白を少なくする．

❹ 5味（さ，し，す，せ，そ）：「さ」は砂糖，「し」は塩，「す」は酢，「せ」はしょう油，「そ」は味噌．

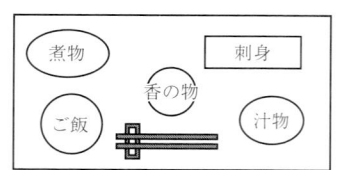

図 1.3.1　一汁三菜　基本的な配膳

節に合った調度品や器を利用して季節感を表現している．調理法では，包丁さばきや加熱法，盛り付け技術が発達し，目で楽しめるのが特徴である．

③　発酵食品の発達

人類は自然界に存在する微生物のはたらきにより，地域独自の発酵食品を開発してきた．日本でも気象条件を生かし酒類（清酒・焼酎・その他の蒸留酒）をはじめ調味料（味噌・醬油・かつお節），副食（漬物・納豆）等の食品を製造・開発してきた．発酵食品は，調味料として，また食欲増進のおかずとして発達してきた．食品の保存食としての役割とともに，栄養・嗜好・健康等の面からも使用されているのが特徴である．

④　正月などの年中行事との密接なかかわり

「文化人類学事典（弘文堂，1987）」に「日常的な普通の生活や状況をさすケに対して，改まった特別な状態，公的なあるいはめでたい状況をさす言葉としてハレという」とある．ケの日（日常食）の食事は，日常の食事のことで，身近に手に入る穀類や野菜，魚介類から構成されていた．ハレの日（非日常食）の食事は，祭祀をはじめ信仰，儀礼などに食べる特別な食事のことで，「ケ」の食事に比べ豪華であり，現代の日本料理の特徴をつくり出したといわれている．これらは，儒教の禁欲主義と経済の貧しさからくるものだと考えられる．農山漁村地域の民族調査等をみると，ケの日は「雑穀・豆・野菜，雑魚」，ハレの日は「米・魚・甘い物」と二局化するのが特徴である．

1.3.2　日本料理の形成と発展

日本料理の特色として，1) 季節感がある，2) 素材を生かしている，3) 器にも気遣い料理と器の調和が美しい，が挙げられる．その中でも素材の味をできるだけ生かすことが日本料理の原点といえる．

献立は，料理の種類や順序の予定を立てることである．本来献立は，一献ごとにどのような種類の料理を，どのような順序で饗するか計画を立てることであった．日本の伝統的な献立は酒の膳からつくられたといわれている．献立の簡素なものは「一汁一飯」であり，これに菜が加わると「一汁一菜」となる．さらに二，三菜（煮物，焼き物等）と加えることにより「一汁三菜」となる．「一汁三菜」は本膳式の献立の呼称であり，懐石式では「四品献立」と呼ぶ．これらが基本となり，菜や汁が増えるごとに本膳式では，「二汁三菜」，「三汁九菜」となり，懐石式では「七品献立」，「十一品献立」となる．

日本の食文化の中で発展した献立の形式には，「本膳料理」，「懐石料理」，

「会席料理」,「精進料理」,「普茶料理」,「卓袱料理」などがある.

① 本膳料理：本料理は饗応料理❶の原点と考えられている.

日本料理の正式な膳立てである．室町時代に武家の礼法から始まり，江戸時代に発展した形式．しかし，明治時代以降は廃れ，現在では一部の冠婚葬祭（婚礼の三々九度，法事）などに利用されているだけである．

❶ 饗応（きょうおう）：酒や食事などを出してもてなすこと．

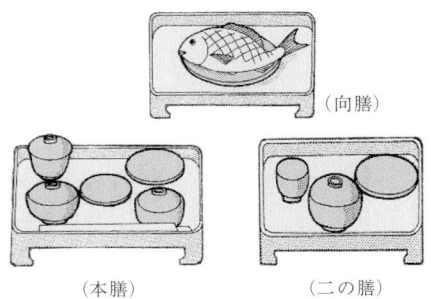

図 1.3.2　本膳料理の配膳図

なます，本汁・香の物・坪（煮物）・飯・平皿（魚類・野菜の盛り合わせ）・二の汁・猪口（和え物等）

② 懐石料理❷：日本料理の一種で，本来茶の湯において正式の茶事の際，会の主催者である亭主が来客をもてなす料理をいい，禅寺の古い習慣である．懐石料理は，一汁三菜，箸洗い，八寸から構成されている．飯・汁・向付・椀盛りおよび箸洗いは1人前ずつ盛り付ける．

❷「懐石」は，禅僧が懐に温石（おんじゃく）を入れ，空腹と寒さを紛らわしたという故事に由来している．
懐石料理の出る順番
飯，汁，向付→碗盛→煮物→強肴→箸洗→八寸→湯桶・香の物・菓子・茶

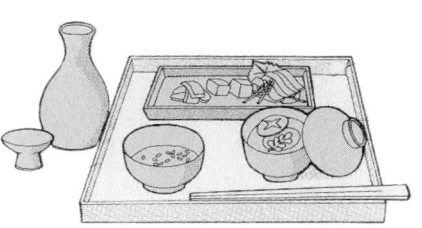

図 1.3.3　懐石料理の配膳図
（向付）刺身・汁・ご飯

③ 会席料理：会席料理は広く宴会料理として，江戸時代の文化・文政以降に用いられるようになった．酒宴向きの供膳形式であり，現在の客膳料理はこの形式が用いられている．酒の肴から始まり，最後に飯が出されるのが特徴である❸．

④ 精進料理：仏教の教義に従い，動物性食品や五葷（ごくん）というネギやニンニクなどの刺激の強い野菜を禁止したもの．奈良時代に仏教が伝来し，仏教信者は肉食を禁忌するようになった．鎌倉時代になると，中国から禅宗とともに禅寺風に精進料理が伝えられ，その後室町時代にかけて一般社会でも料理様式の1つとして確立した．大徳寺流，普茶料理の黄檗流（おうばく）等の流派が形成され，発展，浸透していった．

❸ 会席料理の出る順番
味噌　吸い物→口取り　肴→二つ物→刺身→すまし吸い物あるいは茶わん物（以上酒肴）→一汁一菜，一汁二菜の飯

⑤ 普茶料理❹：京都府宇治市の黄檗万福寺を開創（1661年）した僧隠元

❹ 普茶：普く（あまねく）大衆と茶を供するという意味から生まれた言葉

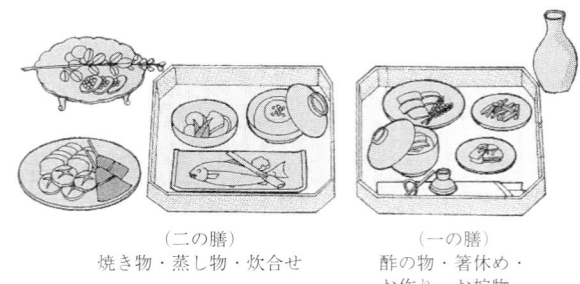

（二の膳）　　　　　　　　　（一の膳）
焼き物・蒸し物・炊合せ　　　酢の物・箸休め・
　　　　　　　　　　　　　　お作り・お椀物

図 1.3.4　会席料理の配膳図（八寸）

が中国から伝えた精進料理．1卓を4人で囲み，大皿に盛られた料理を各人が小皿に取り分けて食する．献立は中国語で，素材は野菜中心である．油と葛を使用する．

❶ 卓袱：もともとは卓を表していたが，現在は料理そのものを表す．

⑥ 卓袱❶料理：鎖国時代，海外と接触があった長崎で生まれた和風の中国料理．1600年頃より渡来した唐人により，唐人料理が伝えられた．長崎の家庭に取り入れられた唐風料理と唐人屋敷での唐料理の両方が卓袱料理の基礎になったと考えられている．オランダやポルトガル等の南蛮料理も取り入れられている．

参考資料：日本食の主な調理法

調理法	特　徴
生もの	刺身など自然の香味，うま味を味わう．野菜類の生は漬物では食べるが，サラダのような野菜の生食は近代以降で，加熱調理が多い．しかし，大根，山芋など生のまますり下ろして食すものもある．
汁物	汁のうま味により食欲を増す．かつお節，味噌汁とすまし汁がある．
煮物	食品に煮汁を加えて加熱し，醤油，砂糖，酒，味噌などで調味する．
焼き物	魚を直火で焼くなどが多く，油で焼く，天火で焼くなどの焼く調理は近代以降に普及する．
蒸し物	茶碗蒸しなど蒸し器に水を入れ水蒸気で加熱．型くずれしにくい．
茹で物	熱湯中で加熱することで，食品を軟化．加熱だけでなく，野菜などのあく抜きに適す．
和え物 酢の物	煮る茹でるなど下処理した材料をすりごま，すり豆腐，すり山椒などを衣にして和えたもので，醤油，味噌，酢，砂糖，みりんなどで調味する．
揚げ物	油を使う調理は伝統的調理には少ないが，天ぷらなどや精進料理などでうま味の少ない野菜類にうま味を加えるために，揚げて煮る等の料理が発達した．
炒め物	油で食品を炒める方法．伝統的な調理にはほとんどみられず近代以降，特に第二次大戦中以降に盛んに使われるようになった．

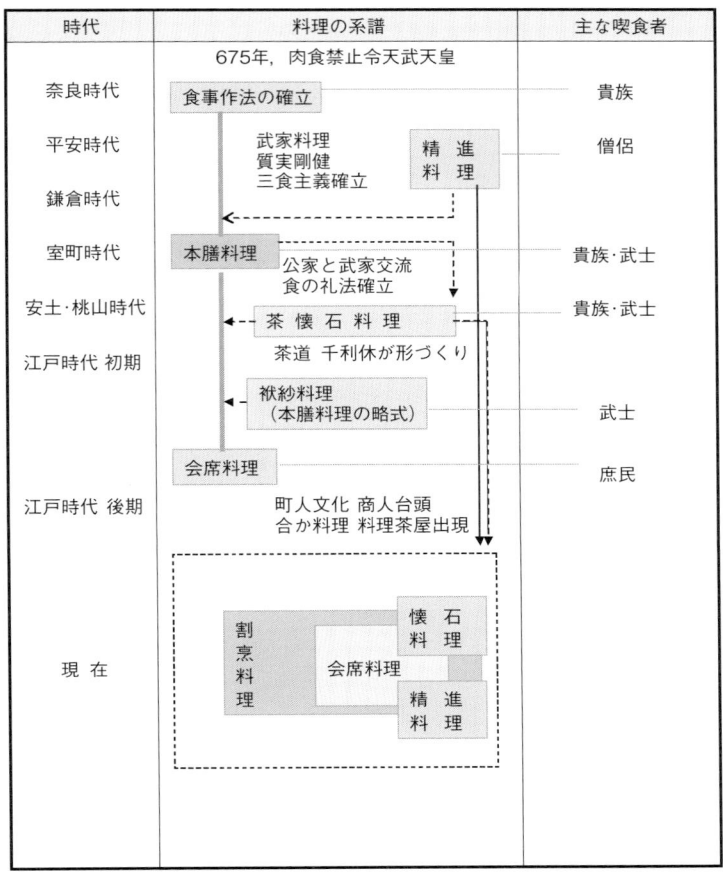

図 1.3.5 日本料理の変遷

1.3.3 郷土料理の形成

日本は南北に細長い地形である．日本の食は，それぞれ異なる自然や地理的な条件のもとで食文化が発達したため，食の種類や調理法など多様性があり一元的に話をすることはできない．郷土食は，各地域の気候・風土等の環境のもとで作られた産物を用い，それぞれの地域の生活環境を反映しながらつくり上げられた家庭料理である．そして，家庭の中では母から子へ，子から孫へと伝承されてきたものである．

① 郷土料理とは

郷土料理はそれぞれに歴史や由来がある．郷土食の伝承には次の3つの形態がある．1) その地域の特産物を用いて調理法や食べ方が伝承されたもの❶，2) 他の地域の特産品や大量に生産された食品が，乾燥，塩蔵されて他の地域に輸送され，その地域で地域特有の調理法，食材として発達したもの❷，3) 広い地域で共通に生産・入手できた食品で，ある時期には当然同じ手法で調理されたが，地域ごとに多少差異を生じながら発達したもの，がある❸．

❶ ししゃも（北海道）・はたはた（秋田）・すぐき（京都）・ふなずし（滋賀）・イギス豆腐（瀬戸内沿岸）・えごのり（日本海沿岸）・日本各地のすし・雑煮

❷ さばずし（京都・和歌山・中国山地）・芋棒（京都）・ニシンの昆布巻き（京都）・ニシンそば（京都）

❸ 三平汁（北海道）・ごへい餅（長野）・ほうとう（山梨）・茶粥（奈良・和歌山）・さつま（大分・愛媛）

② 各地の郷土料理

日本ほど新鮮な食材が容易に手に入る国はないといわれている．そして土産土法❶により，それぞれの地域で採れた素材に合った方法で調理する技術や工夫が養われた．このようにして多彩な食材に恵まれ，その食材を生かした調理加工法は複雑になり，各地に数多くの郷土料理，名物料理が誕生し，その伝統が守り続けられている．

郷土料理は前に述べた伝承によるもの以外に，生活環境や歴史背景・宗教的背景によって形成される．生活環境は，冬が長くて寒い北国では，体を温める鍋料理が発達した❷．また，南国では高温を生かし，暑さに耐えられる料理が発達した❸．歴史的背景・宗教的背景では，江戸時代に中国から伝来した料理❹や，宗教の影響によるものには寺の修行僧から広まった料理❺がある．

日本の郷土料理を構成しているいくつかの特徴を挙げると，1) 微生物がよく繁殖し，味噌・醤油・食酢の調味料が発達している．また，醸造酒や蒸留酒の製造が盛んであること，2) 漬物・塩辛・納豆・かつお節などの発酵食品であること，3) 長期保存が可能なもの（漬物・湯葉・煮干し等），4) 外来食を取り込んでいること，5) さまざまな行事・祭礼・祝い事があること，6) 関東や関西など独特な料理文化をつくっていること，7) 歴史的な食文化（武家文化・公家文化・町人文化等）を融合していること，8) 粒（コメ），粉（ムギ）を利用していること，などが挙げられる．

❶ 土産土法：その土地でとれたものをその土地で消費すること．

❷ 石狩鍋，きりたんぽ，ハタハタしょっつる鍋，じゃっぱ汁
❸ からいも餅，芋焼酎，ゴーヤチャンプル
❹ 長崎 卓袱料理，高知 皿鉢料理，愛知 豆腐田楽
❺ 普茶料理，茶粥

1.4 年中行事と通過儀礼

日本人の生活には，日常と非日常の日がある．前にも述べたように，日常をケの日といい，非日常をハレの日と呼んでいる．ハレの日には年中行事や通過儀礼等が行われる．年中行事は奈良時代以降，中国の習慣が取り入れられた．平安時代になると，宮中行事が成立した．さらに江戸時代になると，武家階層において元服や，祝言などの通過儀礼に関する行事とこれらの行事の際の饗応食が成立した．

また，民間では生業とのかかわりをもつ行事が多く，家族の健康や豊作・豊漁の感謝の祈り，さらに季節の移り変わりを楽しむ行事（花見等）と行事食を生活に取り入れてきた．

江戸時代には五節句が定められた．これらの行事食には，酒や餅，団子，赤飯，すし等が取り上げられ，これらの食べ物には諸厄を払うという願いが込められている．通過儀礼には誕生・成人・結婚・死などがあり，これらに会食が必須と考えられていた．

1.4.1 年中行事とその食事

年中行事には，まず神仏を迎え，米や酒をはじめ海・山・里の食べ物を備えて祭礼が行われ，その後，供え物を下げていただく「神人共食」の宴会が

開かれた．これが行事食の本来の形である．行事食を表 1.4.2 に示す．

表 1.4.1　五節句について

人日（じんじつ）	1月7日
上巳（じょうし）	3月3日
端午（たんご）	5月5日
七夕（たなばた）	7月7日
重陽（ちょうよう）	9月9日

1.4.2　通過儀礼とその食事

通過儀礼とは，「人が誕生してから死に至るまで，人の一生の成長衰退過程の中で，必ず通過し，また通過させられる諸儀礼」をいう．通過儀礼には誕生・七五三・成人式・結婚・厄年・還暦・死等があり，年中行事と同様に，儀礼には神人共食が行われた．

表 1.4.2　日本における食物にかかわる年中行事

月　日		行　事	かかわる食べ物
1月	1日	正月	おせち料理・雑煮・おとそ
	7日	人日	七草がゆ
	11日	鏡開き	おしるこ
	15日	小正月	小豆粥・赤飯
2月	3日	節分	福豆・恵方巻き・鰯
	4日	初午	いなり寿司
3月	3日	桃の節句	ちらし寿司・蛤の吸い物・白酒・ひなあられ・菱餅
	21日	春分	ぼた餅
4月	8日	花祭り	甘茶
5月	5日	端午の節句	柏餅・ちまき
7月	7日	七夕	そうめん
	13〜15日	うら盆	野菜・果物・精進料理・白玉団子・そうめん
8月	15日	お盆	野菜・果物・精進料理・白玉団子・そうめん
	15日	月見	クリ・イモ・きぬかつぎ・ブドウ・柿・エダマメ・月見団子
9月	9日	重陽の節句	栗ご飯・茶酒
	13日		クリ・イモ・きぬかつぎ・ブドウ・柿・エダマメ・月見団子
	23日	秋分	おはぎ
11月	15日	七五三	千歳飴
12月	22日か31日	冬至	カボチャ・小豆粥
	31日	大晦日	年越しそば

郷土に伝承される「すし」

すしは日本人にとって「ご馳走」であり，地域により料理法が異なるため，日本人の郷土料理であり，冠婚葬祭にもつくられることから行事食でもある．

「すし」には長い年月をかけるものから即席に握って食べるものまでさまざまである．

「すし」の歴史は古く，奈良時代の木簡や平安時代の「延喜式」にも記載されており，各地域の郷土の産物として数多く貢納されている．日本のすしの原型は「なれずし」であるといわれている．なれずしは，魚に塩をあわせて米飯をつけ，乳酸発酵させたものであり，飯を食べるものではなかった．現在このなれずしの原型をほぼ伝承しているのが，滋賀の「鮒ずし」である．

日本のすしづくりの基本は重石をのせる，あるいは手で強く押してつくる「押しずし」である．押すことにより味がなれる．「ばらすし」でさえ江戸時代には押し蓋をし，重石をして味をならしていた．木杓子で食べていたため「起こしずし」とも呼ばれていた．

日本各地の郷土料理に多いのは，「箱ずし」である．それを包丁で切って食

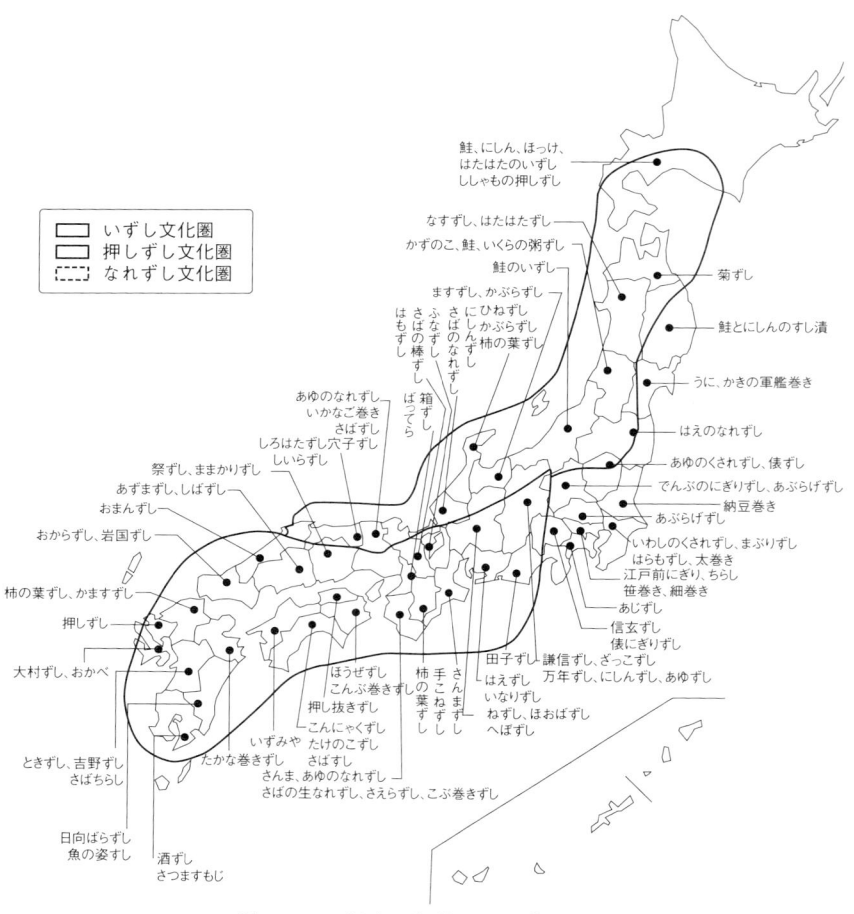

図 1.4.1 郷土に伝承される「すし」

奥村彪生：聞き書・ふるさとの家庭料理 (1) すし・なれずし，社団法人農山漁村文化協会 (2002)
生成ずし：原理はなれずしと同様であるが，なれずしと違う点は漬け込み日数が約 1 ヶ月と短い．別名「半馴れずし」ともいう．生成ずしの米飯は，なれずしに比べ崩れておらず，そのまま魚と一緒に食べることができる．
なれずし 熟れ鮨 (鮓)，馴れ鮨 (鮓)：魚を塩と米飯で乳酸発酵させた食品である．現在のすしは酢飯を用いるが，なれずしは乳酸発酵により酸味を生じさせるもので，これが本来の鮨 (鮓) の形態である．
早ずし：江戸前すしを代表するすしの一種で，酢飯とすし種を使用する料理である．

べる「切りずし」や達板（こけらいた）のように薄く切った具材を酢飯に貼り付けて押した「こけらずし」などがある．また，いなりずしに代表される「印籠ずし」や柿の葉ずしに代表される「包みずし」等，さまざまなすしの形がある．

　明治以前までは北海道や沖縄の食文化圏にはすし文化はなく，北海道は明治以降，沖縄が近年になってからすし文化が入ったという．

　このようにすしは地域性の強い料理である．「回転ずし」や「持ち帰りずし」が全国的に普及した現代でも，合わせ酢の酸味，甘味，塩味の調味には嗜好性の地域差が大きいことが明らかになっている．

参考文献

- 石毛直道（監修）・吉田集而（編集）：人類の食文化（講座食の文化 第 1 巻），味の素 食の文化センター (1998)
- 中尾佐助：栽培植物と農耕の起源，岩波新書 (1966)
- 内閣府：平成 24 年度版食育白書 (2008)
- 藤沢良知：図解食育，全国学校給食協会 (2007)
- 岡田哲：食の文化を知る事典，東京堂出版 (2000)
- 食の検定協会編：食の検定食農 1 級公式テキストブック，食の検定協会 (2011)
- 福田靖子，小川宣子：食生活論，朝倉書店 (2012)
- 江原絢子，石川尚子（編）：日本の食文化-その伝承と食の教育，アイ・ケイコーポレーション (2009)
- 佐藤洋一郎：食を考える，福音館書店 (2012)
- 安達巌：日本型食生活の歴史，新泉社 (2004)
- 農林水産省：和食：日本人の伝統的な食文化
- 日本の食生活全集編集委員会（編）：日本の食生活全集 全 48 巻，農山漁村文化協会 (1988)
- 杉山浩一他（編）：調理学辞典，医歯薬出版 (1990)
- 石川栄吉，蒲生正男ほか：文化人類学事典，弘文堂 (1987)
- 松下幸子：図説 江戸料理事典，柏書房 (1996)

2. 食と生活

2.1 日本人の食生活

2.1.1 日本型食生活

戦後，日本人の平均寿命は顕著に延びていく（図 2.1.1）．この現象は疾病の予防・治療にかかわる医療の進歩に加え，食生活の改善によるところが大きい．

1950 年代半ばの未曾有の経済成長を背景に米の摂取量が減り（図 2.1.2）❶，油脂類や畜産物の摂取量が増加していく（図 2.1.3）．栄養的にはエネルギー，タンパク質，脂質摂取量の増加が顕著であったが，オイルショック（1973 年）による高度経済成長時代の終えんとともに，これらの増加傾向に歯止めがかかる．結果として，ご飯に漬物の高炭水化物・高食塩の日本の伝統的食生活

❶ 2005 年以降，米・加工品の摂取量が増加しているが，米の加工品に以前は入っていなかったおにぎり，焼きおにぎりが加わったためである．

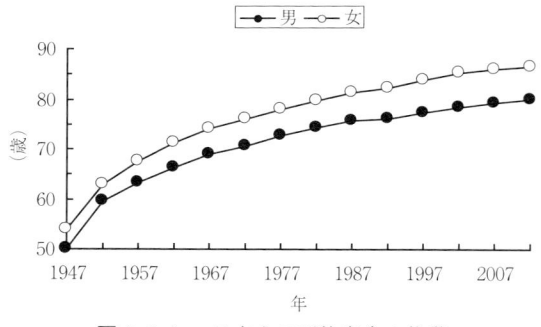

図 2.1.1　日本人の平均寿命の推移
[厚生労働省，平成 24 年簡易生命表]

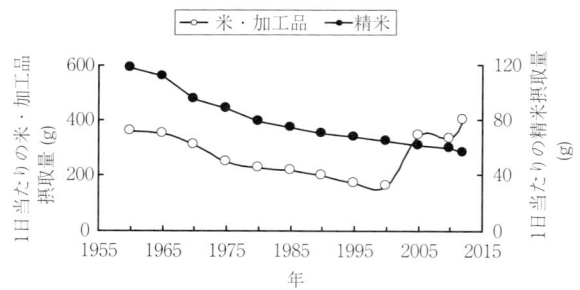

図 2.1.2　米類の摂取量の推移
[農林水産省，食料需給表]

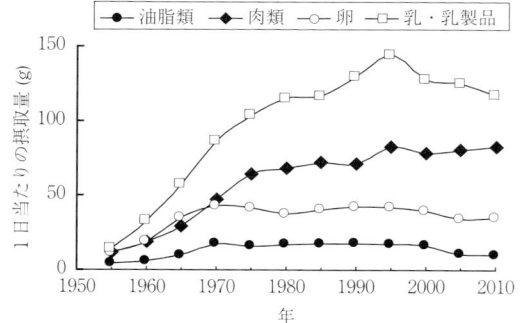

図 2.1.3　油脂類と畜産物摂取量の推移
[厚生労働省，国民栄養調査]

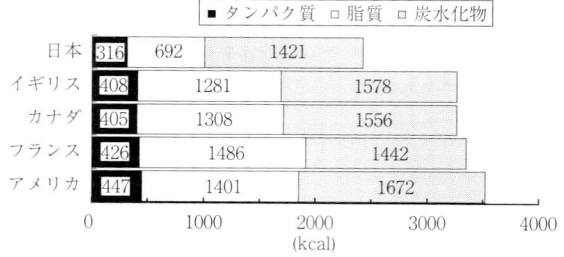

図 2.1.4　各国の栄養素別エネルギー摂取量
（2009 年）
[農林水産省，食料需給表]

とも，また高脂肪・高エネルギーの欧米型食生活とも異なる日本型食生活が1980年代に形成された（図 2.1.4）．

日本型食生活は米を主食とし，水産物，畜産物，野菜などを使った多様な主菜・副菜により優れた栄養バランスをもち，タンパク質 (Protein)，脂質 (Fat)，炭水化物 (Carbohydrate) から供給されるエネルギーの比率（PFC バランス）も適正比率 (13:27:60) に近く，理想的な食生活と考えられた（図 2.1.5）．

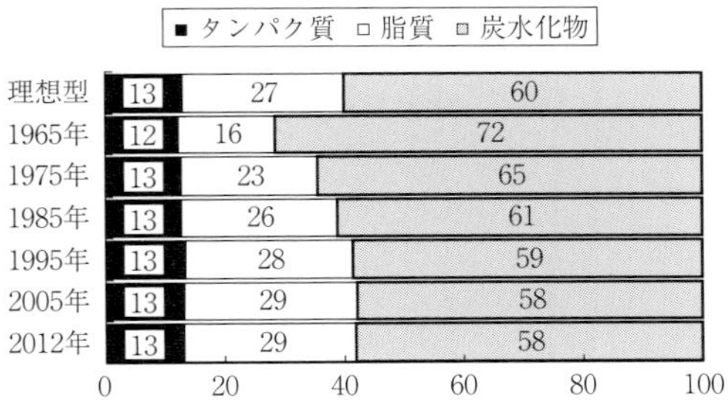

	タンパク質	脂質	炭水化物
理想型	13	27	60
1965年	12	16	72
1975年	13	23	65
1985年	13	26	61
1995年	13	28	59
2005年	13	29	58
2012年	13	29	58

図 2.1.5　PFC バランスの年次推移
［農林水産省，食料需給表］

その後も畜産物と米の消費量に変化がみられ，現在はおおよそ 13:29:58（2012年）の PFC バランスを維持している．しかし，安定した PFC バランスとは裏腹に，食卓の状況は大きく変化した．白飯，味噌汁，魚料理，漬物から成る一汁三菜型の食事は食卓から姿を消しつつあり，日本型食生活は崩壊したともいわれている．このような変化の背景には，女性の社会進出や家族構成（核家族化，少子化，単身世帯の増加）などの社会環境の変化や，急速な生活水準の向上の中で，家庭や食の役割に対する意識の希薄化もあろう．結果として，「いつ，どこで，誰と食べるか」，あるいは「どれだけ，どのように食べるのか」といった新しい問題が次々と浮上してきた．いつ，何から始まったのかは今となっては定かではないが，それは次から次へと駒が倒れていくドミノ倒しのようにもみえる．

2.1.2　誰と食べる ―こ食―

食事とは，生命維持や日々の活動に必要な栄養素を体内に取り入れることであり，すべての動物に共通な行為である．しかし，人間の食事は動物にはない特徴をもつ．それは，サザエさん❶やちびまる子ちゃんのように食べ物を家族や友人という特定の集団で分配し，共に食べることである．共食は人と人との連帯の象徴であり，人が一堂に会して食事をすることによって，コミュニケーションの取り方や人を思いやる気持ちが育つ．知らず知らずのうちに知恵・知識の伝授が行われ，食事のマナーやルールも確立され伝承していく．愛するパートナーや子どもへの思いが，料理の腕前を上達させ，栄養バランスを改善していく．人々が輪になって座る団らんが社会的かつ文化的な役割を担ってきたことは疑いのない事実である．

❶ サザエさん一家は 7 人と 1 匹で構成されており，孤食から最も遠い存在だが，サザエさんのお父さん，波平さんには双子の兄がいるのをご存じだろうか．一度，「サザエさん家系図」を検索してほしい．

現代用語の基礎知識 1991 年版（自由国民社）をみると，この時期にすでに共食に破たんがきていることが記載されている．「食事の場面には一家団らんが必要であり，それが子どもの情緒の安定には極めて大切であることは，古くから指摘されてきた．団らんには楽しい話題の提供者が必要であり，それが両親の役割となる．ところが近年，家庭の事情で子どもが一人で食事をすることが多くなった❶．これを個食❷とも孤食とも呼んでいる．その結果，子どもには情緒不安定が生じ，さまざまな問題行動を現すようになってきた．それを憂えて識者たちは，食事中の家族の団らんを復活しようとしている．それは，特に思春期以後の家出や非行と関係するからである．団らんに乏しい家庭の子どもは，思春期以後になって家出や非行に走りやすい」とある．

❶ 小学校 5 年生が食事を「子どもも一人で食べる」あるいは「子どもだけで食べる」割合は朝食の場合，40.3％，夕食で 6.9％である．これらの比率は中学校 2 年になると 53.4％および 10.9％とさらに増加する（内閣府，平成 24 年版食育白書）．

❷ 現代用語の基礎知識では孤食と個食を同じ意味で使っている．これは広辞苑や明解国語辞典でも同じ扱いだが，最近は「個食」を，家族が一緒に食事をしているが別々の料理を食べているという意味合いで使う方が多い（内閣府，平成 17 年度食育推進施策）．

孤食が増えた背景には，女性の社会進出，少子化，塾通い，ゲームに夢中になって夜型になり，朝は時間的余裕がないなどいろいろな理由が挙げられる．一方で，食事中に楽しい会話がほとんどない，親と食べてもいろいろ文句をいわれてうるさい，だから 1 人の方が落ち着くという積極的な孤食があることも事実である．家族がいても「個食」では，団らんの復活など到底かなわぬ夢である．孤食や個食で家族が互いに関心を失って勝手な食事を摂っていれば，さらに固食，小食，粉食，濃食など心身の発達に悪影響を及ぼす「こ食」がこれからも増加していくことは必至であろう．

こ食は子どもだけの問題ではない．65 歳以上の高齢者が我が国の人口に占める割合は，1950（昭和 25）年は 20 人に 1 人だった．その後，この比率は急速に増加し，1985（昭和 60）年には 10 人に 1 人，2005（平成 17）年には 5 人に 1 人を超え，2015（平成 27）年には 4 人に 1 人に達すると予測されている（内閣府，平成 18 年版高齢化社会白書）．一方，1 世帯当たりの人員は核家族化や少子化によって 1990（平成 2）年に 3.01 人，2005（平成 17）年には 2.58 人になり，高齢者世帯が増加している（総務省，平成 17 年国勢調査）．独居生活で孤食の高齢者に比較して，同居者がいて共食の機会をもつ高齢者の方が欠食もなく主菜・副菜をバランス良く食べるなど健全な食生活を送っている．平均寿命だけではなく，健康寿命を少しでも伸ばすための「古食」とでもいえる生活を考える時期がきている．

2.1.3 いつ食べる ——脳に朝食を——

「早寝早起き朝ご飯」という言葉を聞くようになって久しい．この言葉は，現代人の多くが遅寝遅起き・夜ふかしで，翌日は朝寝坊，起きてみたら家人はすでに不在で，朝食抜きの朝を送っている人が多いことを示す（図 2.1.6）．「寝る子は育つ，早起きは三文の得」という言葉もある．さらに，朝食の欠食率が高い子どもは成績が悪いということになれば事は重大である（図 2.1.7）．

早起きは三文の得に相当する英語は，The early bird catches the worm で，こちらの方が状況を理解しやすい．早起き鳥も人も活動のためにエネルギーを必要とする．いろいろな栄養素からエネルギーが供給されるが，万物の霊長を象徴する脳が利用できるエネルギー源は基本的にはグルコースだけ

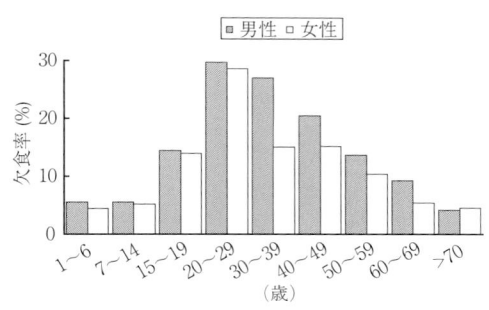

図 2.1.6　朝食の欠食率
［厚生労働省，平成 22 年国民健康・栄養調査］

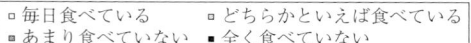
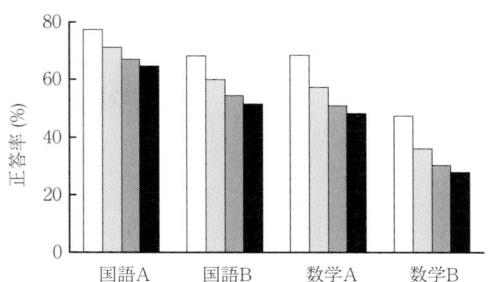

図 2.1.7　中学 3 年生の朝食摂取状況と成績との関係
［文部科学省，平成 22 年全国学力・学習状況調査］

である❶．飢餓時には，肝臓で脂肪酸から生成されたケトン体が利用されることもあるが，ケトン体は強酸性で安全な物質とはいえない．

グルコースは血液を介して脳内に運ばれ，一緒に運ばれてきた酸素によって酸化され，脳にエネルギーを供給する．エネルギーと一緒に産生されるのは水と炭酸ガスで，いずれも毒性のない安全な物質である．グルコースと酸素，いずれが不足してもエネルギーが産生されないので脳に障害が起こる．

脳が 1 日に消費するグルコース量は 120〜130 g で，肝臓に蓄えられるグリコーゲン量に相当する．したがって，翌朝には肝臓グリコーゲンは枯渇している．グリコーゲンは筋肉にも貯蔵されるが，筋肉グリコーゲンはすべて筋肉収縮に使われるので，脳のエネルギー不足を補うことはできない．重量比でみると体重の約 2% 程度の脳が，安静時の消費エネルギーの 20% に相当するエネルギーを必要とする．この値は体重の 50% を占める筋肉が消費するエネルギー量に等しい．人は大食いの脳に，毎日の朝食でグルコースを供給しなければならない．

「早起きは三文の得」では，モチベーションに欠けるきらいもあるが，「早起き三両，宵寝は五両」となれば早寝早起き朝食の意欲もわいてくる．

2.1.4　どこで食べる ——食の外部化・簡便化——

人は「共食する動物」であるとともに，「料理をつくる動物」でもあった．それが，朝食を抜くようになり，さらに昼食も人任せになっていく．

大阪で万国博覧会が開催された 1970（昭和 45）年は，外食元年と呼ばれ，日本社会に外食産業が定着する節目になった年である．博覧会にはケンタッキーフライドチキンが出店し，翌 71 年には東京にマクドナルド 1 号店がオープンした．日本人にとって，外食はもはや「ハレの日」の特別な行事ではなくなり，日常生活に組み込まれていった．さらに 90 年代に入ると惣菜や弁当といった中食（なかしょく）の提供も始まった．

共稼ぎで懐も潤っている，郊外においしいレストランができたから，親子 3 人，車でちょっと出かけようという家族もあれば（女性の社会進出，所得向

❶ 血管と脳の間には血液脳関門という関所がある．高分子のタンパク質は血液脳関門を通過できず，脳内には入れない．不溶性の脂肪酸は，血液中ではアルブミンというタンパク質と結合しているので，これも脳内には入れない．タンパク質分解で生じたアミノ酸は窒素を含んでいるため，アミノ酸を酸化すると毒性の強いアンモニアが生じる．脳内ではアンモニアを無毒化できないので，アミノ酸も使えない．

上，チェーン店など外食産業の定着，核家族化，少子化，モータリゼーション），食事をつくってくれる人はいないし，自分1人あるいは2人だけのために食事をつくるのも面倒くさいから，ファーストフード店かコンビニですませようという人々もいる（単身世帯・2人世帯の増加，インスタント食品や電子レンジなどの調理器具の普及）．中食やインスタント食品を加えると，食の外部化率（食料消費支出に対する比率）は50％を超えると考えられる．

食の外部化あるいは簡便化には時間の節約や家庭では味わえないものを食べられるというメリットもある．しかし，外食や中食が増えると，好きな物ばかりを食べ，食事内容が固定化し（固食），その結果，油脂類や食塩を摂りすぎ，緑黄色野菜❶や海藻の不足による食物繊維や微量要素の摂取量の減少を招く．家庭の味やお袋の味といったものも失われていく．

食事は，単に食べるだけの行為だけではなく，いろいろな行動によって成立している．献立を考える，買い物に行く，食材を切る・刻む，味付けをする，味見をする，盛り付けをする．食後には後片付けがあり，歯も磨かなければならない．毎日毎日繰り返されるこれらの行動から子どもたちが学ぶことこそ食育であって，注文して食べて，お金を払って帰るだけでは失うものが多すぎる．今となっては，家族揃って楽しい会話のある外食は，孤食を共食にかえる数少ない場であるが，「ご馳走」の意味を理解するには役不足という感は免れない．

❶ 原則として，ホウレン草，小松菜，春菊，ブロッコリーなど可食部100 g 当たりカロテン 600 µg 以上を含む有色野菜を緑黄色野菜という．また，600 µg 以下でもトマトやピーマンのように食べる量や頻度が多く，カロテンの補給源として優れている野菜も含まれる．それ以外を淡色野菜という．色で分類しているのではないので，淡色野菜にはキュウリ，レタス，白菜など緑色の野菜が含まれる．野菜の摂取目標値は緑黄色野菜120 g ＋その他の野菜230 g で，年齢が高いほど野菜摂取量は増加する傾向がある（図2.1.8）．しかし，現在まですべての年齢層において350 g を上回ったことはない（図2.1.9）．

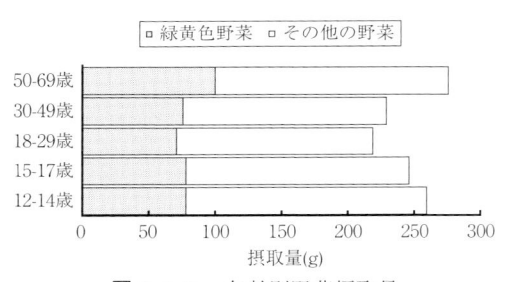

図 2.1.8　年齢別野菜摂取量
［厚生労働省，平成 22 年国民健康・栄養調査］

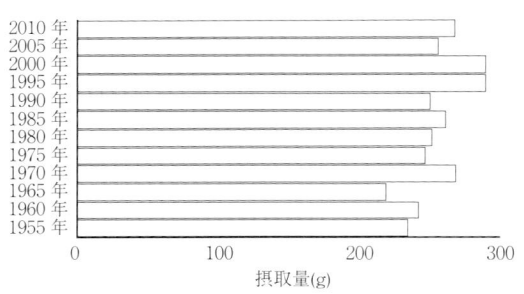

図 2.1.9　野菜の 1 日当たり摂取量の推移
［農林水産省，食料需給表］

2.1.5　どこでつくる ──食の海外依存──

今や日本は，季節を問わずスーパーやデパ地下に食べたい食材が並び，和洋中華，好きなものはいつでもどこでも食べられる飽食の時代である．しかし，日本人が食べている食料（約1億2,000万 t）の半分は海外から輸入している．国内からの供給量を知る指標は食料自給率と呼ばれる．自給率には重量や生産額をベースにしたものもあるが，食料全般の指標を示す総合食料自給率は，1人1日当たりの供給熱量に対する国産供給熱量の割合で示される．これをカロリーベースの自給率と呼ぶ（図2.1.10）．1965（昭和40）年のカロリーベースの自給率は73％だったが，15年後の1980年は53％に激減した．さらに，1998（平成10）年以降はおおよそ40％で推移し，2012（平

成 24) 年の自給率も 39% であった．この年の 1 人 1 日当たりの供給熱量は 2,430 kcal なので国産供給熱量は 942 kcal で，残り 1,488 kcal を国外に依存したことになる．

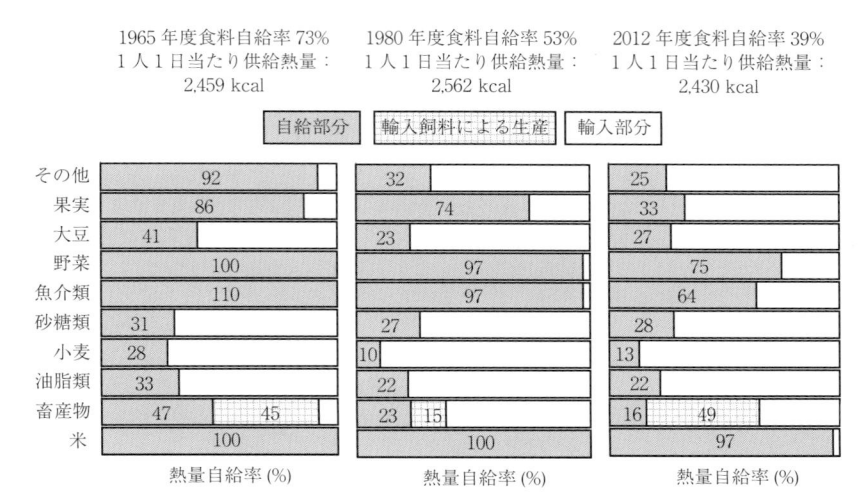

	1965年度食料自給率73% 1人1日当たり供給熱量：2,459 kcal	1980年度食料自給率53% 1人1日当たり供給熱量：2,562 kcal	2012年度食料自給率39% 1人1日当たり供給熱量：2,430 kcal
	自給部分　輸入飼料による生産　輸入部分		
その他	92	32	25
果実	86	74	33
大豆	41	23	27
野菜	100	97	75
魚介類	110	97	64
砂糖類	31	27	28
小麦	28	10	13
油脂類	33	22	22
畜産物	47　45	23　15	16　49
米	100	100	97
	熱量自給率(%)	熱量自給率(%)	熱量自給率(%)

図 2.1.10 品目別食料自給率（カロリーベース）の推移
［農林水産省，食料需給表］

日本の食料自給率は，主食となる穀物も含め，先進国の中では極めて低い（図 2.1.11）．その結果，世界の農産物輸入額は世界人口の 2% にも満たない日本が 1 位を占めることになる．フードマイレージ❶も 9,000 億 t·km におよぶ稀有な国である．

品目別にカロリーベースの自給率をみると（図 2.1.10），主食用の米は自給可能だが，パンや麺類の原料となる小麦は 13% しかない．ダイズは，米や小麦に少ない油脂やタンパク質を補う貴重な農産物で，納豆，豆腐，味噌，醤油など日本型食生活を代表する食品になるが自給率は 27% で，搾油した後に残る大豆かすはニワトリやブタの飼料タンパク質源になる．トウモロコシの自給率はゼロで，自給表には記載されていない．輸入したトウモロコシ❷の 2/3 は飼料原料になり，残りはコーンスターチ，コーンフレーク，菓子類に用いられる．

畜産物の見かけの自給率は 65% と高いが，飼料は海外に依存しているので，自給できるのは 16% に過ぎない．最も見かけの差が大きいのは鶏卵で，95% は国内で生産されているが，飼料の自給率を勘案すると正味の自給率は 11% に低下する．米を食べずに，朝はパン，昼は麺類，夜は畜産物を油で炒めドレッシングで味付けすれば自給率はさらに減少する．

日本が輸入する農産物を栽培する国外の耕地面積は国内耕地面積の 2.5 倍もあり，これを国内にもってくる余地はない．たとえ，3 階建ての耕地を造成しても，高齢化で農業が衰退している国にマンパワーはない．

国際関係がすべて友好的というわけではないし，未来永劫，日本に食料を供給してくれる親切な国があるわけでもない．世界人口の増加や発展途上国

❶ 食料輸入量(t)×輸送距離(km)で表す．値が大きければ大きいほど，輸送に伴うエネルギー消費も二酸化炭素の排出量も多く，環境へ大きな負荷をかけている．

❷ アメリカから輸入しているトウモロコシはデントコーン（馬歯型トウモロコシ）で穀類に分類されている．国内でトウモロコシといえば，黄色くて甘いスイートコーンだが，「直接食用とする未成熟なトウモロコシ」として野菜に分類されている．自給率は 100% に近い．

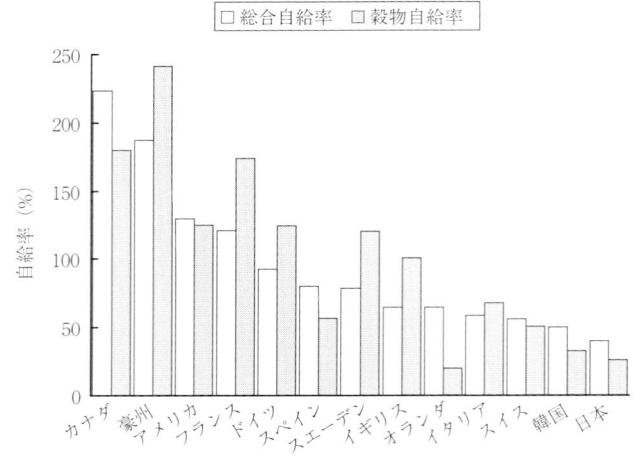

図 2.1.11 諸外国の食料自給率（2009 年）
［農林水産省，食料需給表］

の経済発展による食糧や飼料需要の増大，地球温暖化や異常気象による不作，食料需給に対する政治的経済的不安定因子，水資源の問題など食料供給に関する否定的要因は枚挙にいとまがない．人口 1 億 2800 万人，自給率 40%前後の現状で日本が生き延びていける確証はほとんどない．

食料自給率をどのように向上させていくか．農林水産省が示した以下の事例はいささか心もとない．

1) ごはんを中心に，肉や油は控えめにし，野菜を多く使った食事を心がける
2) 食べ残しを減らす
3) 地元で取れる食材を日々食事に活かす
4) 旬の食べ物を選ぶ

守るだけが農ではない．発想の転換がなければ我々の子孫は生きていけない．

2.1.6　食べ物を捨てる ——食品ロス——

食べたいときに食べたい物が簡単に手に入り，当たり前のように三度三度の食事ができる日本．しかし，食材の大半は国外に依存し，いつ破たんがくるかわからない．それなのに，安いから，おいしそうだからと食べられないほど買い求め，つくりすぎた，古くなったと買い集めた食料を無駄に捨てていく．毎日の食卓に並んだ供給エネルギーは 1970（昭和 45）年で 2,530 kcal，2011（平成 23）年では 2,436 kcal でこの間大きな差はない（図 2.1.12）．一方，実際に摂取したエネルギーは 2,179 kcal から 1,788 kcal に漸減し，その差は次第に大きくなる．2011 年の差は 648 kcal で，最大おにぎり 3.5 個分に相当するエネルギーがゴミ箱に捨てられていく❶．

農林水産省によれば，2009（平成 21）年度は 8,446 万 t の農産物が食用に向けられ，食品関連事業者（食品製造業・卸売業・小売業，外食産業）から

❶ おにぎり 1 個 180 kcal として計算．ビール中瓶 1 本，日本酒 1 合も同じ熱量．

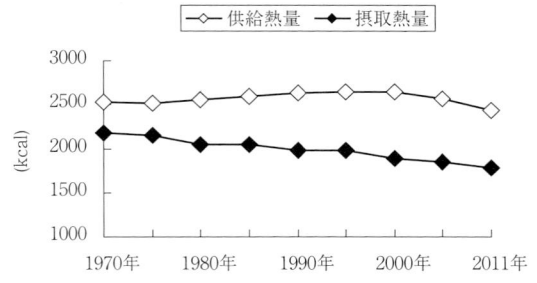

図 2.1.12 1日1人当たりの供給熱量と摂取熱量の推移

供給熱量：「農林水産省」，摂取熱量：「厚生労働省，国民・栄養調査」
統計の調査方法および熱量の算出方法が異なり，あくまで食べ残し・廃棄の目安としての位置付け．

756万t，一般家庭から1,032万t，あわせて1,788万tの食品廃棄物が排出された（図2.1.13）．このうち食べられるのに廃棄された，いわゆる「食品ロス」は約500〜800万tと試算される．この量は米の国内年間収穫量約813万tに匹敵する．

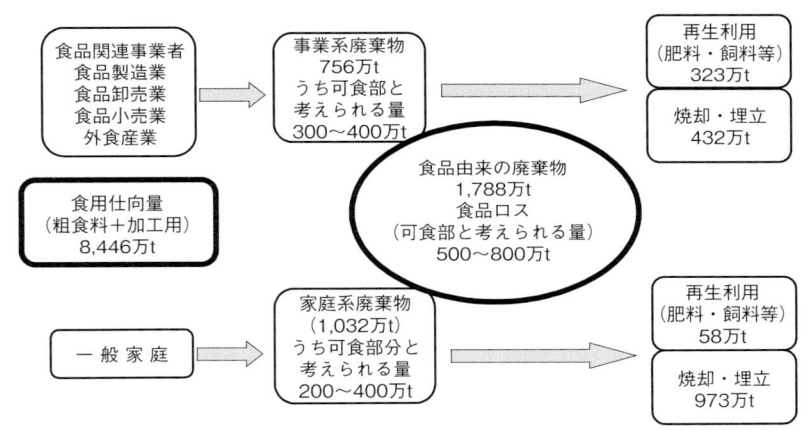

図 2.1.13 食品ロスの現状（2009年度推計）
［農林水産省，食品ロス削減の取組（平成24年度）より作成］

食品ロスの約半分の200〜400万tは一般家庭からのもので，1日約41g，ロス率にして3.7％になる．ロスの内訳をみると，過剰除去（大根の皮の厚むきなど食べられる部分まで過剰に除去して廃棄）が55％で1番多い．次いで，食卓に出したが，量が多い，味がよくなかったなどの理由による食べ残しが27％，残りが消費期限・賞味期限切れ，腐敗，カビの発生などで食品として使用せずに捨てた直接廃棄で18％になる．食品ロス率は世帯員数で異なり，単身世帯(4.8％)や2人世帯(4.2％)は3人以上の世帯(3.4％)に比べて高い．

食品ロスは外食でもみられるが，食べ残しの割合は，宴会(10.7％)や宿泊施設(14.8％)よりも，食べることが主目的の食堂・レストランの方が低い(3.2％)．ちなみに，結婚披露宴での食べ残しは13.7％で，家庭内での食品ロ

スはめでたい門出の日から始まっている．

　事業系の食料廃棄の発生源は，飲食店では客の食べ残し，仕入れ・仕込み量のミスが多い．メーカーや小売店から廃棄される食品には，季節食品，新商品販売や規格変更にあわせて店頭から撤去される食品，製造・流通過程で生じた印刷ミスや包装・パッケージの破損などによる返品に加えて，業界の慣習として3分の1ルールによる販売期限切れがある．食品の納入期限と店頭での販売期限は，習慣的に製造日から賞味期限までの期間を3等分して設定される場合が多い．たとえば2月1日製造で賞味期限9ヶ月の食品の小売店への納入期限は5月1日，販売期限は8月1日になり，賞味期限の11月1日を待たずして店頭から消える．

　可食部分の廃棄が年間800万tにも達するなら，当然，廃棄削減 (reduce) の取組みが必要になる．ドギーバッグ❶やフードバンク❷のように，食を必要とする場所への移動 (reuse) や，肥料化，飼料化，メタン化などの再利用 (recycle) の道もある．

　品揃えが少なく賞味期限の迫った商品が多いスーパーやコンビニは消費者に嫌われるので，小売店は商品を多めに在庫としてもつ．卸売業者も欠品を出さずに小売店へ商品を供給するために在庫が必要になる．したがって，現状では，流通過程で食品ロスの減量を行うことには限度がある．また，棚の奥の方から商品を取る❸，わずかな傷でも購入を避けるなど消費者の過剰ともいえる鮮度や外観に対する志向も改めなければならない．

　一方，一般家庭からの食品ロスはほとんどリサイクルされていないが，ほどほどな (reasonable) 量の食材を購入し，料理の腕を磨いて過剰除去を減らし，味やつくる量を見直すこと (refine) でかなり削減できるはずである．といいつつ，それができないのは，食材を提供してくれる自然の恵みや生産にたずさわる人の存在を感じることもなく，「ごちそうさま」や「もったいない」の心を育むことのできない精神的な未熟さが背景にあるのかもしれない．

2.1.7 食を騙る ——フードファディズム——

　豊食の時代，鶏肉といえども最高級を味わおうと地鶏を食べた．さすが有名地鶏，コリコリ感がたまらないと思ったら，産卵鶏の廃鶏だった．知名度ナンバー1の和菓子も食べた．後から，欠品を避けるために賞味期限を改ざんしていたことを知った．飽食の時代，メタボになってへその穴は陥没し，もう二度とへそのゴマを拝むことはないだろうと思い始めたその時にDMを受け取る．「おへそが気になり始めたあなた！」

　豊かな食生活をしているはずなのに，中高年者は食べ過ぎてメタボに（図2.1.14），若い男性は朝食の欠食（図2.1.6），若い女性は痩身志向で（図2.1.15），いずれも不調を訴える．世の中がグルメ志向になると，時を同じくして現れるのが食品・食材偽装や，食生活や健康に一抹の不安を覚える多くの人を惑わせるフードファディズムである．善人ばかりが商いをしているわけじゃないということを強く感じる．

❶ レストランなど外食で食べきれなかったものを持ち帰る容器．言い出すのが恥ずかしい，あるいは食中毒など衛生の問題もあり国内での普及はいまひとつである．

❷ 食品の製造業や小売業からは，十分食べることができるにもかかわらず，何らかの理由で廃棄される食品が発生する．これらの食品を無償で譲り受け，食べ物を必要としている組織や団体に無償で提供する活動．

❸ 2006年度新聞広告コンテスト最優秀賞作品の一部を紹介する．「賢い主婦はスーパーで手前に並んでいる古い牛乳を買う」，「自宅の冷蔵庫に新しい牛乳と古い牛乳があれば，どちらから飲みますか？古い牛乳からですよね．賞味期限が過ぎて，棄ててしまうのがもったいないですから．しかし，スーパーでは新しい牛乳を選んで買っていませんか？　新しい牛乳から売れていくと，そのぶん古い牛乳は売れ残ってしまいます」

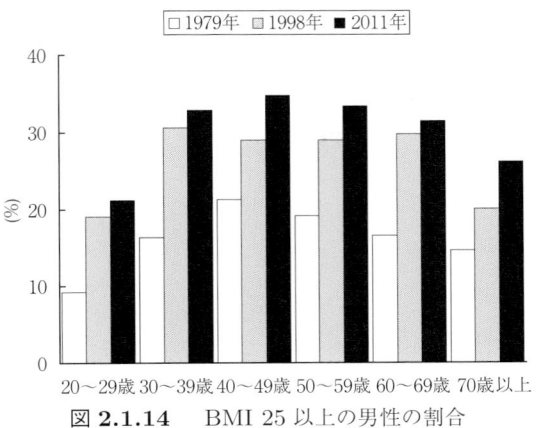

図 2.1.14 BMI 25 以上の男性の割合
[厚生労働省，国民健康・栄養調査]

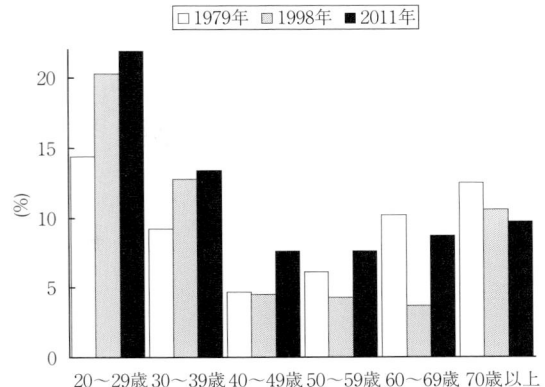

図 2.1.15 BMI 18.5 以下の女性の割合
[厚生労働省，国民健康・栄養調査]

フードファディズムとは，食品 (Food) の一時的な流行 (Fad) をいい，食物や栄養が，健康や病気に与える影響を過大に評価したり信じたりすることと定義され，サプリメントや健康補助食品と呼ばれるものが販売の対象になる．食品やその成分のもつ健康効果や薬効を，「▽▽たっぷりの☆☆で〜がみるみる良くなる」，「低○○のヘルシーな◇◇が〜を解消する」などの言葉を使って情報を発信する．一方，「悪いとされる食品添加物は使っていません」，「原料は国産品なので遺伝子組換え作物は入っていません」など食品の中には良いものと悪いものが存在するような印象を与えるものもある．

これらのキャッチコピーをよく読むと，健康効果や薬効を「謳っている」のではなく「騙っている」としか思えないものが多々ある．たとえば「核酸は人間にとって大事なものです．でも加齢に伴って減少します．そこで弊社は自然が育んだ核酸を提供します．それはベーリング海の荒波にもまれ，7,000 km の過酷な旅を終えてふるさとの川に戻ってきたサケの白子です」，「酵素❶とはタンパク質の一種で，人間の体にもともとある大切な成分ですが，年齢とともに減少してしまうことが分かっています．食事から酵素をたくさんとるためには，肥えた土地で，化学肥料を使わずに育てられたものを収穫してすぐに食べることです」などのようなものである．

健康食品やサプリメントと一般に呼ばれているものの中には，昔から効果があると信じられてはいるものの有効成分が特定されないものや，その効果が科学的，論理的に証明されていない食品も含まれる．また，摂取する必要性に疑問をもつものも多い．非科学性や非論理性は自然や天然という言葉，あるいは量ですり替えられる．たとえば「何億年もの間，ずっと生き続けているイチョウの生命力には秘められたパワーがあるに違いありません」のようなキャッチコピーでイチョウの葉っぱが売られる．「他社よりも天然アミノ酸を 100 倍含む」食酢も売られている．よく読むと他社は液体，当社は乾燥させ糖衣錠にしたもので差が出るのは当たり前ということになる．

フードファディズムがはびこる土壌には，消費者のリテラシーの欠如ある

❶ 野菜酵素という名称で売られている商品は意外と多い．どういう意味合いで酵素という言葉を使っているのかわからない．酵素については「生体触媒——酵素——，p.38」で触れるが，酵素はタンパク質なので胃液中のタンパク質分解酵素や塩酸と接触して活性を失う．酵素は基質あっての酵素で，基質がなければ何の役にも立たない．野菜から取り出したという酵素は動物体内で何を基質に，どんな反応を触媒しているのかメーカーに聞いてみたい．とりあえず表示されている原材料名をみたら，植物発酵エキスと書いてあった．野菜くずかと思ったら，気持ちが寛容になった．

いは自分で考えずメディアからの情報を鵜呑みにするという側面がある．「イキの良いスッポンをまるごと粉末にしました．本品には，アルギニンをはじめとする必須アミノ酸や亜鉛など，元気成分が豊富に含まれています」といわれても，アルギニンが人の体内で合成できる非必須アミノ酸だということを知っている人は，誤りのあるキャッチコピーで売る商品を買わない❶．

それでも，メディアを通して，「個人の体験談であり，効果効能を保証するものではありません」とただし書きがついてはいるものの，「実感した，感動した，痩せた，すっきりした，若返った」などの賞賛の言葉が巷にあふれている．薬ではないし，特定保健用食品のように科学的に効果を説明することができない食品など買わなければよいのだが，効いていると思っている人がいるのも事実である．

薬物の効力を検定する場合，臨床試験は二重盲検法（正しくは，二重盲検法に基づく同時対照試験）で行われる．被験者を2つのグループに分け，一方のグループには試験薬を，他のグループには外見や味は同じで薬効のない偽薬を与える．どちらのグループにどの薬を与えたかは，医師にも被験者にもわからないようにしてある．このような条件下でも，本来なら薬効のないはずの偽薬で効果が現れることがある．この薬理作用によらない暗示的治癒効果を偽薬（プラセボまたはプラシーボ）効果と呼ぶ❷．精神疾患，各種の痛み，高血圧，消化性疾患では強く現れるといわれる．

フードファディズムの発信源は商品を売る業界だが，メディアの影響も否定できない．毎月，健康雑誌が発刊され，テレビで効能が延々と流れる．健康食品を扱った番組がデータのねつ造で打ちきりになることもあった．本は買わなければいいし，テレビはスイッチオフにすればすむことだが，最近は，全国紙の全面広告でサプリメントの広告が掲載されている．フードファディズムに対処する方法は，食育基本法に書かれているように，「食に関する知識と食を選択する力を習得し，健全な食生活を実践する」に尽きる．

人の歴史は飢餓との戦いだった．野生動物の捕獲，動植物がもつ毒物による中毒など，食べるという行為にはリスクが伴った．問題の多くは科学や調理法の発達によって解決されてきた．しかし，地球上には現在もまだ飢餓に苦しむ10億人の人間が存在する．食に関するリスクは現代でも存在し，皮肉なことに，地球温暖化，原発事故，安全性を無視した経済政策など，多くは人自身によってもたらされている．

2.2 食と栄養

2.2.1 人はなぜ食べ続けるのか

生物は外界から種々の物質（栄養素）を取り入れて身体を構成し，その構成成分が分解するときに生じる化学エネルギーを利用して生命活動を営んでいる．

生物が栄養素を取り入れる方法は2つに分けられる．葉緑体をもつ緑色植

---

❶ 「必須アミノ酸の桶 ―タンパク質の栄養価―，p.37」参照．

❷ 新聞広告で特定保健用食品として認可されている食品の効果を示すデータが掲載されることがある．興味深いことに，試験開始からしばらくの間は，偽薬が試験薬と同じように体重や血中成分を下げている例がしばしばみられる．被験者に選ばれた緊張感が食生活を改善したものと思われる．偽薬効果には，医師に対する信頼感なども関与していると考えられるが，「信じれば救われる」，「鰯の頭も信心から」の類で，誰にでも等しくみられる現象ではなく，「信心過ぎて極楽を通り越す」こともあろう．

物や藻類は，太陽光のエネルギーを用いて二酸化炭素と水からグルコースを合成し，これを材料にタンパク質，核酸などすべての有機化合物をつくる．このような栄養型は独立栄養と呼ばれる．もう1つは，自らは有機化合物を合成できず，他の生物が合成した有機化合物を利用する従属栄養である．したがって，従属栄養生物である人は植物性食品を食べて栄養素を直接摂取するか，あるいは牧草や穀物を飼料として家畜に与え，動物性食品に変換してから摂取する❶．

栄養素の摂取方法の違いは体組成にも反映される．栄養素をつくれない従属栄養生物は採集・狩猟のために筋肉（タンパク質）を発達させた．従属栄養生物にとって筋肉がいかに大事であるかは，筋肉を駆動するエネルギーの使い方にみられる．摂取したグルコースはエネルギーが充足している状態では，筋肉と肝臓にグリコーゲンとして貯蔵される．血糖値が低下すると，肝臓グリコーゲンはグルコースに分解されて血中に放出され，末梢の組織に供給される．一方，筋肉グリコーゲンからもグルコースは産生されるが，血中に出ることはなく，すべて筋肉内で消費される❷．

さらに筋肉を駆動させるエネルギーを安定供給させるために，体組成に大きな変化が起こる．グリコーゲンの貯蔵量は，肝臓で100 g，筋肉で250 gと限界がある．糖質1 g当たり4 kcalとしてエネルギーに換算しなおすと1,400 kcalにしかならない．この値は，生命を維持するために必要な最小エネルギー，基礎代謝量を満たすに過ぎない．そこで，過剰に摂取した糖質を脂肪に変換して貯蔵するという戦略をとった．脂肪は1 g当たり9 kcalで糖質よりエネルギー価が高く，貯蔵量に制限がない．さらに，脂溶性のため水溶性の不純物を含まないというメリットもある．独立栄養生物に比較して従属栄養生物に糖質が少なく，代わりにタンパク質と脂肪が多いのは以上の理由による．

しかし，従属栄養生物のもつ問題がすべて解決したわけではない．タンパク質は食いだめができず❸，日々失われていく．脳を動かすエネルギーは基本的にグルコースだけで❹，脂肪からグルコースは再生されない．したがって，従属栄養生物は失われていく栄養素を日々補っていかなければならない．

2.2.2 三大栄養素のかたちと消化

① タンパク質のかたち

タンパク質は約20種類のL-アミノ酸❺を基本単位とし，これらが高度に重合してできた巨大分子である．アミノ酸は，炭素原子にアミノ基(-NH$_2$)，カルボキシル基(-COOH)，水素原子，および各アミノ酸に固有の側鎖と呼ばれる原子団が結合している（図2.2.1）．炭水化物や脂肪と異なり，タンパク質は必ずアミノ基に由来する約16%の窒素を含んでいる．このため，炭水化物や脂肪を十分に摂取しても，タンパク質を体内で合成することはできない❻．

タンパク質は数十個以上のアミノ酸がペプチド結合(-CO-NH-)したもの

❶ 病原性微生物が他の生物に感染するのも，従属栄養生物の栄養素獲得戦略ということになる．

❷ グリコーゲン分解の最終段階では，グルコース 6-リン酸が生じる．グルコースを細胞外に出すためには，リン酸を除去しなければならない．肝臓ではグルコース 6-ホスファターゼによってリン酸が除去されるが，筋肉ではこの酵素が欠損しているので，グルコース 6-リン酸は細胞外に出ることができない．

❸ 「タンパク質の食いだめ, p.38」参照．

❹ 「いつ食べる―脳に朝食を, p.18」参照．

❺ 炭素原子が4種の異なる原子または基と結合している場合，これを不斉炭素原子と呼び，構成成分は同じだが，右手と左手のように互いに重ね合わせることができない鏡像関係にある2種類の異性体ができる．側鎖が水素原子であるアミノ酸（グリシン）を除き，アミノ酸には L-型と D-型が存在するが，体タンパク質を構成するアミノ酸は L-型である．

❻ 体タンパク質を構成するアミノ酸の中には含硫アミノ酸と呼ばれる硫黄を含むアミノ酸がある（図2.2.1）．体タンパク質は約1%の硫黄を含んでいるので，タンパク質の摂取が十分なら，硫黄欠乏は起こらない．

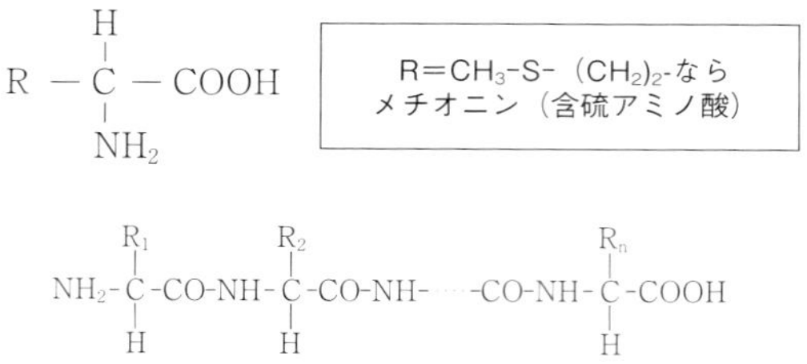

$$R-\underset{\underset{NH_2}{|}}{\overset{\overset{H}{|}}{C}}-COOH \qquad \boxed{R=CH_3\text{-}S\text{-}(CH_2)_2\text{-ならメチオニン（含硫アミノ酸）}}$$

$$NH_2\text{-}\underset{\underset{H}{|}}{\overset{\overset{R_1}{|}}{C}}\text{-CO-NH-}\underset{\underset{H}{|}}{\overset{\overset{R_2}{|}}{C}}\text{-CO-NH-}\cdots\text{-CO-NH-}\underset{\underset{H}{|}}{\overset{\overset{R_n}{|}}{C}}\text{-COOH}$$

図 2.2.1 アミノ酸の構造とペプチド結合

で，1つのアミノ酸のカルボキシル基と隣のアミノ酸のアミノ基が脱水縮合してペプチドを生成する（図 2.2.1）．脱水縮合はデンプンや脂肪の合成時にもみられる．逆に，これらの高分子化合物を分解する過程は加水分解と呼ばれ，常に水を必要とする．

多数のアミノ酸がペプチド結合で連なったペプチドは水素結合やジスルフィド結合などによって構造的に安定性を増す．ペプチド鎖の多くは，さらに密に折りたたまれて球状の立体構造を示す．アミノ酸の配列順序の違いで，かたちや機能の異なるタンパク質が生じる．球状タンパク質は水に溶け，その表面にはくぼみがあり，いろいろな物質と結合できる．ヘモグロビンは血液を介して酸素を組織に運ぶ．また，コラーゲンやエラスチンのように支持組織を形成する強固な繊維状タンパク質もある．

② 炭水化物のかたち

炭水化物は，主に炭素，水素，酸素から成り，一般式が $C_m(H_2O)_n$ で示されることから炭水化物と名付けられた．この表現は，炭素と水が結合しているという誤解を与えるため，可消化炭水化物を糖質，不消化炭水化物を繊維質と呼ぶこともある．

炭水化物の最小単位は単糖で，2個以上の水酸基(-OH)と，アルデヒド基(-CHO)またはケトン基(>C=O)をもつ．単糖には炭素数によって五炭糖や六炭糖などがある．リボースやデオキシリボースは五炭糖で，RNAやDNAの構成成分になる．栄養学的にはグルコースやフルクトースのような六炭糖が重要である．アミノ酸と同じように単糖もD-型とL-型があるが，アミノ酸と異なり自然界にはD-型が圧倒的に多い．

単糖が2から数個結合したものを少糖（オリゴ糖）といい，単糖の数によって二糖，三糖と呼ばれる．砂糖の主成分であるスクロースはグルコースとフルクトースが結合した二糖である．

単糖が数十個以上結合すると多糖になる．自然界では炭水化物のほとんどが多糖として存在する．1種類の単糖だけで構成されているものはホモグリカン（単純多糖），2個以上の単糖類を含むものはヘテログリカン（複合多糖）と呼ばれる．デンプン，グリコーゲン，セルロースはグルコースから成るホモグリカンである．一方，コンニャクの主成分はヘテログリカンのグルコマンナンで，グルコースとマンノースから成る．

植物のエネルギー貯蔵体であるデンプンには2つのタイプがある（図 2.2.2-

A）．アミロースは，α-グルコースが α-1,4 結合で直鎖状に重合したもので分岐はない．アミロペクチンはアミロースの直鎖の一部に α-1,6 結合で α-グルコースが 1 つ結合し枝分かれする．さらに枝分かれした側鎖は α-1,4 結合で伸長する．普通に食べる米デンプン（うるち米）は 20～30%のアミロースと 70～80%のアミロペクチンから成るが，もち米デンプンはほとんどがアミロペクチンである．動物のエネルギー貯蔵体のグリコーゲンの構造はアミロペクチンに類似しているが，α-1,6 結合による分岐の頻度が高い．

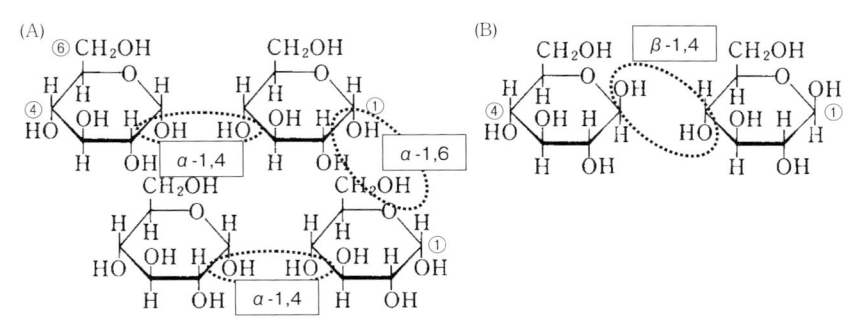

図 2.2.2 α-グルコースの α-1,4 および α-1,6 結合 (A) と β-グルコースの β-1,4 結合 (B)

①，④，⑥ は炭素番号．α-グルコースと β-グルコースは 1 位の炭素に結合した水酸基 (OH) の位置が異なる．点線内で脱水縮合が起こり，-O- を介して結合する．

セルロースは植物の細胞壁の主成分で，β-グルコースが β-1,4 結合で直鎖状に重合している（図 2.2.2-B）．見かけはアミロースに似ているが，動物は β-1,4 結合を切断する消化酵素セルラーゼをもたないため，自然界で最も多い有機物といわれているセルロースを科学的消化では栄養源にすることはできない❶．

③ 脂質のかたち

水にはほとんど溶けず，エーテル，メチルアルコール，クロロフォルムのような有機溶媒に溶ける有機化合物を脂質と呼ぶ．タンパク質や炭水化物と異なり，脂質は特定の化学構造に基づいて分類されていないので，その構造は多様である．単純脂質（中性脂肪などアルコール❷と脂肪酸がエステル結合したもので C，H，O より成る），複合脂質（リン脂質や糖脂質など），誘導脂質（脂肪酸やコレステロールなど単純脂質や複合脂質の加水分解により生じたもの）に分類される．

1）脂肪酸

一般式は R-COOH で示される．R で示した直鎖の炭化水素鎖にカルボキシル基が 1 つ結合した構造をもつ．R が CH_3 なら炭素数 2 つの酢酸になるが，自然界に存在する脂肪酸は炭素数 12 から 20 のものが多い．体内では，グルコースから炭素数 2 個のアセチル CoA を経由して合成されるので，自然界にある脂肪酸の炭素数は通常は偶数である．しかし，動物は脂肪酸からグルコースを再生することはできない．

❶ セルロースのように，消化酵素で消化されない食物成分を食物繊維と呼ぶ．大腸に達し，微生物消化を受ける．「生物学的消化，p.32」参照．

❷ エチルアルコールを指すことが多いが，ここでは水酸基 OH を有する有機化合物の総称．

ステアリン酸（飽和脂肪酸）
$CH_3(CH_2)_{16}COOH$

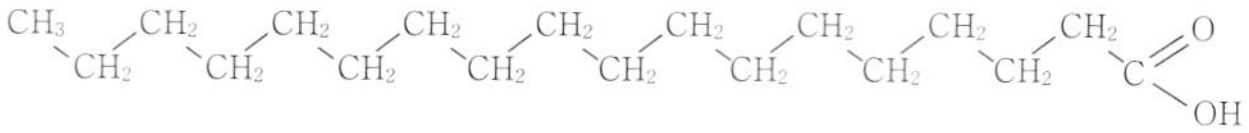

n-1（またはω-1）→   ←Δ1

オレイン酸（不飽和脂肪酸）
CH_3-$(CH_2)_7$-CH=CH-$(CH_2)_7$-COOH

リノール酸（多価不飽和脂肪酸，必須脂肪酸）
CH_3-$(CH_2)_4$-CH=CH-CH_2-CH=CH-$(CH_2)_7$-COOH

図 2.2.3　飽和脂肪酸と不飽和脂肪酸

　脂肪酸には炭化水素鎖内に二重結合を含まない飽和脂肪酸（パルミチン酸やステアリン酸など）と二重結合を含む不飽和脂肪酸（オレイン酸，リノール酸，α-リノレン酸など）がある（図 2.2.3）．脊椎動物は，カルボキシル基末端から 10 個以上離れた炭素に二重結合をつくることができないので，リノール酸と α-リノレン酸は体内で合成できず，必須脂肪酸として食餌から摂らなければならない❶．リノール酸からはアラキドン酸，α-リノレン酸からは魚油に多いエイコサペンタエン酸とドコサヘキサエン酸ができる．二重結合を 2 つ以上もつ脂肪酸は多価不飽和脂肪酸と呼ばれる．多価不飽和脂肪酸のうち，最初の二重結合がメチル基（CH_3）から数えて 6 番目にあるものを n-6 系脂肪酸，3 番目にあるものを n-3 系脂肪酸と呼ぶ❷．

2）脂肪

　動物に一般的にみられる脂肪は 3 価アルコールであるグリセロールの水酸基と長鎖脂肪酸（主に炭素数 16 または 18）のカルボキシル基が脱水縮合したエステルで，エステル結合した脂肪酸の数により，モノアシルグリセロール，ジアシルグリセロール，トリアシルグリセロールと呼ぶ❸．その大半は脂肪酸が 3 つ結合したトリアシルグリセロールである（図 2.2.4）．

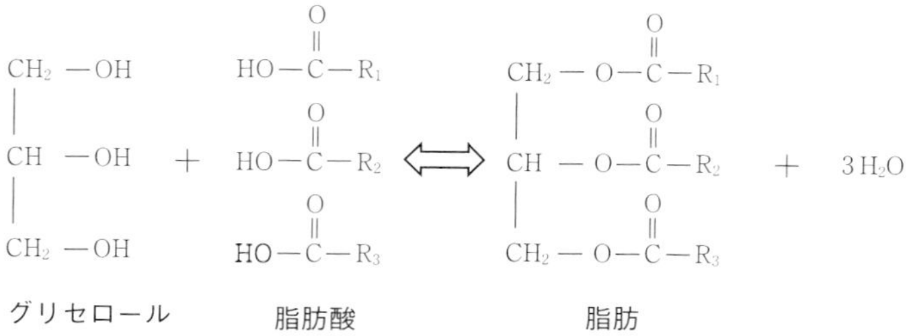

グリセロール　　　脂肪酸　　　　　　　脂肪
図 2.2.4　脂肪の合成と分解

　脂肪酸の融点は炭素数や二重結合の数により異なり，炭素数が多くなるほど融点は高くなり，二重結合の数が増えれば低くなる（表 2.2.1）．室温では，融点の高い飽和脂肪酸を多く含む牛脂，豚脂，ヤシ油などは固体 (fat)，融点の低い不飽和脂肪酸の多い植物油や魚油は液体 (oil) になる．

---

❶ 化け猫が行灯の油をなめるのも，キツネが油揚げを好むのも，カラスがマヨネーズをつつくのも，みな必須脂肪酸のためである．

❷ 脂肪酸の炭素番号の付け方は複数あり，n の代わりに ω を使ったり，カルボキシル基の炭素を Δ1 としたりすることもある（図 2.2.3）．

❸ 化合物の名前についている数を表す接頭語には次のようなものがある．1 (モノ；monorail), 2 (ジ；dilemma), 3 (トリ；trio, triangle) 4 (テトラ；tetrapod), 5 (ペンタ；Pentagon), 6 (ヘキサ), 7 (ヘプタ), 8 (オクタ；octave, octopus), 9 (ノナ), 10 (デカ；decade).

表 2.2.1　脂肪酸の融点

飽和脂肪酸		(℃)	不飽和脂肪酸		(℃)
14:0	ミリスチン酸	54	18:1	オレイン酸	11
16:0	パルミチン酸	63	18:2	リノール酸	−5
18:0	ステアリン酸	70	18:3	α-リノレン酸	−11

※炭素数:二重結合の数

3）グリセロリン脂質

グリセロールに2分子の脂肪酸とリン酸を介してコリンやエタノールアミンなどの水溶性の物質が結合したグリセロリン脂質は，細胞膜や核膜など生体膜の主要成分である．グリセロールとリン酸を含む部分は親水性，脂肪酸は疎水性で，リン脂質は水にも油にも溶ける両親媒性を示す．水溶液中では，2つの層が並び，それぞれの層の親水性の部分は外側の水に接し，疎水性の部分が内部を向く脂質二重層を形成する（図2.2.5）．外界と接した細胞膜は物質の出入りを制限し，細胞小器官の膜は細胞を区画化することによって機能を分化させる．

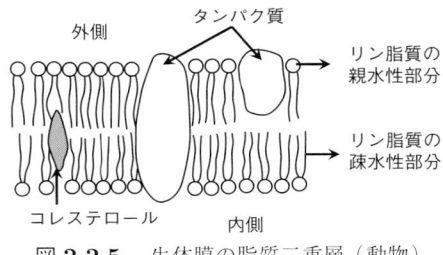

図 2.2.5　生体膜の脂質二重層（動物）

4）コレステロール

動物体内で主に肝臓でアセチルCoAから合成される（内因性コレステロール）．アセチルCoAはグルコース，脂肪酸，アミノ酸のいずれからもつくられるため，原料には事欠かない．動物固有の脂質なので，動物性食品からも供給される（外因性または食餌性コレステロール）．内因性コレステロールの合成量は外因性コレステロールの摂取量に依存し，外因性コレステロールの摂取量が増加すれば，フィードバック調節により内因性のコレステロール合成量は低下する．化学式は$C_{27}H_{46}O$で単純な構造にみえるが，実際はステロイド核という複雑な環状構造をしており（図2.2.6），これに対応した消化酵素がないため，ステロイド核は分解されず動物のエネルギー源にはならない．

④　化学的消化

食物中のタンパク質，炭水化物，脂肪は高分子化合物で，そのままでは大きすぎて体内に吸収されない．そこで，吸収できるように低分子の基本単位に分解する消化という作業が必要になる．

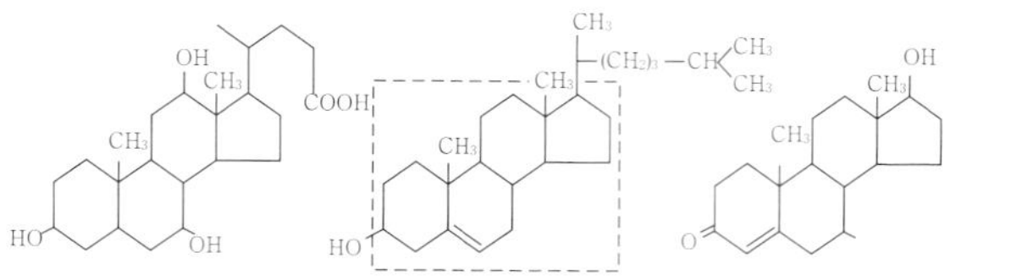

コール酸　　　　コレステロール　　　　テストステロン
（胆汁酸）　　（点線の中がステロイド核）　（ステロイドホルモン）

図 **2.2.6**　コレステロールの構造と代謝産物

　口から入った食塊は，胃から小腸（十二指腸，空腸，回腸）を移動しながら，唾液，胃液，膵液および小腸上皮細胞にある消化酵素の作用で消化されていく．

1）タンパク質の消化

　タンパク質分解酵素❶の多くは，消化機能のない不活性型で分泌され，分泌後，酸や酵素の作用で活性型に変化する．これはタンパク質でできている消化管の自己消化を避けるためである．胃ではペプシン，小腸では膵臓から分泌されたトリプシンやキモトリプシンなどが，ペプチド鎖の特定の部位を切断し 2〜3 のアミノ酸から成るオリゴペプチドが生じる．ここまでの過程は管腔内消化と呼ばれる．

　オリゴペプチドは，最終的に小腸粘膜の上皮細胞表面にある膜消化酵素のアミノペプチダーゼやジペプチダーゼの作用を受ける．膜消化は分解と吸収が同時に起こるという特徴をもつ．もし管腔内で消化が行われれば，生産物濃度の上昇によって浸透圧が増加し，その結果，周囲の組織から水が消化管内に移動するというリスクが生じる．

2）炭水化物の消化

　デンプンは唾液あるいは膵液中のアミラーゼによってグルコースが 2 つ結合しているマルトース（麦芽糖）に分解される．アミラーゼはアミロペクチンの α-1,6 結合を切断できないので，この部位を含むオリゴ糖の限界デキストリンも生成される．これらは膜消化酵素のマルターゼやデキストリナーゼによってグルコースに分解され速やかに吸収される．同様に，スクロースやラクトースのような二糖❷もスクラーゼやラクターゼで膜消化を受けて吸収される．

3）脂肪の消化

　脂肪は 1 分子のグリセロールに 3 分子の脂肪酸が結合しているが，膵液中のリパーゼによってグリセロールに脂肪酸が 1 分子結合したモノアシルグリセロールと 2 分子の脂肪酸に分解され吸収される．リパーゼは脂肪と水の境界面で作用するので，胆汁酸で脂肪を細かな油滴に乳化して反応面積を増加させ効率を上げている．

⑤　生物学的消化

　小腸で消化吸収されなかった食物中のタンパク質，アンモニアなどの非タンパク態窒素，食物繊維，オリゴ糖などは大腸に流入する．大腸は消化酵素

---

❶ タンパク質分解酵素の数が多いのは，それぞれに基質特異性があり，酵素によって切断部位が異なるためである．トリプシンは塩基性アミノ酸（リジン，アルギニン）のカルボキシル末端側のペプチド結合を切り，キモトリプシンは芳香族アミノ酸（トリプトファン，フェニルアラニン，チロシン）のカルボキシル末端側のペプチド結合を切る．また，カルボキシペプチダーゼはペプチドのカルボキシル末端を，アミノペプチダーゼはアミノ末端を切る．

❷ 口から摂取した炭水化物は消化酵素によって単糖に分解されないと体内に吸収されない．炭素数が少なくても事情は同じである．牛乳を飲むと下痢や腹がゴロゴロいうのは，ラクトースを分解する酵素ラクターゼが欠損していたり，活性が低かったりするためである．これは乳糖不耐症と呼ばれる．微生物由来のラクターゼを用いてあらかじめ乳糖の一部をグルコースとガラクトースに分解した乳糖分解乳が市販されている．

を分泌しないが，常在する腸内細菌によって不消化物は発酵分解され，酢酸や酪酸などの短鎖脂肪酸を生成する．これらは大腸から吸収され，宿主のエネルギー源として利用される．食物繊維のエネルギー価は消化酵素による化学的消化ではゼロだが，腸内細菌による生物学的消化で 0〜2 kcal/g のエネルギーを生産する．また，腸内細菌はビタミン B 群やビタミン K を合成し，これらも宿主に利用される❶．

タンパク質には動物性タンパク質や植物性タンパク質と呼ばれるものがあるが，大腸に棲息する微生物は宿主にとっては微生物タンパク質とみなされる．しかし，大腸にある微生物タンパク質は宿主に利用されることなく糞便として体外に排出される．これを解決したのがウサギの食糞である．ウサギの糞といえば，丸くてコロコロしたかたい糞を思い浮かべるが，これとは別に盲腸を経由した盲腸糞と呼ばれる軟便も排泄され，ウサギはこれを食べてしまう．ウサギは盲腸が発達していて，ここに多数の微生物が棲息しているので，盲腸糞は微生物がつくった短鎖脂肪酸やビタミンに加え，微生物タンパク質にも富んでいる．食糞は盲腸内で不消化物から再生した栄養素の再利用を可能にした．

微生物発酵をさらに進化させたのがウシなどの反芻動物である．ウシの胃は 4 室に分かれ，第一胃は全消化管の半分を占め，ここに多数の微生物が棲息し微生物発酵を行っている．人の胃と同じ機能をもつのは第四胃で，第一胃の後方に位置する．ウシが食べた飼料は第一胃微生物の栄養源になり，増殖した微生物は第四胃以降で他の食品タンパク質と同じように消化されて宿主に利用される．第一胃内微生物は尿素のような非タンパク態窒素からアミノ酸を合成し，人が消化できないセルロースを微生物がもつセルラーゼで分解し，短鎖脂肪酸のかたちで宿主にエネルギーを供給する．牧草だけでも生きていけるウシは，飼料と食料が競合しない家畜である．

2.2.3 栄養素の基本的な役割

① 水

体成分の中で最も多いのは水であるが，五大栄養素の中にその名はない．しかし，水は五大栄養素に匹敵する生命維持に不可欠な物質である．

成人では体重の 60% が水分❷で，そのうちの 2/3 が細胞内液に，残り 1/3 が細胞外液に存在する❸．水分含量は年齢や性によって変化する．みずみずし（瑞々しい）赤ちゃんで 80%，加齢によって次第に減少し，代わりに脂質が増加し脂ぎった中年になる．加齢による影響は女性で顕著で，水分が 50% 以下になることもある．

水はさまざまな物質を溶かすので，血液や尿を介して，摂取した栄養素を運搬したり，不要になった老廃物を排泄したりすることができる．脱水症や熱中症で水分が喪失すると短時間で異常が出るのは，水に溶けてミネラルも失われるからである．消化酵素は加水分解酵素と呼ばれ，水なしでは栄養素は消化されない．

❶ 腸内細菌による負の効果として，二酸化炭素，メタン，水素などのガスが生産され，窒素 (N) や硫黄 (S) を含む不消化タンパク質からはアンモニア（NH_3，糞尿のにおい），硫化水素（H_2S，腐った卵のにおい），メチルメルカプタン（CH_3SH，腐った玉ねぎのにおい）などの悪臭物質も生産される．

❷ 分析上の用語で，105〜135 ℃で乾燥して揮発消失するものを水分という．サンプルによってはアンモニアや低級性脂肪酸など，水以外の揮発成分も含まれている．

❸ 水はどこにあるかと問われれば，血漿（血液から血球を除いた上澄み）にあるという答えが多いが，血液全体でも体重の 7〜9% 程度に過ぎない．

溶媒や化学反応の場を提供するだけでなく，水は体温調節にも関与している．水は比熱が大きいため，温めにくく冷めにくいので，環境温度の影響を受けにくい．さらに，1 g の水が蒸発すると 580 cal の熱を奪う（気化熱）．具体的には，体重 60 kg の人が暑熱環境下で激しい運動をして 1 時間に 1ℓ の発汗があり，汗が皮膚面ですべて蒸発したとすると，12℃の体温上昇を防ぐことができる．汗は飛び散るので全発汗量の 40% 程度しか利用できないが，体温上昇の抑制効果は絶大である．人は汗腺が発達しているので発汗による体温調節が可能だが，汗腺の発達が悪い動物では，体温低下はイヌにみられるように呼気に依存するしかない．

成人の 1 日の水分摂取量は飲料水として 500〜1,200 ml，食物から 1,000 ml，栄養素が体内で酸化されたときに生じる代謝水❶が 300 ml で，1,800〜2,500 ml になる．一方，水の排泄量は，皮膚や呼気から水蒸気として失われる不感蒸泄（汗を含まない）が 900 ml，糞便 100 ml，不可避尿（不要となった老廃物を排泄するために必要な最低限の尿量）500 ml，水を摂りすぎたときには調整用の随意尿 1,000 ml が排泄され，摂取量と排泄量の差はゼロになる．

② タンパク質

タンパク質は，生体を構成する基本的な物質であり，タンパク質なくしてはいかなる生物も存在できない．化学反応の触媒（酵素），酸素，コレステロール，脂肪酸などの輸送（ヘモグロビン，リポタンパク質，アルブミン），生体防御（免疫グロブリン），筋収縮（ミオシン，アクチン），結合組織の成分（コラーゲン，ケラチン），血液凝固・線溶（フィブリノーゲン，プラスミノーゲン）など生命維持に不可欠な機能をもっている．また，フェニルアラニンという必須アミノ酸からは，甲状腺ホルモン，ドーパミンやアドレナリンのような神経伝達物質，メラニンのような皮膚を守る色素が産生される．タンパク質は体内で合成できない必須アミノ酸の供給という役割ももつ❷．

タンパク質の機能は多様で，protein という言葉はギリシャ語の proteios (to take first place) に由来する．

③ 炭水化物

消化吸収された炭水化物はグルコースになって血液に入り，エネルギーを必要とする組織によって取り込まれていく．1 g 当たり 4 kcal のエネルギーを発生する．

炭水化物が不足するとエネルギー源としてタンパク質や脂肪を利用しなければならない．しかし，タンパク質は脂肪のように余剰分が貯蔵されていないので，エネルギー源として使用してしまうとタンパク質が減少し，タンパク質本来の役割を全うできず，生命活動に不利をもたらす．また，余剰の炭水化物からはアセチル CoA を経由して脂肪酸が合成され，飢餓時のエネルギー源として蓄えられる．しかし，飢餓時に炭水化物が極端に不足すると，脂肪酸の酸化で生じたアセチル CoA が TCA 回路に入れず，エネルギーが産生されない．代わりに強酸性のケトン体を生成してケトーシスを発症す

---

❶ グルコースは体内で次のように酸化されて，1 g 当たり約 4 kcal のエネルギーと 0.6 ml の代謝水を生じる．

$$C_6H_{12}O_6 + 6O_2 \rightarrow 6H_2O + 6CO_2$$

同様にして脂肪からは 1.07 ml，タンパク質からは 0.41 ml の代謝水が産生する．1 g 当たりのエネルギー産生量は脂肪が 9 kcal，タンパク質 4 kcal なので，エネルギー産生量も代謝水量も脂肪が一番大きい．ラクダのこぶといえば脂肪だが，それはそれなりの理由があってのことである．

❷ アミノ酸の中には調味料や甘味料として使われているものもある．昆布のうま味はグルタミン酸ナトリウムに由来する．人工甘味料のアスパルテームは，L-アスパラギン酸とメチルエステル化した L-フェニルアラニンというたった 2 つのアミノ酸からできており，甘味度はスクロースの 200 倍である．

る❶．炭水化物には，必須アミノ酸や必須脂肪酸のように必須と名の付くものはないが，エネルギーの発生において極めて重要なものである．

炭水化物は天然の甘味料としても使われる．砂糖の主成分は二糖のスクロースである．デンプンは不溶性で甘味を呈さないが，デンプンから生じる二糖のマルトース，単糖のグルコースは甘い．噛めば噛むほど味が出るのがデンプンである．

④ 脂肪

脂肪はエネルギーの貯蔵体で，グリセロールと脂肪酸はいずれも炭水化物からつくることができる．脂肪1g当たりのエネルギー産生量は9kcalで炭水化物やタンパク質の4kcalより2倍以上高い．この違いは脂肪酸の構造に由来する．グルコースの構造式は $C_6H_{12}O_6$，これをパルミチン酸の $C_{16}(CH_2)_{14}COOH$（あるいは $C_{16}H_{32}O_2$）と比較してみると，グルコースの炭化水素は酸素が多く，すでに部分的に酸化されていることがわかる．

脂肪は水になじみにくい（疎水性）ので，水や水溶性の不純物を含まない．一方で，脂肪に溶ける脂溶性ビタミンなどの溶媒あるいは供給源になる．また，多価不飽和脂肪酸（アラキドン酸，エイコサペンタエン酸）からはエイコサノイドと呼ばれるホルモン様物質がつくられるが❷，脂肪はこれらの必須脂肪酸の供給源になる．

一方で，脂肪は死のカルテット（高脂血症，高血圧，糖尿病，動脈硬化）をもたらす元凶にもなる．人が生きてきた歴史のほとんどは飢餓との戦いであり，生き抜くために，摂取した食料の消費を最小限にして，残りを脂肪として貯蔵できるように遺伝子を変異させるというのは理にかなった話である．しかし，食うや食わずの狩猟・採取時代は飽食・運動不足の時代に変わり，変異した遺伝子が逆に肥満や高脂血症，インスリン抵抗性の糖尿病などをもたらすという想定外の出来事の原因になった．実験動物では脂肪が増えてくると，脂肪細胞からレプチンという物質が分泌され，食欲の抑制と脂肪組織の代謝亢進によって脂肪を消費する．しかし，このような機能は進化したはずの人にはみられない．

⑤ ミネラル

ミネラルとは，炭素，酸素，水素，窒素以外の生体や食品を構成する元素の総称で，550℃以上の高温で燃焼させた時，灰として残る．元素の中にはカドミウムや鉛のように毒性を示すものもあるが，食品分野では，生命維持に必須で，供給が絶たれれば生体機能に障害をもたらすものをミネラルと呼ぶ．

生体中の存在量の多少によって，ミネラルは多量（主要）ミネラルと微量ミネラルに分類される．成人では，ミネラルは体重の4%を占め，その80%以上は骨や歯に存在する．多量ミネラルには，カルシウム，リン，マグネシウム，ナトリウム，塩素，カリウムがあり，前3者は骨や歯の主成分である．ナトリウムは血漿など細胞外液にイオン化して存在し，塩素イオン（Cl^-）や炭酸水素イオン（HCO_3^-）とともに酸塩基平衡に関与する．神経細胞ではナト

❶ アセト酢酸，β-ヒドロキシ酪酸，アセトンをケトン体という．血中のケトン体濃度が高くなるとpHは酸性に傾いてアシドーシス（酸血症）になる．脂肪は炭水化物の炎で燃え，炭水化物が不足するとからだは燃えない脂肪（ケトン体）でくすぶる．

❷「エイコサノイドとn-3系脂肪酸 p.42」参照．

リウムが細胞外から細胞膜を通過する時に生じる電気的変化によって興奮を伝導する．カリウムは K^+ として細胞内液に存在し，神経伝導に関与する．微量要素には，鉄，銅，マンガン，亜鉛，コバルト，モリブデン，セレン，ヨウ素などがあり，酵素やホルモンなどの活性発現に必要である．

通常の食生活で問題になるのは，カルシウムと鉄の摂取不足とナトリウムの過剰摂取で，それぞれ骨粗鬆症，貧血，高血圧の原因になる．ミネラルの作用には，ミネラル間での相互作用も関連しているので摂取バランスも問題になる．リンはカルシウムと不溶性の塩をつくりカルシウムの吸収を阻害し，カリウムはナトリウムの排泄を促進するので，高血圧の予防に重要である．

亜鉛，カルシウム，鉄，銅，マグネシウムは栄養機能食品として認可されており，栄養機能表示❶ができる．

⑥ ビタミン

ビタミンは9種類の水溶性ビタミン（ビタミン C と，ビタミン B 群として B_1, B_2, B_6，ナイアシン，ビオチン，パントテン酸，葉酸，B_{12}）と4種類の脂溶性ビタミン（A, D, E, K）に分類される．体内で合成できない，あるいは合成できても必要量を満たすことができない有機化合物で，それ自体は体の主要な構成成分やエネルギー源にはならない．しかし，微量（mg あるいは μg の単位）で生理機能を調節して，代謝を円滑にさせる潤滑油的な役割をもつ．

ビタミン B 群は，三大栄養素の分解，合成などの代謝過程で補酵素❷として重要である．コラーゲン合成に必要なビタミン C は，人，霊長類，モルモットにおいては合成に必要な酵素が1つ欠損しているため必須栄養素になるが，その他の動物ではグルコースから合成される．ビタミン E と協同して強い抗酸化作用も示す．緑黄色野菜に含まれるカロテンは動物体内でビタミン A に変換される．したがって，ビタミン A は動物固有のビタミンである．カロテンのように摂取後ビタミンに変換される物質をプロビタミンと呼ぶ．キノコ類に含まれるエルゴステロールや動物組織中でコレステロールからできる 7-デヒドロコレステロールもプロビタミンで，紫外線照射によって，それぞれビタミン D_2 と D_3 になり，カルシウムの吸収を促進し骨を正常に維持する．

ビタミン A, D, B_1, C などが不足すると，それぞれのビタミンに特有の夜盲症，くる病，脚気，壊血病などの欠乏症がみられる．一方，ビオチンやビタミン K は腸内細菌によって合成されるので欠乏症状が出ることは稀である．またパントテン酸の pan- は，「どこにでもある」という意味をもち，欠乏することは少ない❸．ビタミン K 以外は栄養機能食品として認可されており，栄養機能表示ができる❹．ビタミン C，ビタミン B 群，マルチビタミンはサプリメントとしての需要が高い．水に溶けやすい水溶性ビタミンは過剰に摂取しても，尿中に排泄されるが，脂溶性ビタミンは排泄されにくく，肝臓などに蓄積し毒性を示すことがある．水溶性ビタミンの安全な摂取量は所要量の 50〜100 倍までだが，ビタミン A と D は 10 倍が上限になる．

---

❶「栄養機能食品，p.50」参照．

❷ 酵素には，消化酵素のようにタンパク質のみで活性を示すものもあれば，酵素タンパク質だけでは活性がなく，低分子の有機化合物を必要とするものもある．ビタミンのような酵素活性の発現に必要な有機化合物を補酵素という．

❸ pan- は日本語の「凡」と同義で，その多少によって平凡や非凡と使い分けられる．

❹「保健機能食品，p.49」参照．

2.2.4 日常生活における栄養素

① 必須アミノ酸の桶 —タンパク質の栄養価—

同じ量のタンパク質を動物に与えても，発育はタンパク質の種類によって異なることが20世紀初頭に明らかにされ，タンパク質の質に焦点が当てられるようになった．一般的に，米や麦などの植物性タンパク質の栄養価は動物性タンパク質より劣ることはよく知られている．

タンパク質を構成するアミノ酸は約20種で，そのうち約半数は体内で合成できない，あるいはできても必要量を満たすことができず，食餌から摂取しなければならない．このようなアミノ酸を必須アミノ酸と呼ぶ❶．必須アミノ酸は動物種や発育段階で異なり，成人の必須アミノ酸は8種である．残りのアミノ酸は主にグルコースの分解過程で得られた代謝産物を炭素骨格にして合成されるので，非必須アミノ酸と呼ばれる．タンパク質の栄養価は必須アミノ酸のバランスによって決定される．

必須アミノ酸とタンパク質の栄養価の関係は，しばしば桶をつくる側板の長さ（個々のアミノ酸の必要量に対する比率）と桶に蓄えられる水の量（栄養価）にたとえられる（図2.2.7）．側板が1枚でも欠ければ桶に水はたまらないので栄養価はゼロになる．また，側板の長さがまちまちで，必要量に満たない側板が複数あれば，桶にたまる水の量は最も短い側板の長さによって決まる．このアミノ酸を制限アミノ酸と呼ぶ．穀物由来のタンパク質の栄養価が低いのはリジンやトリプトファンが不足していることによる．これらのアミノ酸は動物性タンパク質に多いので，毎日の食事を摂るにあたっては，複数のタンパク質を組み合わせることによってアミノ酸バランスを整えることができる．

❶ 人の必須アミノ酸を「雨降りひと色バス」と覚えた．「ア」はアルギニンを指しているが，哺乳類は尿素回路でアルギニンを合成できるので必須アミノ酸にはならない．しかし，尿素回路が機能しない鳥類などでは必須アミノ酸になる．「ヒ」のヒスチジンは，幼児期には合成できても必要量を満たすことができないアミノ酸だが，成長すれば非必須アミノ酸になる．

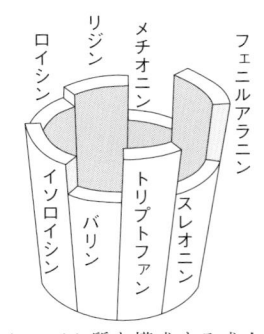

図2.2.7 体タンパク質を構成する成人の必須アミノ酸

タンパク質栄養の影響は身体に現れる．血液には常にアルブミンという高分子のタンパク質が流れていて，周囲の組織と濃度差が生じている．すると濃度差をなくすために，周辺組織から水が濃度の高い血管内に移動し，結果として組織から水が除かれる．食餌タンパク質の摂取量や質が低下したりして，血液中のタンパク質濃度が下がると，通常とは逆に，血管内の水分が周辺組織に逸脱し，腹水や浮腫（むくみ）が生じる．飢餓に苦しむアフリカの

発展途上国の子どもたちのお腹が大きいのは，一部にはタンパク質欠乏による栄養失調によるもので，クワシオコール (kwashiorkor) と呼ばれる．

② 生体触媒 ―酵素―

酵素は生物がつくるタンパク質でできた触媒で，酵素が作用する特定の物質を基質という．酵素と基質の関係は基質特異性と呼ばれ，鍵と鍵穴の関係にたとえられる．ある鍵（酵素）が特定の鍵穴（基質）に作用できるのは，鍵のもつ立体構造が鍵穴と一致するからである．酵素を構成するアミノ酸の配列順序によっていろいろな立体構造ができる．卵を加熱すると凝固してゆで玉子になるが，この時に立体構造も失われる．これは変性と呼ばれ，タンパク質が変性すれば酵素も活性を失う．

触媒には化学反応を早める作用がある．試験管の中にぬるいお湯を入れ，これにセルロースを加えて長時間放置しても，何の変化も起こらない．しかし，微生物がつくる酵素セルラーゼを試験管の中に入れて，溶液を pH4（至適 pH）❶ に調整すると，セルロースからグルコースが産生される．同じことを酵素なしで行うにはセルロースを硫酸のような強酸性の溶液中に入れて 24 時間煮沸しなければならない．

人が食事で摂取したタンパク質，炭水化物，脂肪は大きすぎてこのままでは吸収されない．消化酵素の存在によって初めて，常温常圧の下，穏やかな条件下で多数の化学反応が同時進行して，高分子化合物が無事に体内に吸収される．酵素なしでは生命は存在しない．

③ タンパク質の食いだめ

成人のように体重が変化しない場合でも，体内では毎日タンパク質の合成と分解が起きている．タンパク質の半減期（今ある成分が半分になるのに要する時間）は，おおよそ肝臓タンパクで 10 日，筋肉タンパク質で 180 日，身体全体で 80 日である．体重が変わらないのはタンパク質の合成量と分解量が等しいからである（動的平衡）．タンパク質は脂肪のように過剰に蓄積することはできず，いわゆる食いだめはできない❷．

成人の体重 1 kg 当たりの体タンパク質合成量を 3 g/日とすれば，体重 60 kg の成人では毎日 180 g のタンパク質が合成され，代わりに 180 g のタンパク質が失われる．合成量は日本人の毎日のタンパク質摂取量約 70 g よりはるかに多いことから，タンパク質分解によって生じたアミノ酸の一部が新しいタンパク質を合成するために再利用されていることが分かる．

タンパク質に組み込まれていないアミノ酸は遊離アミノ酸と呼ばれる．血液，筋肉，肝臓など体内の組織には摂取したタンパク質から供給された遊離アミノ酸と体タンパク質の分解で生じた遊離アミノ酸が混ざった状態で存在している．これはアミノ酸プールと呼ばれ（図 2.2.8），新たなタンパク質を合成する時に必要なアミノ酸を供給する役目をもつ❸．

タンパク質は酵素，抗体，ホルモンなど機能的に重要な物質の成分である．したがって，変性や異常を示すタンパク質を排除する必要がある．タンパク質の一部を定期的に分解していくことは，分解で生じた遊離アミノ酸を再利

---

❶ タンパク質の立体構造は pH によって変化する．酵素はタンパク質なので立体構造が変われば基質と結合できなくなる．酵素活性が最大になる pH を至適 pH といい，酵素によって異なる．ペプシンの至適 pH は 2，トリプシンの至適 pH は 8 なので，胃は塩酸を分泌し，食塊が十二指腸に達すると膵液中の炭酸水素イオンによって中和される．ちなみに塩酸は劇薬だが，体内では胃の細胞内にある CO_2 と H_2O からできた炭酸 ($H_2CO_3 \rightarrow \mathbf{H^+ + HCO3^-}$) と血液中にある NaCl($\mathbf{Na^+ + Cl^-}$) が原料になる．

❷ タンパク質は常に合成と分解が行われているので，体内のタンパク質量に変化がなくても，中身は常に新しいものに置き換わっている．「ゆく河の流れは絶えずして，しかももとの水にあらず，よどみに浮かぶうたかたは，かつ消えかつ結びて，久しくとどまりたるためしなし．世の中にある人とすみかと，またかくのごとし（方丈記）」というが，タンパク質の代謝もまたかくのごとしである．

❸ 食事から摂取したタンパク質や脂肪はそれぞれアミノ酸や脂肪酸に分解された後，体内で動物固有のタンパク質や脂肪に再合成される．そのため，牛肉を食べても豚肉を食べても，翌日から体のどこかに霜降りの筋肉やラードが存在することは決してない．近年，酵素やコラーゲンといったタンパク質の機能強化を謳った健康食品が多数販売されているが，このような食品を食べても飲んでも，酵素やコラーゲンが再生される保証はない．

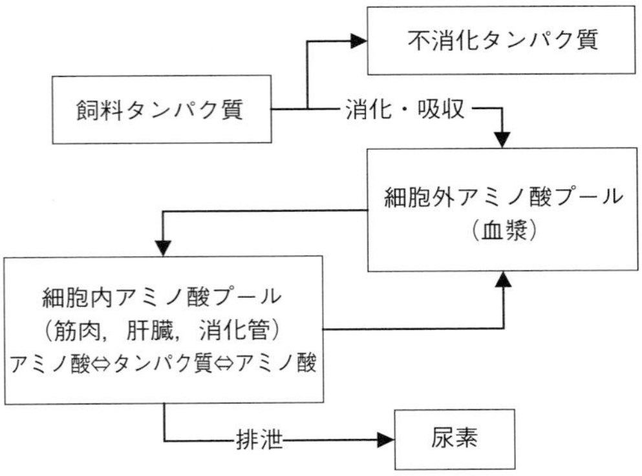

図 2.2.8 タンパク質の代謝回転とアミノ酸プール

用しながら，古くなったタンパク質を再構築し，その機能を正常に維持していく点において重要である．

不要になったタンパク質はアミノ酸に分解された後，アミノ基と残りの炭素骨格部分（ケト酸）に分かれる．アミノ基は別のケト酸と結合して非必須アミノ酸を新たにつくることもあるが，最終的には体外に排出される．アミノ基の最終産物は動物種によって異なる．アミノ基はまず水溶性で毒性の強いアンモニアになるが，周囲に十分な水がある魚類の多くはこのまま排出する．しかし，周囲に水が少なく，長期間，胎盤を通じて栄養素や老廃物の交換をする哺乳類は尿素回路でアンモニアを毒性の弱い尿素に変換してから排出する．卵生の両生類，は虫類，鳥類も尿素あるいは尿酸のかたちでアミノ基を排出する．ケト酸は直接あるいは間接的に TCA 回路に入りエネルギー(ATP) を供給するか，脂肪として体内に蓄積される．

④ 脳のアイドリング

脳が正常な活動を営むにはエネルギーの供給だけでは不十分で，他の栄養素に由来する神経伝達物質やホルモンも必要である．セロトニンやメラトニンは必須アミノ酸の 1 つトリプトファンから，ドーパミンやアドレナリンは同じく必須アミノ酸のフェニルアラニンからつくられる．

セロトニンは，ドーパミン（喜び，快楽），アドレナリン（恐れ，驚き，闘争，逃走）など他の神経伝達物質による情報をコントロールし，精神を安定させる．脳の摂食中枢の抑制やノンレム睡眠を増やし深い眠りに誘う作用ももつ．セロトニンが不足すると感情にブレーキがかかりにくくなり，怒りやすくなったり鬱の状態に陥る❶．

脳に隣接する松果体ではセロトニンから体内時計のリセットに関与するメラトニンが合成される．人の 1 日は 24 時間だが，これは，地球が太陽の回りを自転する時間に基づいたものであり，すべての人の体内時計が 24 時間というわけではない．体内時計が 24 時間よりわずかでも長ければ，起床時間は毎日少しずつ遅れ，正常な社会生活を送ることができなくなる．メラトニンは入眠ホルモンとも呼ばれ，朝の強い光を浴びるとメラトニン合成が抑

❶ 動物性タンパク質の摂取が制限されていた採取狩猟時代に，人間を危険な狩りに駆り立てていたのはセロトニン不足だったのかもしれない．

制されて覚醒状態になる．しかし，14〜16時間経つと再びメラトニンが分泌され，人は眠気を覚えて入眠する．結果として，1日が24時間にリセットされる．夜ふかしが増えた理由の1つには深夜も明るいという環境が指摘されている．夜ふかしが続けば人は慢性の時差ぼけの状態になる．

早朝時には，グルココルチコイドが分泌される．その作用はタンパク質からの糖新生と抗ストレス作用であり，起床時には活動のための準備が整う．フェニルアラニンからは前述したドーパミンやアドレナリンのほか，成長ホルモンもつくられる．成長ホルモンは就寝中に分泌される．寝る子は育ち，寝ぬ子は太ることになる．

⑤ 恒常性 —血糖値の調節—

人は絶えず栄養素を吸収してエネルギーを産生し，体のパーツを更新し，不要になった物質を体外に排泄している．これらはすべて酵素が触媒する化学反応によって行われている．反応が安全に遅滞なく進むには，体内の環境が一定に保たれている必要がある．これを恒常性（ホメオスタシス）という．

脳細胞をはじめ体内の組織がエネルギー源として利用するグルコースは血液を介して運ばれる．したがって，血液中のグルコース濃度（血糖値）を一定に保つことが必要になる．血糖値は空腹時でも 70〜110 mg/100 ml に維持されている．食後は 130〜140 mg/100 ml に一過性の上昇を示すが2時間ほどで元に戻る．

血糖値を適正に維持しエネルギーの安定供給を可能にするために，ホルモンによる調節が行われている．血糖値が低下すると，グルカゴン，アドレナリン，成長ホルモンが，それぞれ膵臓のランゲルハンス島α細胞，副腎髄質，脳下垂体前葉から分泌され，肝臓グリコーゲンをグルコースに分解して血中に放出し血糖値を上昇させる．また，グルカゴンやアドレナリンは脳下垂体前葉に作用して副腎皮質刺激ホルモンを介して，副腎皮質からグルココルチコイドを分泌させ，タンパク質から糖を新生する．

一方，食後のように血糖値が上昇した時には膵臓のランゲルハンス島のβ細胞から分泌されたインスリンがグリコーゲン合成を促進し血糖値を下げる．不思議なことに血糖値を下げるホルモンはインスリン以外にはない．創造主にとって，血糖値の上昇をもたらすような飽食の時代がくることは想定外だったのかもしれない．インスリンの分泌障害や作用不全が起きても，補償するホルモンがないため人は糖尿病になる．血糖値が高いということは，体内を循環する食餌由来のグルコースを組織や細胞が利用することができず，無駄に尿中に排泄されることを意味する❶．

血糖値の調節に関与するホルモンの多くはタンパク質から供給されたアミノ酸に由来する．グルカゴンは29個，成長ホルモンは190個，インスリンは51個，副腎皮質刺激ホルモンは39個のアミノ酸から成るペプチドホルモンである．アドレナリンは体内で必須アミノ酸フェニルアラニンからできる．また，グルココルチコイドはコレステロールからできるステロイドホルモンである．身体は単独の栄養素だけでは維持できず，栄養素間のコラボレーショ

❶ 糖尿病は単にグルコースが尿に出るだけではなく，合併症として網膜の変性，腎臓障害，血液循環障害などを生じ，失明，人工透析，壊死など重篤な状態に陥ることがある．

ンが必須であることを忘れてはならない．

⑥　消化されない炭水化物の行方 —プレバイオティクス—

　自然界には，植物細胞壁にあるセルロース，ヘミセルロース，ペクチン，あるいはエビ，カニの殻にあるキチンなど多数の多糖類が見出される．消化酵素が欠損しているため，動物はこれらの炭水化物を利用できない．消化されない成分は食物繊維と呼ばれる．エネルギー源にならないので，無用の長物と考えられた時代もあったが，水溶性食物繊維による血清コレステロール降下作用，不溶性食物繊維による結腸がんの予防，あるいは次に示すような生体防御機構への関与などが報告され，現在は6番目の栄養素として注目されている．

　生物，特に微生物によってつくられ，微生物の発育を阻止する物質を抗生物質と呼ぶ．1928年，フレミングによってペニシリンが発見され❶，その後もストレプトマイシン，メチシリンなど多くの抗生物質が現れ感染症の治療は飛躍的に進歩した．現在も，抗生物質は人や家畜の医薬品としてのみならず，動物の発育促進を目的とした飼料添加物としても使用されている．一方で，抗生物質が効かない耐性菌が必ず出現し，院内感染など新たな問題が浮上してくる．バンコバイシンは最も強力な抗生物質といわれてきたが，バンコマイシンにも耐性菌が出現した．これは，養鶏用飼料に添加した構造が類似した抗生物質が畜産物に残留し，人に移行したために生じたと考えられている．現在，抗生物質の取扱いは厳しく規制されると同時に，代替物質の検索が始まっている．

　そこで登場したのがプロバイオティクスである．これは，腸内微生物のバランスを改善することにより宿主に有益にはたらく生菌を指し，代表的なものに乳酸菌やビフィズス菌がある．抗生物質が生物を殺す (anti + biotics) という意味合いをもつのに対し，プロバイオティクスは生物との共生 (probiosis) を意味する．

　微生物といえども，維持・増殖するためには栄養素が必要である．腸内細菌のバランスを介して生体機能を調節し，疾病の予防または回復に寄与する食品成分はプレバイオティクスと呼ばれる．腸内細菌が生棲する大腸にどのようにして栄養素を送り込むか？ 最も自然で簡単な方法が食物繊維やフラクトオリゴ糖などの難消化性少糖類の利用である．小腸での消化を逃れた難消化性成分はプレバイオティクスと名前を変え，大腸に生棲するプロバイオティクスの餌になる．そして，プロバイオティクスは大腸内の縄張り形成や腸管内pHの低下などを通して，悪玉菌の侵入防止や排除に一役買う．

⑦　悪玉と呼ばれるけれど —コレステロール—

　「3匹の子豚」は有名な話だが，レンガの家を建てた子豚が，畑でカブを掘ったり木に登ってリンゴをとったりしたエピソードはあまり知られていない．ここでは，「3匹の子豚」の話を例にとってコレステロールの機能を説明する．

　コレステロールは動物の生体膜の構成成分として脂質二重層の中に挿入さ

❶　イギリスの細菌学者 (1881-1955)．使用済みで放置していたブドウ球菌の培地に青カビが混入し，その周りで菌の発育が阻止されていることを観察し，ペニシリンを発見した．同じように，鼻水を垂らしながら実験を行い，鼻水の中に溶菌作用をもつリゾチームを見出したといわれる．運が良かったというより，梅ちゃん先生風にいえば，頑張っている彼にカミ様があげたご褒美だと，筆者は思っている．

れ（図 2.2.5），膜の流動性を調節している．コレステロールによって細胞内はレンガの家のように安全な区画になる．また，コレステロールのステロイド核を使って重要な物質がつくられる（図 2.2.6）．

子豚がオオカミと渡り合うには心身ともにパワーが必要である．コレステロールからは性ホルモンや副腎皮質ホルモンのようなステロイドホルモンが合成される．雄性ホルモンによる二次性徴で男らしさや筋肉を獲得し，グルココルチコイドによってタンパク質から糖を新生し，早朝から筋肉や脳を駆動するエネルギーを得ることができる．また，グルココルチコイドの抗ストレス作用によってオオカミの恐怖を克服することができる．筋肉を動かす骨の形成に必要なビタミン D_3 もコレステロールから合成でき，レンガの家を建て，リンゴの木に登ることも可能になる．

最後にオオカミが豚を食べるにせよ，豚がオオカミを食べるにせよ，水に溶けない脂肪を消化吸収するには胆汁酸が必要になるが，これもコレステロールから合成される．胆汁酸はグリシンやタウリンと結合して抱合胆汁酸になり，乳化剤として不溶性の脂肪を小さな油滴（エマルジョン）にして脂肪分解酵素リパーゼの作用を助ける．消化産物のモノグリセロールと脂肪酸は胆汁酸に後押しされるように小腸上部から吸収される．腸管内にとどまった胆汁酸の 95％ 以上は小腸下部（回腸）で再吸収されて肝臓に戻る．人ではコレステロールの 80〜90％ は胆汁酸に変換されるので，高コレステロール血症の予防は，コレステロールの吸収阻害に加え，いかに胆汁酸の再吸収を阻害して体外に排泄できるかにかかっている．

コレステロールの体内での輸送はリポタンパク質によって行われる．リポタンパク質は球状の構造をしており，リン脂質やコレステロールなどの両親媒性脂質の親水性部分とタンパク質が表面に，トリアシルグリセロールやコレステロールエステルなどの疎水性脂質が内部に存在する．親水性部分が球の表面にあるのでは血液に溶け，内側に疎水性の脂質を入れて輸送することができる．

LDL（低密度リポタンパク質）は肝臓から抹消の組織に，逆に HDL（高密度リポタンパク質）は抹消の組織から肝臓にコレステロールを運ぶ．LDL が過剰になると，血管壁から入り込んだコレステロールが酸化されて動脈硬化を引き起こす．そのため LDL コレステロールは悪玉コレステロールと呼ばれ，過剰のコレステロールを回収する HDL コレステロールは善玉コレステロールと呼ばれる．コレステロールは動物の必須成分であり，コレステロール自体に善玉・悪玉はない．ちなみに，メタボ診断の基準になるのは血中の HDL コレステロール濃度で，男女ともに 40 mg/100 ml 未満になると低 HDL-コレステロール血症と診断される．悪玉と呼ばれているが，コレステロールは生命維持に必須な成分である．

⑧ エイコサノイドと n-3 系脂肪酸

グリセロリン脂質の 2 位の炭素に結合した炭素数 20 の多価不飽和脂肪酸，アラキドン酸やエイコサペンタエン酸からはエイコサノイドと呼ばれる生理

活性物質が産生される．グリセロリン脂質は細胞膜に存在するので，エイコサノイドはあらゆる組織で産生され，微量で強い生理作用を示す．作用は多岐にわたり，産生部位によって拮抗的に作用することもある．

血管が損傷すると，血小板が傷口に付着・凝集して血栓をつくり損傷部位をふさぐ．同時に血管は収縮し血流量を減少させる．この作用は，血小板でn-6系脂肪酸アラキドン酸から産生されるトロンボキサン (TX)$A_2$❶ によって行われる．しかし，TXA_2 の作用は両刃の剣で，ストレスなどで TXA_2 が暴走すれば，無秩序に血小板が凝集し，生成された血栓によって血流が阻害され，心筋梗塞や脳梗塞を起こす．これを防ぐために，血管内皮細胞には同じアラキドン酸から生成されたプロスタグランジン (PG)I_2 が，血小板凝集抑制作用と血管拡張作用で，TXA_2 の作用を制御する．したがって，TXA_2 の作用は出血などで正常な血管内皮細胞を欠いた部分でのみ発現することになる．

❶ 数字は二重結合の数．

さらに，不要な血栓生成をより強く抑制するには n-3 系脂肪酸の摂取が有効である．魚油に多く含まれるエイコサペンタエン酸からは二重結合が1つ多い TXA_3 と PGI_3 が生成される．PGI_3 の作用は PGI_2 と変わらないが，TXA_3 には血小板凝集作用はほとんど認められない．極北に住むイヌイットは野菜を摂取する機会が少なく，アザラシなど海獣の肉消費量が多い．それにもかかわらず，心筋梗塞の発症率は北欧の白人に比較して圧倒的に少ない．イヌイットの血中エイコサペンタエン酸濃度が極めて高いことから，心筋梗塞の発症率低下が TXA_3 による効果であることが明らかにされ，n-3 系脂肪酸や魚油がにわかに注目されるようになった．TXA_2 ばかりでは心筋梗塞や脳梗塞のリスクが高まり，TXA_3 ばかりでは血管が損傷した時に止血ができない．n-6 系脂肪酸と n-3 系脂肪酸をバランス良く摂ることが必要になる．n-6 系脂肪酸の摂取目標量（エネルギー比率）は，18〜49歳の男女で10%未満，n-3 系脂肪酸の摂取目標量は同年齢の男性で 2.6% 以上，女性で 2.2% 以上である（厚生労働省，日本人の食事摂取基準 2010 年版）．

⑨ 単細胞生物の知恵 —エネルギーの産生—

人が生命活動を支障なく行うためには，自動車と同じように燃料が必要である．性別，年齢，活動量などによって異なるが，おおよそ 2,000 kcal のエネルギーを人は毎日消費している．1 kcal は 1 kg の水を 1℃上昇させる熱量なので，2,000 kcal あれば，0℃の水 20 kg，500 ml のペットボトルに換算して 40 本分を沸騰させることができる．ちなみに人の体重の 60% が水分なので，体重 50 kg の人は 30 kg の水を含む．

焚き火から熱エネルギーが生じるように，体内でも栄養素からエネルギーが発生している．生物は熱エネルギーを利用できないので，生じたエネルギーをアデノシン三リン酸（ATP, adenosine triphosphate）という高エネルギーリン酸化合物に蓄える．ATP は細菌から人間までのすべての生物が使えるエネルギーの共通通貨である．

人が食物や体内に貯蔵された炭水化物や脂肪から ATP を取り出すステッ

プは 3 つある．まず，高分子化合物を分解する．次に，生じたグルコースや脂肪酸をアセチル CoA に変換する．最後に，アセチル CoA をミトコンドリア内にある TCA 回路と電子伝達系に投入して ATP を取り出す．

グルコースは，最大 38 分子の ATP を産生する．このうち 2 分子は細胞質にある解糖系でつくられるが，残り 34〜36 分子の ATP はミトコンドリア内でつくられる．エネルギーが枯渇した状態では，脂肪酸が細胞質からミトコンドリアに移動し，炭素数 2 のアセチル CoA が切り出されていく（β-酸化）．炭素数 2n 個の脂肪酸は，(n-1) 回の β-酸化で n 分子のアセチル CoA を生じる．1 回の β-酸化で 5 分子の ATP が，1 分子のアセチル CoA から 12 分子の ATP がそれぞれミトコンドリア内で産生される．パルミチン酸は炭素数 16 の脂肪酸で，7 回の β-酸化で 8 分子のアセチル CoA を生じるので，計 131 分子の ATP を産生する．反応の最初に 2 分子の ATP が消費されるので，パルミチン酸は正味 129 分子の ATP を生成する．ATP 産生において中心的役割を担うミトコンドリアは，細胞の発電所あるいはエネルギー生産工場と呼ばれる．しかし，自然界には細菌のようにミトコンドリアをもたない生物も存在する．

生物には，細菌のように明瞭な核がみられない原核細胞と，細胞内に核が存在する真核細胞がある．原核細胞と比較して，真核細胞は体積が大きく，遺伝情報をもつ核内の DNA は核膜によって保護されている．また，真核細胞は核以外にミトコンドリアのような細胞小器官をもっている．

1968 年，電子顕微鏡で細胞を観察していた研究者は，ミトコンドリアの中に DNA を発見する．さらに，核内 DNA が父親と母親の DNA を受け継いでいるのに対し，ミトコンドリア DNA はすべて母親由来の遺伝子であるという不可思議な事実が明らかになる．ミトコンドリア DNA の起源をさかのぼっていくと，複数の人類共通祖先の女性（ミトコンドリアイブ）に辿りつく．

なぜ細胞小器官が DNA をもっているのだろうか．ミトコンドリアは，まだ細胞小器官がなかった原始真核細胞が取り込んだ原核細胞，あるいは原始真核細胞に寄生した原核細胞といわれている．ミトコンドリアは外膜と内膜から成る二重膜をもつが，物質の透過性は異なる．自由に物質を透過させる外膜は原始真核細胞由来，透過性に制限のある内膜は原核細胞由来である．

20 億年も昔，大気中に酸素が蓄積し始める．酸素は酸化によっていろいろな物質を破壊していく．燃焼は急激な酸化で，残るのは灰だけである．放っておいても釘が錆び，食用油の味が悪くなっていくように，酸素は基本的には有害である．1 つの細胞の中に 2 つの生物が共存することによって，一方がエネルギーの源（グルコースから生じたピルビン酸や脂肪酸）を供給し，他方が有害な酸素を消費しながら大量のエネルギーを産生する．ミトコンドリアを獲得した真核細胞は多細胞生物へと進化していった．単細胞生物が編み出した知恵は細胞内共生説と呼ばれている．

2.3 食の安全

2.3.1 食べ物の中にある摩訶不思議なモノ

　味覚は食事を楽しむために不可欠なものである．甘味，塩味，酸味，苦味が基本味としてあるが，それぞれの味に対する人の感受性は異なる❶．感受性の違いは食べ物が送るシグナルの違いによる．甘味や塩味を呈するものは糖でありミネラルであり，人にとって必要な栄養成分である．一方，酸味や苦味が送るシグナルは腐敗や有害物質の存在を示すものである．

　味覚が形成された大昔，人の周りにある食べ物は自然の産物だけで，甘いものといえばスクロース，フルクトース，グルコースなど，人にとって大事なエネルギー源になり得るものであった．しかし，時代が変わって今の世の中にはダイエットを必要とする人が増え，その要請に応えるように，スクロースの何十倍，何百倍の甘味度をもちながら，エネルギーをほとんど産生しない合成甘味料が使用されるようになってきた❷．

　人工的に合成されたものが入っている食品は我々の周囲に散在する．値段の安いハムは着色料によって妙にけばけばしい．家庭でつくったパンは保存料を使わないからすぐにカビが生える．食品添加物の危険性を強調する出版物も多数ある．

　食の安全に対する不安は山ほどある．忙しい毎日を外食や中食で凌いできたが，国外に食料を依存している状況下で，食べているものはどこで生産され，どう加工して，どのような流通経路で国内に入ってきたのかわからないものばかりである．輸入トウモロコシには細菌の遺伝子が組み込まれていて，トウモロコシの中で害虫を殺す毒素がつくられているという．牛肉を食べると狂牛病になり，脳がスポンジのようにスカスカになるという話もあった．固食で偏食気味，野菜は食べないし，脂っこいものばかりで栄養バランスが悪いかなと思っていたらメタボと診断される．食品がつくる病気もある．卵を食べると蕁麻疹が出る赤ちゃんもいる．すべての食品にはリスクがあり，100%安全な食品はないという．

　食品に対する不安を払拭する方法の1つに食品表示がある．どこで生産され（原産地表示），原料には何が使われているのか（原材料表示），いつまで安全に食べられるのか（消費期限表示），エネルギーやタンパク質はどれくらいあるのか（栄養成分表示）などの基本的な情報が消費者に提供される．食品添加物，アレルギー物質，遺伝子組換え作物使用の有無を知り，国のお墨付きのある食品を手に入れることもできる．食品のリスクとこれを減じる種々の試みについて考える．

2.3.2 食品表示

　安全性を保証し，消費者が安心して食品の選択・購入ができるように食品表示が義務付けられている．食品表示に関係する法律は食品衛生法（厚生労

---

❶ 甘味に対する感受性が一番低く，水にスクロースを0.496%溶かしてようやく人は甘味を感じることができる．次いで，塩味（0.297%食塩），酸味（0.0181%酢酸），苦味（0.00104%キニーネ）の順となる．

❷ 人工甘味料に対する反応は動物によって異なり，人工甘味料の存在を感知できない動物もいる．動物の日々のエネルギー摂取量は，飼料組成が変化しても，ほぼ一定に保たれることから，グルコースや脂肪酸などの血中成分が食欲調節に関与していると考えられている．人工甘味料に反応しない動物にとって，血中に入らずエネルギー源にもならない人工甘味料は無用の長物かもしれない．

働省），農林物資の規格化および品質表示の適正化に関する法律（以下，JAS法，農林水産省），健康増進法（厚生労働省）などがあるが，表示の目的や内容は異なっていた．そのため消費者にわかりづらいという声もあり，2009（平成 21）年 9 月に消費者庁が発足し，上記 3 法の食品表示部分を一元化して，新たな制度をつくる議論が開始された．2015 年までに法案を国会に提出し，新法の施行後おおむね 5 年以内の義務化を目指すとしている❶．

本項では過渡的な処置として，現行の JAS 法と食品衛生法による表示について説明する．食品添加物，アレルギー物質を含む食品，遺伝子組換え食品の表示については別に記す．

食品衛生法は飲食に起因する衛生上の危害発生を防止すること（食品安全の確保）を目的とし，包装容器に入れられた加工食品（一部生鮮品を含む）と鶏卵が表示の対象になる．添加物とアレルギー表示が義務付けられている．一方，JAS 法は原材料や原産地など品質に関する適正な表示により消費者の商品選択に資することを目的とし，一般消費者向けに販売されている生鮮食品（農産物，玄米・精米，畜産物，水産物）と加工食品が表示の対象になる．

① 生鮮食品の基本表示

一般消費者に販売されている生鮮食品には「みかん 愛媛県産」や「ぶり 鹿児島県産 養殖」のような一般的な名称（商品名は不可）と原産地表示が義務付けられている．国産の場合は都道府県名，輸入品は原産国名で，国産・輸入とも一般的に知られている地名でもよい（松山やカリフォルニア）．また，個々の品目の特性に応じて他の表示も必要になる．水産物の場合，養魚等を重量の増加や品質の向上を図る目的で出荷するまでの間，給餌することを養殖といい，養殖したものには「養殖」と記載する．また，冷凍品を解凍したものには「解凍」と記載しなければならない．畜産物では，2 ヶ所以上にわたって飼養された場合，一番長く飼養された場所（主たる飼養地）を原産地として表示する．たとえば国外で 12 ヶ月，輸入されて国内で 18 ヶ月飼養された肉用牛は国産牛になる．

② 加工食品の基本表示

業務用を除く加工食品には次の 6 項目の表示義務がある．

1) 名称 2) 原材料名（食品添加物，アレルギー物質を含む食品も含む）3) 内容量 4) 賞味期限 5) 保存方法 6) 製造業者等の氏名または法人名および住所

「原材料名」は食品添加物以外のすべての原材料を使用した重量の多い順に記載する．次いで，食品添加物を同じように重量順に記載する．原材料以外の詳細は「食品添加物」および「食物アレルギー」の項に示す．

③ 複合原材料の表示方法

弁当や惣菜などの原材料には 2 種類以上の原材料から成る複合原材料がある．この場合，複合原材料名の後に括弧を付けて，複合原材料の原材料名を重量順に表示する．例外的に，次の 1) と 2) に該当する場合はこれを省略できる．また，3) の場合は「その他」と記載することができる．いずれも食品添加物とアレルギー表示については適用されない．

❶ 2012 年 8 月に消費者庁食品表示検討委員会から提出された報告書によれば，新制度のあり方として，1) 食品の安全性確保に係る情報の消費者への確実な提供（最優先）にあわせて，消費者の商品選択上の判断に影響を及ぼす重要な情報の提供，2) 食品衛生法と JAS 法で定義が異なる用語の統一・整理，3) より重要な情報が，より確実に消費者に伝わるようにすることが基本，4) 食品表示の文字を見やすく（大きく）するための取組みの検討を挙げている．

1) 複合原材料が商品の原材料に占める割合が5%未満の場合
2) 複合原材料の名称からその原材料が明らかな場合
3) 複合原材料の原材料が3種類以上あり，当該複合原材料に占める重量の割合が多い順で3位以下であって，かつ重量割合が5%未満である原材料

たとえば，厚焼き卵を惣菜として販売する場合，名称は「厚焼き卵」，原材料名は「(鶏卵，砂糖)」となるが，厚焼き卵が弁当の原材料の1つとして使われた場合，2)の理由で括弧書きは省略できる．また，カスタードクリーム(全粉乳，卵，砂糖，小麦粉，香料)が，ある製品の原材料として5%未満使われた時は，1)の理由で砂糖と香料は省略できる．しかし，残りの「全粉乳，卵，小麦粉」は重篤なアレルギーを発症するため表示が義務化されている特定原材料なので省略はできず，「カスタードクリーム(乳成分・卵・小麦を含む)」のように表示する必要がある(詳細は「アレルギー表示，p.54」を参照)．

④ 消費期限と賞味期限

消費期限は，製造した日を含めておおむね5日以内で品質が劣化する惣菜，弁当，調理パン，生菓子などの食品に年月日で表示される．安全に食べられる期間を示す．

賞味期限は，品質の劣化が穏やかな加工食品に表示される．期限内ならおいしく食べられることを示す．賞味期限はゆとりをもたせて短めに設定されているので，期限が少し過ぎても食べられる．3ヶ月を超える場合，日を省いて年月のみの表示でもよい．

⑤ 特色ある食肉の表示

牛肉といえば神戸牛，松阪牛などの和牛の霜降り肉が有名である．消費者の多くはこれらの家畜が国内で生産されていると認識していが，実際は海外に輸出した和牛やその精液を使った子畜や食肉も輸入されている．同じような状況は黒豚でもみられ，国産と外国産を区別すべきという指摘が当然生まれる．この問題は「特色ある食肉の表示」として次のように定められた．

「和牛」と表示できる牛肉は，下記の1)の要件を満たすことが，家畜改良増殖法に基づく登録制度等により証明でき，かつ1)および2)の要件を満たすことが，牛トレーサビリティ制度❶ により確認できる牛の肉とする．

1) 次に掲げる品種のいずれかに該当する牛であること．
    a) 黒毛和種   b) 褐毛(あかげ)和種   c) 日本短角種   d) 無角和種
    e) a〜dの交配による交雑種   f) a〜dとeの交配による交雑種
2) 国内で出生し，国内で飼養された牛であること．

これらの条件を満たせばWAGYU，わぎゅう，ワギュウなどと表示できる．

黒豚はイギリス原産で，アメリカやカナダなどでも飼育されている．国産，輸入を問わず純粋バークシャー種を黒豚と表示してきたが，今後は外国産のものが国産の黒豚と誤認されることを防ぐため，「黒豚」と表示する場合には，かごしま黒豚，鹿児島県産黒豚，アメリカ産黒豚，黒豚カナダ産など必ず原

❶ 国内で産まれたすべての牛に10桁の識別番号がついた耳標をつけ，生年月日，性別，飼育者，飼育地などの情報を生産・流通・消費の各段階で記録・管理することが義務付けられている．識別番号は公開され，インターネットを通じて情報を閲覧できる．

❶ ニワトリにも各地に在来種を改良した地鶏がいるが，地鶏にもJAS法に基づいた次のような定義がある．1) 素（もと）びな；在来種由来血液百分率が50%以上のものであって，出生の証明ができるものを使用していること．2) 飼育期間；ふ化日から80日間以上飼育していること．3) 飼育方法；28日齢以降平飼いで飼育していること．4) 飼育密度；28日齢以降 $1m^2$ 当たり10羽以下で飼育していること．明治時代までに国内に導入・定着した鶏の品種も在来種とみなされるので，プリマスロック，コーチン，ロードアイランドレッドなどカタカナ書きの品種は違和感もあるが，親として使える．

❷ ナトリウム量 (mg) × 2.5 ÷ 1000 で食塩量に換算できる．

❸ 栄養成分の機能表示ができるビタミン12種類とミネラル5種類については「栄養機能食品」の項 (p.50) で述べる．

産地を併記することになった❶．

2.3.3 栄養成分表示制度

飽食の時代にあってメタボが気になれば，食品の原産地や原材料表示よりも食品の熱量やカロリーオフといった表示を望む消費者も多いだろう．栄養成分の含有量表示や多い少ないなどの程度を示す強調表示は健康増進法に基づく栄養表示基準に従って行われる．

① 含有量表示

栄養表示基準で規定する栄養成分は，タンパク質，脂質，炭水化物，亜鉛，カリウム，カルシウム，クロム，セレン，鉄，銅，ナトリウム，マグネシウム，マンガン，ヨウ素，リン，ナイアシン，パントテン酸，ビオチン，ビタミン A, B_1, B_2, B_6, B_{12}, C, D, E, K および葉酸である．

表示すべき事項および方法は次のようになる．

栄養成分は，熱量，タンパク質，脂質，炭水化物（糖質および食物繊維でも可），ナトリウム❷の順に記載する．次いで，ビタミン，ミネラルあるいは栄養表示基準で規定された栄養成分やコレステロール，脂肪酸なども任意に追加できる．表示は容器包装を開かずに容易に読み取れるようにする．成分量は 100 g，100 ml，1 食分，1 包装当たりなどで表示される．

② 栄養強調表示

国民の栄養摂取状況からみて，食べ過ぎが気になる栄養成分（熱量，脂質，飽和脂肪酸，コレステロール，糖類，ナトリウム）については，「適切な摂取ができる」旨の強調表示をすることができる（表2.3.1）．栄養表示基準では，分析値が正確に0でなくても，分析誤差の許容範囲内として0と表示できる．たとえば，熱量については 100 g，または 100 ml 当たり 5 kcal 未満，脂質なら 0.5 g 未満の場合がこれに相当する．したがって，表 2.3.1 の第1欄に示した基準値以下ならば，含有成分量は 0 となり，無・ノン・ゼロ・レスなど「含まない」旨の表示ができる．第2欄の値以下ならば，オフ・ライト・低・控えめなど「低い」旨の表示が可能になる．また，他の商品と比較して，成分量が基準値より低減すれば，その量（割合）と比較対象商品を明記して，コレステロール 30% カットやカロリーハーフなど「低減されている」旨を表示できる．

同様に，不足しがちな栄養成分（タンパク質，食物繊維と栄養成分の機能表示ができるビタミン 12 種類とミネラル 5 種類❸）には，高，多，豊富などの「高い」旨の表示や，源，供給，含有，使用，添加など「含む」旨の表示ができる（表 2.3.2）．また，他の食品と比べて「強化されている」旨の表示もできる．なお，栄養成分の表示には「糖分ひかえめ」や「塩分ひかえめ」という表現は使えるが，「甘さひかえめ」や「あっさり塩味」といった味覚に関連した表現は使えない．

表 2.3.1　適切な摂取ができる旨の強調表示ができる基準値

栄養成分	第1欄	第2欄
	無・ノン・ゼロ・レス・ノン	オフ・ライト・低・控えめ
	含まない旨の表示は次の基準値に満たないこと	低い旨の表示は次の基準値以下であること
	食品100g当たり ( )内は一般に飲用に供する波状の食品100ml当たりの場合	
熱量	5 kcal (5 kcal)	40 kcal (20 kcal)
脂質	0.5 g (0.5 g)	3 g (1.5 g)
飽和脂肪酸	0.1 g (0.1 g)	1.5 g (0.75 g) かつ飽和脂肪酸由来エネルギーが全エネルギーの10%
コレステロール	5 mg (5 mg) かつ飽和脂肪酸の含有量* 1.5 g (0.75 g) かつ飽和脂肪酸のエネルギー量が10%*	20 mg (10 mg) かつ飽和脂肪酸の含有量* 1.5 g (0.75 g) かつ飽和脂肪酸のエネルギー量が10%*
糖類**	0.5 g (0.5 g)	5 g (2.5 g)
ナトリウム	5 mg (5 mg)	120 mg (120 mg)

*：1食分の量を15g以下と表示するものであって当該食品中の脂質の量のうち飽和脂肪酸の含有割合が15%以下で構成されているものを除く．
**：炭水化物一般を指すのではなく，二糖類または三糖類で糖アルコールでないものをいう．
（注）ドレッシングタイプ調味料（いわゆるノンオイルドレッシング）について，脂質の含まない旨の表示については「0.5 g」を当分の間「3 g」とする．

表 2.3.2　補給ができる旨の強調表示ができる基準値（一部抜粋）

栄養成分	第1欄		第2欄	
	高・多・豊富		源・供給・含有・使用・添加	
	高い旨の表示をする場合は，次のいずれかの基準値以上であること		含む旨または強化された旨の表示をする場合は，次のいずれかの基準値以上であること	
	食品		食品	
	100 g 当たり	100 kcal 当たり	100 g 当たり	100 kcal 当たり
タンパク質 (g)	15	7.5	7.5	3.8
食物繊維 (g)	6	3	3	1.5
カルシウム (mg)	210	70	105	35
鉄 (mg)	2.25	0.75	1.13	0.38
ビタミン A (μg)	135	45	68	23
ビタミン C (μg)	24	8	12	4

2.3.4　保健機能食品

　食品には栄養素やエネルギーの供給という機能（一次機能）以外に，味覚や嗅覚に作用する感覚機能（二次機能），免疫系や内分泌系などの生体調節システムに作用する機能（三次機能）がある．医食同源という言葉もあるように，食品がもつ三次機能は生活習慣病の予防や治療に効果があると期待される❶．しかし，食品には医薬品のように身体の構造や機能に影響するという表示は原則として認められていない．そこで，厚生労働省は2001（平成13）年から保健機能食品制度を設け，国が設定した規格基準などを満たした食品

❶ 以前はエビやカニの殻はただのゴミだったが，殻に含まれるキチンをアルカリ処理で水溶性にしたキトサンには血清コレステロール降下作用があることがわかり，産業廃棄物は機能性食品の原料に華麗に変身した．エイコサペンタエン酸は血小板凝集作用が弱く，心筋梗塞や脳梗塞などの生活習慣病予防に効果があることから，サバやイワシの人気回復に一役買った．「エイコサノイドと n-3 系脂肪酸，p.42」参照．

には保健機能や栄養機能の表示を認めることとした．認定された食品は保健機能食品と呼ばれ，特定保健用食品と栄養機能食品に分類される．

① 特定保健用食品

特定保健用食品は個別許可型で，臨床試験に基づくデータを消費者庁に届け，国の審査を受ける❶．健康な生活を送っている人，あるいはさまざまな理由で生活習慣病などの境界線上にある人の食生活を改善し，健康の維持・増進に寄与する食品が特定保健用食品として許可される．病人を治療する医薬品とは異なる．申請者は，最終的には人を対象とした試験を行い，有効性（食品あるいはその成分が健康の維持・増進に寄与できる根拠，適切な摂取量の設定など）と安全性について資料提出を行う．

認可されれば，商品名，栄養成分および熱量，原材料名，内容量，摂取方法および摂取する上での注意事項などのほかに，特定保健用食品である旨の表示と許可表示ができる．許可表示には，「コレステロールを低下させる」大豆タンパク質，「体脂肪をつきにくくする」中鎖脂肪酸，「お通じの改善に役立つ」オリゴ糖，「糖の吸収を穏やかにする」難消化性デキストリン，「歯を丈夫で健康に保つ」キシリトールなどがある．臨床試験の被験者は健常人から疾病の境界域の人を対象としているので，「血圧が高めの方」と書かれた食品の効果は「高すぎる人」には保証されない．食べたり飲んだりするだけで誰にでも効くというものではない．

② 栄養機能食品

栄養機能食品は規格基準型で，表2.3.3に示したビタミンK❷を除く12種類のビタミンと5種類のミネラル（亜鉛，カルシウム，鉄，銅，マグネシウム）のうち，1種類以上を栄養表示基準で定められた下限値以上・上限値以下含有していれば，消費者庁の許可を得ずに栄養機能表示ができる．したがって「特定保健用食品と異なり，個別審査を受けていない」旨の表示をしなければならない．

表 2.3.3　栄養機能食品の成分値の下限値および上限値

栄養成分	下限値	上限値
カルシウム (mg)	210	600
鉄 (mg)	2.25	10
ビタミン A (μg)	135	600
ビタミン C (μg)	24	1000

栄養機能表示には，表2.3.4に示したように，「カルシウムは骨や歯の形成に必要な栄養素です」，「ビタミンCは皮膚や粘膜の健康維持を助けるとともに，抗酸化作用をもつ栄養素です」などがある．また，「多量摂取により疾病が治癒したり，より健康が増進したりするものではありません．1日の摂取目安量を守ってください」といった注意喚起表示も義務付けられている．

食生活の偏りを特定の食品によって是正する必要が生じる時もある．しかし，栄養素といえども過剰摂取は健康を損なう．健康を維持するためには主

---

❶ 特定保健用食品の中には，有効性の科学的根拠が通常の特定保健用食品に届かないものの，一定の有効性が確認されている食品を，「○○を含んでおり，根拠は必ずしも確立されていませんが，□□に適している可能性がある食品」と表示することで，条件付き特定保健用食品として許可することがある．

❷ ビタミンKは人が成長すれば腸内細菌によって合成されるので欠乏することはない．

表 2.3.4　栄養機能食品の表示

亜鉛	亜鉛は，味覚を正常に保ち，皮膚や粘膜の健康維持を助け，タンパク質・核酸の代謝に関与して，健康の維持に役立つ
カルシウム	カルシウムは，骨や歯の形成に必要
鉄	赤血球を作るのに必要
銅	赤血球の形成を助け，多くの体内酵素の正常なはたらきと骨の形成を助ける栄養素
マグネシウム	骨や歯の形成に必要で，多くの体内酵素の正常なはたらきとエネルギー産生を助けるとともに，血液循環を正常に保つのに必要
ナイアシン	皮膚や粘膜の健康維持を助ける
パントテン酸	皮膚や粘膜の健康維持を助ける
ビオチン	皮膚や粘膜の健康維持を助ける
ビタミン A	夜間の視力維持と皮膚や粘膜の健康維持を助ける
ビタミン B_1	炭水化物からのエネルギー産生と皮膚や粘膜の健康維持を助ける
ビタミン B_2	皮膚や粘膜の健康維持を助ける
ビタミン B_6	タンパク質からのエネルギー産生と皮膚や粘膜の健康維持を助ける
ビタミン B_{12}	赤血球の形成を助ける
ビタミン C	皮膚や粘膜の健康維持を助けるとともに，抗酸化作用をもつ
ビタミン D	腸管でのカルシウムの吸収を促進し，骨の形成を助ける
ビタミン E	抗酸化作用により，体内の脂質を酸化から守り，細胞の健康維持を助ける
葉酸	赤血球の形成を助ける，胎児の正常な発育に寄与する栄養素

食，主菜，副菜を基本としたバランスの良い食事を摂るに優るものはないということを忘れてはならない．

2.3.5　食品添加物

　コーヒーフレッシュは冷蔵庫に入れずにどうしてこんなに長く保存できるのか不思議に思い調べたことがあった．主原料はヤシ油やパーム油からとった植物性脂肪と砂糖である．コーヒーに溶かすため乳化剤を使い，着色料で白色にして，pH調整剤でpHを4.5〜5に調整し日もちを向上させ，香料で香りをつける．コーヒーフレッシュは牛乳ではなかった．かつては梅，しそ，塩だけでつくった保存食品梅干しは，減塩志向のあおりを受け，塩分は20〜30%から10%程度に減少した．減った分は，カビや酵母の増殖を還元水あめやビタミン B_1 で抑え，調味料，酸味料，甘味料で風味を付け，野菜色素で色を整える．念には念を入れて冷蔵保存する．食の外部化で加工品を食べる機会が多くなり，心配になるのは食品添加物の存在である．弁当や定食はもちろん，おにぎり1つ食べても，口にした添加物は食材の種類よりはるかに多い．

① 食品添加物とは

　食品衛生法で「食品の製造過程において，または食品の加工もしくは保存の目的で，食品に添加，混和，浸潤その他の方法によって使用する物」と定義されている．食品添加物として指定されるためには次の条件を満たさなければならない．

1) 安全性が実証または確認されるもの
2) 使用により消費者に利点を与えるもの
   1. 食品の製造，加工に必要不可欠なもの
   2. 食品の栄養価を維持させるもの
   3. 腐敗，変質，その他の化学変化などを防ぐもの
   4. 食品を美化し，魅力を増すもの
   5. その他，消費者に利点を与えるもの
3) すでに指定されているものと比較して，同等以上か別の効果を発揮するもの
4) 原則として化学分析等によりその添加を確認し得る食品添加物は次の4種類に分けられる❶．
   1. 指定添加物：安全性と有効性を確認し，厚生労働大臣が指定したもの
   2. 既存添加物：長年使用されてきた天然添加物で，国が使用を認めている添加物
   3. 天然香料：植物，動物を起源とする香料で，使用量が微量で，長い食経験があり健康被害がないことから使用が認められた添加物
   4. 一般飲食物添加物：通常，食品として用いられるが，食品添加物的な使い方をするもの

　2013年8月6日現在，指定添加物は436品目，既存添加物は365品目がリスト化され，天然香料は約600品目，一般飲食物添加物は約100品目例示されている．今後，新たに使われる食品添加物は，天然，合成にかかわらず，食品安全委員会による安全性の評価を受け，厚生労働大臣の指定を受けて「指定添加物」になる．

② 　食品添加物の表示

　食品添加物は食品衛生法による記載法によって，原材料の後に量の多い順に表示する．原則は，使用したすべての食品添加物の物質名表示だが，別名や簡略名も認められている❷．また，甘味料，着色料など8つの用途で使用した場合，「甘味料（サッカリンNa）」，「発色剤（亜硝酸Na）」のように用途名も併記しなければならない❸．同じ目的で使用される複数の食品添加物はまとめて一括名で表示することもできる❹．さらに，栄養強化剤など表示免除の食品添加物もある❺．ただし，ビタミンやアミノ酸を栄養強化の目的以外で使用する時は，酸化防止剤(V.C)や調味料（アミノ酸）と表示しなければならない．

③ 　食品添加物のリスク分析

　食品添加物がなければ消費期間は短縮し，生産地から消費地への流通は制限され，結局は食料資源の無駄遣いになることは明らかである．それにもかかわらず，食品添加物に注がれる視線は冷たい．

　1955年，粉ミルクのpH調整剤に混入したヒ素によって多数の幼児が死亡した森永ヒ素ミルク中毒事件が起こった．人工甘味料のズルチンやチクロは

---

❶ 指定添加物を除く3種類がいわゆる天然添加物で，次のようなものがある．
・既存添加物：カラメル，クチナシ色素，しらこタンパク，ステビア，卵殻Ca，ミツロウなど
・天然香料：アンズ，ニンニク，ハチミツ，バニラ，松茸，ラベンダー，レモンなど
・一般飲食物添加物：アカキャベツ，イカ墨，オレンジジュース，ココア，抹茶，マンナンなど

❷ たとえば，ビタミンC→V.C，硫酸アルミニウムカリウム→ミョウバンなど．

❸ 用途名併記が必要な食品添加物には，甘味料，着色料，保存料，増粘剤・安定剤・ゲル化剤，酸化防止剤，発色剤，漂白剤，防カビ剤がある．

❹ 一括名表示の食品添加物と目的は下記の通り．イーストフード：パンなどのイーストの発酵をよくする．ガムベース：チューインガムの基材に用いる．香料：食品に香りをつけ，おいしさを増す．酸味料：食品に酸味を与える．調味料：食品にうま味などを与え，味を調える．豆腐用凝固剤：豆腐をつくる時に豆乳を固める．乳化剤：水と油を均一に混ぜ合わせる．pH調整剤：食品のpHを調節し，品質を良くする．かんすい：中華麺の食感，風味を出す．膨脹剤：ケーキなどをふっくらさせ，ソフトにする．苦味料：苦味を付与することで味を良くする．光沢剤：食品の保護および表面に光沢を与える．軟化剤：チューインガムを柔軟に保つ．酵素：触媒作用で食品の品質を改善する．

❺ 加工助剤：加工工程では使用されるが除去されたりしてほとんど残らないもの．キャリーオーバー：原料中に含まれるが，使用した食品には微量で添加物としての効果のないもの．栄養強化剤：栄養素を強化するもの．

安全性に問題があるとして取り消された．添加物は石油から人工的に化学合成した物質で，天然のものに比較して発ガン性が高い，だから食べてはいけないといった本が出版され，インターネット上にも似たような書き込みが繰り返される．

添加物の安全性に合成や天然の違いはないというのが現在の考え方である．化学合成された食品添加物はさまざまな毒性試験を行って安全性が確認されているのに対し，天然添加物の中には，昔から食べられてきたという経験的理由だけで承認されて，化学的な安全性評価が不十分なものもある．必要なことは，添加物は安全なのか危険なのかと思いわずらう消費者に化学的な根拠に基づいた情報を提供することである．

食品添加物の安全性は「リスク分析」という手法によって行われる．リスク分析はリスク評価，リスク管理，リスクコミュニケーションの3つの要素から成り立っている．リスク分析では，添加物を含むすべての食品物質中には健康に悪影響を及ぼす危害要因（ハザード）が含まれており，100%安全なものはないということが大前提になる❶．

まずリスク評価で，ハザードを摂取することによってどの程度の悪影響が起きるのか，何が危険で何が危険でないかを科学的に評価する．具体的には最大無毒性量や1日摂取許容量を設定する．リスク管理では，リスク評価の結果に基づいて，リスクを回避するための対策がとられる．食品添加物の指定，使用基準の設定，使用実態の調査などがある．リスク評価は内閣府の食品安全委員会が行い，リスク管理は厚生労働省などが行う．さらに消費者，生産者などを交え意見交換などのリスクコミュニケーションが行われる．

新たに食品添加物として指定を受けようとする場合，合成か天然かにかかわらず，安全性を確認するための各種の毒性試験が行われ❷，1日摂取許容量が決定される．各毒性試験において有害な影響を示さなかった投与量を比較し，その最大量を無毒性量とする．次に，無毒性量を安全係数で除して1日摂取許容量を求める．安全係数は通常100が用いられる．これは人と実験動物の違いによる差を10倍，性別や年齢などによる人の個体差を10倍とし，これらを乗じたものである．動物実験の結果で有害な影響がみられなかった量の1/100相当ならば人が一生食べ続けても安全という考えに基づく．

リスク評価の結果に基づいて，リスク管理では，添加物指定の可否が検討され，決定したものについては規格基準（添加物の純度や性状確認，不純物の限界値決定など）や使用基準（使用できる食品，使用できる量など）が定められる．その他にも，添加物が1日摂取許容量を超えて摂取されていないことを確認するために，マーケットバスケット方式❸などによる1日摂取量調査も行われている．現在の状況は，保存料の摂取量は1日摂取許容量の1%程度で安全上の問題はないと考えられている．なお，複数の添加物を摂取し続けた場合の影響については，組合せ数も多く，その可能性を完全に否定することはできないが，特に複合作用による悪影響は報告されていない．

❶「この世の中に毒でないものはない．有害か無害かは量で決まる」という言葉があるが，値段も色も味も違うハムやベーコンを見ていると，使わなくてもいい添加物もあるだろうという気はする．用途の異なる多数の添加物を一律に「良い，悪い」だけで判断するだけでは問題は解決しないということだけは確かだ．

❷ 28日〜1年間にわたる反復投与毒性試験，実験動物2世代の生殖機能や生育に及ぼす影響を調べる繁殖試験，発がん性，抗原性，変異原性を調べる試験などがある．

❸ スーパーなどで食品を購入し，食品群（穀類，魚介類，緑黄色野菜など）ごとに含まれている添加物量を測定し，国民・栄養調査で得られた1日当たりの喫食量を乗じて摂取添加物量を求める．

2.3.6 食物アレルギー

① 食物アレルギーとは

現在，日本人の3人に1人が何らかのアレルギー症状を有し，乳幼児の5〜10％，学童の1〜3％，成人の1〜2％が食物アレルギーと推定されている．食物アレルギーは，その名の通り食物が原因で起こる不利益反応である．症状の最も激しいタイプでは，全身発赤，呼吸困難，血圧低下，意識消失といったショック症状が現れ死に至る場合もある（アナフィラキシーショック）❶．

アレルギーは本来，人間にとって必要な食物を免疫システムが誤って異物と認識し，体内から排除しようとして起こる現象で，特定の人にだけみられるという特徴をもつ．したがって，サバやイワシに含まれるヒスタミンなどの生理活性物質を大量に食べて不特定多数の人に起こるアレルギー様症状や消化酵素欠損で下痢を起こす乳糖不耐症などは食物アレルギーには含まれない．

食物アレルギーの多くは免疫グロブリン（Ig）E依存性で，食物摂取後30分〜数時間以内に皮膚や口腔・消化管粘膜に症状が生じる即時型アレルギー反応を示す．通常，病原体などの異物（抗原）が侵入すると，体内に抗体と呼ばれる特異的なタンパク質が生成され，抗原の作用を抑える．ところが，人によっては，普通は生体に害作用を及ぼさない物質がアレルギー反応を引き起こすアレルゲンとして作用し，IgEという通常は存在しない抗体が産生される．この時，IgEはアレルゲンとは結合せず，マスト細胞表面に結合する．この状態を「感作」と呼ぶ．感作された状態で，アレルゲンが再度体内に侵入してくると，今度はマスト細胞表面のIgEと結合し，細胞からヒスタミン，セロトニン，ロイコトリエンなどの生理活性物質を放出させる．これによって血管の透過性亢進や平滑筋の収縮促進により鼻炎や喘息が起こる．

1998〜1999年にかけて行われた食物摂取後2時間以内にアレルギー症状が発現する即時型アレルギーの疫学調査（平成10〜11年厚生労働省食物アレルギー全国調査）によれば，症例数の年齢分布は0歳が約30％で最も多く，5歳未満までで約75％を占める．食物アレルギーは成長に伴って耐性が獲得されること（寛解）が多く，20歳以上では約10％に減少する．原因食品は，6歳までは鶏卵と乳製品で全体の約半数を占め，次に小麦が続く．それ以後の年齢では，アレルゲンの寛解と食事内容の変化を反映して，牛乳や鶏卵はソバ，エビ，魚介類などによって置き換えられていく．

食物アレルギーを含めアレルギー疾患の増加は，大気汚染，衛生環境の向上❷，住環境の変化，ストレスなどが影響していると考えられている．

② アレルギー表示

食物アレルギー予防の大原則はアレルギー物質との接触回避であり，発症後の治療もアレルギー物質の除去が基本となる．これらを受けて2002年，食品衛生法によりアレルギー表示が制度化された．

表示対象品目は，表示が義務化されている「特定原材料」と表示が推奨されている「特定原材料に準ずるもの」に分けられる．特定原材料には 症例数

---

❶ アレルギー物質を含む食品と含まない食品を同じ製造ラインで加工し，ライン切り替え後の洗浄が不十分で混入した微量のアレルギー物質がアレルギーを発症した例もある．また，幼児のイクラアレルギーなど，年齢に見合っていないものを食べる「食の乱れ」によっても起こる．

❷ 体内に異物が侵入すると，ヘルパーT細胞（Th）がB細胞に抗体を産生するように指令を出す．Thには1と2があり，IgEはTh2の指令によって産生され，Th1からは産生されない．細菌や寄生虫などの病原体に接触する機会が減少するとTh2が優性になる．アレルギーの増加は人が清潔になりすぎたからという説がある．

の多い5品目（卵，乳，小麦，エビ，カニ）と症状が重篤で生命にかかわるため特に留意が必要な2品目（ソバ，落花生）がある．アレルギーの発生数や重篤度は低いがアレルギーを発症する「特定原材料に準ずるもの」として，アワビ，イカ，イクラ，オレンジ，キウイフルーツ，牛肉，クルミ，サケ，サバ，ダイズ，鶏肉，バナナ，豚肉，マツタケ，モモ，ヤマイモ，リンゴ，ゼラチン，カシューナッツ，ゴマの20品目がある．表示対象品目は定期的に見直されており，エビ・カニは2008年に「特定原材料」に，カシューナッツとゴマは2013年に「特定原材料に準ずるもの」に追加された．

表示の対象となる食品は，あらかじめ袋や箱等の容器包装に入れられたすべての加工食品で，消費者に直接販売されることのない業務用の食品や食品添加物も含む．JAS法では，「複合原材料が全体重量の5％未満のとき」には表示を省略できるという規定があるが，アレルギー表示対象の物質が含まれている場合は，「特定原材料の総タンパク質量が加工食品1 kgに対して数mg以下しか含まれていない場合」を除き省略できない．しかし，対面販売や店頭での計り売りや飲食店等で提供される食品には表示義務がない．アナフィラキシーを発症した食品の販売形態をみると，1位は包装加工食品だが，テイクアウトの弁当や総菜，レストランでの食事がこれに次いでいる．

原材料中のアレルギー表示には個別表示と一括表示がある（表2.3.5）．個別表示は，個々の原材料の後にそれぞれに含まれるアレルギー物質を表示する．どの原材料にアレルギー物質が含まれるかよくわかる．一括表示は，すべての原材料を記載し，最後にアレルギー物質をまとめて表示する．

表2.3.5　アレルギー物質の個別表示と一括表示

●個別表示

名称：ポテトサラダ

原材料名：ジャガイモ，ニンジン，ハム（豚肉を含む），マヨネーズ（大豆油を含む），タンパク加水分解物，調味料（アミノ酸），発色剤（亜硝酸Na），リン酸Na

●一括表示

名称：ポテトサラダ

原材料名：ジャガイモ，ニンジン，ハム，マヨネーズ，タンパク加水分解物，調味料（アミノ酸），発色剤（亜硝酸Na），リン酸Na，（原材料の一部に豚肉および大豆油を含む）

注釈）表中にある「マヨネーズ」や「大豆油」のように，「卵」あるいは「大豆」から生産されていることが明らかな食品は特定加工食品と呼ばれる．特定加工食品が表記されていれば，原材料の「卵」や「大豆」を表示しなくてもよい（代替表記）．しかし，マヨネーズに大豆油が含まれている場合，大豆油は卵の特定加工食品ではないので表示する必要がある．また，「卵」は玉子，タマゴ，エッグなどで，「乳」は牛乳，チーズ，バターなどで代替表記ができる．一方，枝豆やもやしは大豆であることが一般的に知られていないので，代替表記は認められず，「枝豆（大豆）」あるいは「大豆もやし」と表記する．おからやきな粉は大豆を原料としていることが一般的に知られていないので，特定加工食品にはならない．

食物アレルギーはごく微量のアレルゲンによって発症することがあり，原材料の混入は絶対に避けなければならない．同じ製造ラインを使っているため混入の可能性を排除できない場合，「入っているかもしれません」などの可能性表示は認められず，「同じ製造ラインあるいは輸送設備等でアレルギー物

質を含む加工食品を扱っている」旨の注意喚起をする必要がある❶．

2.3.7 遺伝子組換え食品

生物から有用な性質をもつ遺伝子を取り出し，他の植物などに取り込む技術を利用してつくられた食品を遺伝子組換え食品いう．害虫や農薬に強い性質をもたせたり栄養を強化したりした食品で，GM (Genetically Modified) 食品と呼ぶこともある．国内で流通している遺伝子組換え食品には，1) 遺伝子組換え作物とそれからつくられた食品，および 2) 遺伝子組換え微生物を利用してつくられた食品添加物がある．

① 遺伝子組換え作物❷

遺伝子組換え作物の商業的栽培が 1996 年にアメリカで始まって以来，栽培国は年々増え続け 2 年後には 9 カ国に，2012 年には 28 ヵ国になった（図 2.3.1）．1996 年には 170 万 ha だった栽培面積も 2012 年には，日本の国土の 4.5 倍，日本の耕地面積 460.9 万 ha の 37 倍に相当する 1 億 7,030 万 ha に急増した．世界人口の激増や地球温暖化の中で，食料の安定供給に必須だとする意見がある一方で，健康や環境への悪影響を懸念する声もある．日本国内では食品用の遺伝子組換え作物の商業的栽培は行われていないから，これを口にすることはないだろうという楽観論は，食料自給率が低い日本では成り立たない❸．

❶ 同じ理由で，エビで釣った鯛にもその旨の注意喚起が必要になる．

❷ 「バイオテクノロジーを勉強して，日もちのする野菜をつくることが目標です」，「あなた自身は遺伝子を組み換えた野菜を食べますか」「いいえ」．これは入学試験の面接で実際にあった会話である．遺伝子組換え技術が人類に貢献する大きな可能性を秘めているであろうことは理解できる，でも健康や環境に与える影響については不安に思う人や絶対に食べたくないと思っている消費者もいる．

❸ 遺伝子組換えでつくった青いバラや青いカーネーションはある．

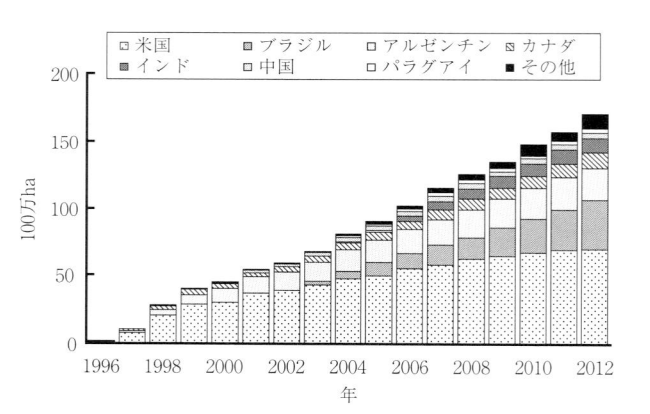

図 2.3.1 遺伝子組換え作物の国別栽培面積の推移
ISAAA 報告書（2012 年）より作成

遺伝子組換え作物のうち，栽培面積が最も多いのはダイズで，トウモロコシ，ワタ，ナタネが続き，これら 4 品目で 98% を占める（図 2.3.2）．特に，ダイズとワタの大半は遺伝子組換え品種によって供給される（表 2.3.6）．トウモロコシは，遺伝子組換え品種の栽培比率は小さいが，栽培面積はダイズに次いで大きい．これら 4 品目の国内生産量は極めて少なく，遺伝子組換え作物の栽培率が極めて高い国から輸入している（表 2.3.7）．輸入トウモロコシの 8 割は飼料原料として使われ，ダイズ，ワタ，ナタネも搾油した後の残渣は飼料として家畜に与えられる．いずれも不分別として輸入されるので（遺伝子組換え食品の表示，p.59 を参照），多くが遺伝子組換え品種と推定され

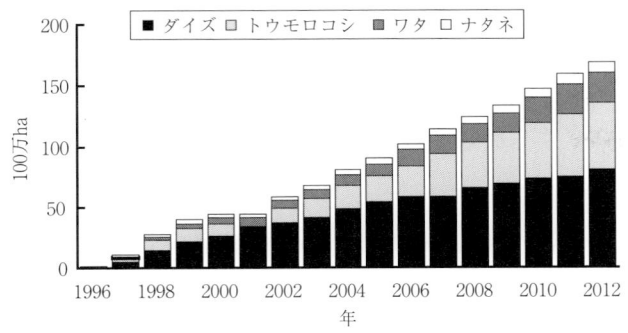

図 2.3.2 遺伝子組換え作物栽培面積の推移
ISAAA 報告書（2012 年）より作成

表 2.3.6 世界の遺伝子組換え (GM) 作物の栽培状況

	遺伝子非組換え	GM	GM 作物栽培比率
	（100 万 ha）		(%)
ダイズ	22.3	80.7	78
トウモロコシ	114.9	55.1	32
ワタ	10.7	24.3	69
ナタネ	24.8	9.2	27

ISAAA 報告書（2012 年）より作成

表 2.3.7 遺伝子組換え (GM) 作物の国内での流通（2012 年）

	国内自給率[1]	最大輸入国	シェア	GM 作物栽培率[2]
	(%)		(%)	(%)
ダイズ	8	アメリカ	65	94
トウモロコシ	0	アメリカ	75	88
ワタ	0	オーストラリア	94	100
ナタネ	0	カナダ	97	96

[1] 重量ベースの自給率．農林水産省 自給率表．
[2] 最大輸入国の推定国内栽培率．「農林水産省平成 25 年 遺伝子組換え農作物の管理について」

る（農林水産省：遺伝子組換え農作物の管理について）．直接あるいは間接的に遺伝子組換え作物を食べている確率は高い．

② 遺伝子組換えの方法

遺伝子を組み換える方法はいくつかある．植物に感染する細菌を利用するアグロバクテリウム法や，金やタングステンの微粒子に遺伝子を付着させ，植物細胞に直接打ち込むパーティクルガン法などがあるが，土壌細菌のアグロバクテリウムとその細菌がもつ Ti プラスミド❶ を使ったアグロバクテリウム法の汎用性が高い．

アグロバクテリウムが植物に感染すると Ti プラスミドの中にある転移 DNA と呼ばれる領域が切り出されて，植物の染色体に組み込まれる．アグロバク

❶ 細菌がもつ染色体遺伝子とは別の環状の核外遺伝子をプラスミドという．遺伝子組換えでは DAN のベクター（運び屋）として用いられる．

テリウム法では，この転移 DAN をベクター（運び屋）として利用する．まず，アグロバクテリウムから Ti プラスミドを取り出し，転移 DNA 中の不要な部分を切り出して，代わりに組み込みたい遺伝子を挿入する．組み換えたプラスミドをアグロバクテリウムに戻し，植物に感染させて遺伝子を植物に組み込む．不要になったアグロバクテリウムは抗菌剤で除去する．

③　導入される遺伝子

遺伝子組換え作物の中で最も多いのが除草剤耐性遺伝子を組み込んだ作物で，全体の 59% を占める．残りは，害虫抵抗性遺伝子を組み込んだ作物が 15%，複数の形質をあわせもつスタックと呼ばれるものが 26% ある．

グリホサートは「ラウンドアップ」という商品名で知られる除草剤で，植物に特有なアミノ酸合成経路に作用する．アミノ酸を合成するためには複数の酵素が関与するが，グリホサートは EPSPS と呼ばれる酵素と結合して植物に必要なアミノ酸合成を阻害し，植物は枯れる．これを防ぐために，グリホサート耐性をもつ EPSPS をつくる遺伝子を微生物から取り出して植物に組み込み枯死を防ぐ．アミノ酸合成経路は動物にはないので，これらの物質を動物が摂取しても影響はない．

トウモロコシやジャガイモの多くに，バチルス・チューリンゲンシスという細菌（BT 菌）の殺虫毒素をつくる遺伝子が組み込まれている．BT 毒素ともいわれ，アワノメイガなど特定の害虫がこれを食べると，殺虫毒素がアルカリ性の消化管で活性化され，消化管にある受容体と結合する．最終的に，消化管は機能障害を起こし，餌を食べても消化できないため，害虫は死ぬ．虫を殺すぐらいだから，人に対する安全性が問題になる．殺虫毒素はタンパク質なので，胃液中の塩酸やペプシンで変性・分解される．そして何よりも，人を含む哺乳動物には殺虫毒素に対する受容体がない．「結合なければ作用なし」（ポール・エールリッヒ❶）という言葉通り，人の細胞には作用しない．

遺伝子組換え作物の多くは，害虫抵抗性や除草剤耐性など遺伝子導入で生成したタンパク質以外の成分は従来の作物と同じ「実質的同等性」を有しているが，例外的に従来のものと組成，栄養価などが著しく異なるものがある．オレイン酸❷含量の高い大豆やリシン❸含量の高いトウモロコシがこれに該当する．

④　国内で流通する遺伝子組換え作物

1996 年，除草剤耐性のダイズとナタネ，害虫抵抗性のトウモロコシとジャガイモの食品としての安全性が認められ，翌年から輸入が開始された．次に挙げるのは現在（2013 年 5 月）国内で定められた安全性評価審査を経て流通が認められている作物 8 種とそれぞれの品種数を括弧内に示したものである（飼料添加物を除く）．2010 年 3 月の時点では 7 作物 101 品種だったが，この 3 年間でパパイヤが追加され，品種数はトウモロコシだけで 200 近くに増加した．

1）ダイズ (12)：害虫抵抗性，除草剤耐性，害虫抵抗性・除草剤耐性，高オ

❶ ポール・エールリヒ (P.Ehrlich, 1854-1915) ドイツの細菌学者，生化学者．免疫系の研究と梅毒の化学療法で有名．エールリヒの側鎖説を提唱し，1908 年ノーベル生理学・医学賞を受賞した．

❷ オレイン酸は，俗に悪玉コレステロールと呼ばれている血中の LDL-コレステロールを下げるといわれている．高オレイン酸ダイズでは，ダイズ中の全脂肪酸の割合 25% を変えずに，オレイン酸の比率を 20% から 80% に高めている．

❸ リシンは動物が体内で合成できない必須アミノ酸で，米や小麦などの穀物タンパク質で特に不足している．スペリングは lysine で，一般的にはリジンと表記されることが多い．高リシントウモロコシはデントコーンと呼ばれる飼料用トウモロコシで，スイートコーンとは異なる．畜産分野では飼料にリシンを添加してタンパク質の栄養価を向上させてきたが，高リシントウモロコシの開発によってリシン添加の軽減が期待できる．

レイン酸

2) トウモロコシ (198)：害虫抵抗性，除草剤耐性，害虫抵抗性・除草剤耐性，高リシン，高リシン・害虫抵抗性
3) ジャガイモ (8)：害虫抵抗性，害虫・ウイルス抵抗性
4) ナタネ (18)：除草剤耐性，除草剤耐性・雄性不稔❶，除草剤耐性・雄性回復
5) ワタ (37)：害虫抵抗性，除草剤耐性，害虫抵抗性・除草剤耐性
6) テンサイ (3)：除草剤耐性
7) アルファルファ (3)：除草剤耐性
8) パパイヤ (1)：ウイルス抵抗性

❶ 雄しべができないようにする雄性不稔遺伝子を組み込んだ植物は自家受粉ができず，他の花の花粉を利用する他家受粉によって受粉を行う．雑種強勢による品質の向上が期待できる．

⑤ 遺伝子組換え作物の安全性評価

生物多様性への影響と食品または飼料としての安全性が評価される．

生物多様性については，野生動植物の維持に支障を及ぼさない，有害物質を産生しない，近縁野生種と交配しないなど遺伝子の組換えが生態環境に悪影響を与えないことを確認する．

食品や飼料としての安全性については，遺伝子を組み換える前の作物が食されてきたか，組み込んだ遺伝子，ベクター，新しくできるタンパク質が人や家畜に安全か，栄養成分に予定外の変化がないかなどが評価される．また，新しくできたタンパク質がアレルギーを誘発することがないように，すでに知られているアレルゲンとの構造相同性，胃や腸での消化性，熱に対する感受性なども調べられる．

⑥ 遺伝子組換え食品の表示

遺伝子組換えをした農産物とその加工品の表示は2001年度から義務付けられており，前述したダイズ（枝豆，大豆もやしを含む）からパパイヤまでの8農産物とこれらを加工した33食品群が対象になる．これらは大きく3つのカテゴリーに分類され，どのカテゴリーに属したかで表示の義務は変わる．

1) 高オレイン酸ダイズや高リシントウモロコシのように従来のものと組成，栄養価などが著しく異なるもの
2) 従来のものと組成，栄養価などが同等のもので，加工後も組み換えられたDNAまたはこれによって生じたタンパク質が検出されるもの
3) 従来のものと組成，栄養価などは同等だが，加工後に組み換えられたDNAまたはこれによって生じたタンパク質を検出できないもの

1) の高オレイン酸ダイズとこれを原材料とする加工食品については，「ダイズ（高オレイン酸遺伝子組換え）」あるいは「ダイズ（高オレイン酸遺伝子組換えのものを混合）」などと表示することが義務付けられている．高リシントウモロコシについても同様に表示される．しかし，高リシントウモロコシを使用した油についてはリシンが油中に残らないという理由で表示は必要なくなる．同じ理由で，3) に該当する加工食品（ダイズを原料とする醤油・大

豆油，トウモロコシを原料とするコーンフレーク・液糖・デキストリン・コーン油，菜種油，綿実油，てんさいを主な原料とする砂糖，およびこれらを主な原材料とする食品）には表示義務はない．ただし，遺伝子組換え農産物を使っていなければ，「ダイズ（遺伝子組換えでない）」と任意表示することはできる．

2) のケースは複雑で，分別生産流通管理❶ が行われたか否かで 3 種類の表示法がある．

a) 適切な分別下で，遺伝子組換え農産物が主な原材料として使われた場合，「ダイズ（遺伝子組換え）」などの表示義務が生じる．
b) 遺伝子組換え農産物が使われていない場合は，任意表示になり表示しなくてもいいし，「大豆（遺伝子組換えではない）」と表示してもいい．
c) 分別が行われていない農産物を使った場合は，「大豆（遺伝子組換え不分別）」と表示する．

ただし，分別生産流通管理が適切に行われていても「意図せざる混入」は避けられないとして，大豆およびトウモロコシについては，5%以内の混入が認められている．さらに，主な原材料（加工食品中の重さに占める割合が上位 3 位以内で，かつ全重量の 5%以上を占める原料）でない場合，包装・容器の面積が 30 cm^2 以下の場合，総菜屋や飲食店などの対面販売の場合も表示義務はない．また，遺伝子組換え農産物が存在しない農産物について，「遺伝子組換えではない」，「遺伝子組換え〇〇を使用していない」というような表示を行うことは禁止されている．

2.4 食品と廃棄物の課題

食品ロス (Food Loss) と食料廃棄物 (Food Waste) の定義をある程度明確にしておこう．スウェーデン食品・生命工学研究機構 (SIK) は，FAO❷ のために，次のような定義を示している．そこでは食料ロス❸ (Food Loss) とは，供給チェーン（サプライチェーン）の全過程 (調理を含む) での食料（非可食物や種子を除く）の減少量として定義される．そのため，人の食用にと考えられていたものが，他目的に（たとえば燃料や動物の餌に）用いられた場合も，食品ロスに数えられる．食品廃棄物❹ (Food Waste) とは小売り段階および最終の消費段階で起こる食品ロスとしている．このような言葉の定義は，国や機関によっても微妙に異なるためその統計量の評価にあたっては内訳を注意深くみていくことが必要である．

2011 年の SIK の調査によれば，世界の食品ロスは表 2.4.1 にまとめられている．

国連機関の 1 つである食料・農業機構 (FAO) は，2011 年に「世界の食料ロスと食料廃棄に関する調査研究報告書」を発表し，報告書には廃棄の規模や廃棄の原因とその防止策などが取りまとめられている．その概略は，下記

❶ 遺伝子組換え農産物と非遺伝子組換え農産物を農場から食品製造業者まで生産，流通および加工の各段階で相互に混入が起こらないよう管理し，そのことが書類等により証明されていることをいう．IP ハンドリング (Identity Preserved Handling) とも呼ばれる．

❷ FAO：国際連合食糧農業機関 (Food and Agriculture Organization，以下 FAO) は，飢餓の撲滅を世界の食料生産と分配の改善および生活向上を通して達成することを目的とする，国際連合の専門機関の 1 つである．

❸ 食料ロス（損失）：人間が消費するための入手可能な食料が，サプライチェーンの非効率性，貧しいインフラや運搬手段，不十分な技能・知識・管理能力の結果として意図せず捨てられることをいう．主に，食物が未収穫の場合や，加工・貯蔵・運搬時に破損して捨てられるといった，生産・収穫後・加工の各段階にて発生する．

❹ 食品廃棄物：食べられる状態であるにもかかわらず廃棄される食品のことをいう．小売店での売れ残り・期限切れ，製造過程で発生する規格外品，飲食店や家庭での食べ残し・食材の余りなどが主な原因である．

表 2.4.1　年間の1人当たりの食品ロス／食品廃棄物量

	生産および小売段階	消費者段階	合計
ヨーロッパ	190 kg	90 kg	280 kg
北アメリカおよびオセアニア	185 kg	110 kg	295 kg
アジアの工業国	160 kg	80 kg	240 kg
サハラ以南のアフリカ	155 kg	5 kg	160 kg
アフリカ，西アジア，中央アジア	180 kg	35 kg	215 kg
南，東南アジア	110 kg	15 kg	125 kg
ラテンアメリカ	200 kg	25 kg	225 kg

の3項目である．

1) 農業生産から消費に至るフードチェーン全体で，世界の生産量の3分の1に当たる約13億tが毎年廃棄されている．
2) 北米，ヨーロッパおよびアジア先進工業国で，かなり多くの食料が消費段階で無駄にされている．
3) その一方で，世界の栄養不足人口は，世界人口の1/8に相当する8億7,000万人の高水準にある．特に，南アジア（3億人），東アジア（1.7億人），サハラ砂漠以南のアフリカ（2.3億人），東南アジア等で多いとされる．

FAOは，国連環境計画（UNEP）など他のパートナーとともに，食料廃棄削減のために新しいグローバルキャンペーンを開始している．この「Think.Eat.Save. Reduce Your Foodprint‐考えて食べ節約し，食料廃棄を減らそう」キャンペーンは，食料生産から消費までの全段階における食料ロス・廃棄を減らすことを目的としている．

キャンペーンには下記の4本の柱がある．

1) 食品ロスと廃棄物について関心を高めること．グローバルなコミュニケーションやメディアキャンペーンを通じて，知識を深めてもらい，食品チェーンの関係者や消費者に行動を変えてもらうこと．
2) 世界のいろいろなグループと協同することを通じて，情報や問題，解決策を共有し，また対応策の調和を図ること．
3) 食品ロスおよび廃棄物についての政策，戦略および各種プログラムを発展させること．
4) 私企業および公的セクターによる投資プログラムやプロジェクトを支援することとしている．

FAOは，さらにハイレベル専門家会合において，食料廃棄が環境や食料安全保障に与える影響や，政策を取りまとめた「持続可能な食料システムにおける食料ロスと廃棄」に関する報告書を2014年に発表予定である．

また欧州では，欧州委員会が，資源効率化の目標を定めた「欧州資源効率化

計画（ロードマップ）」を 2011 年に発足し，2020 年までに資源の効率化による食品廃棄物の半減を目指している．また欧州議会は食品廃棄物の発生抑制に向けて，具体的行動を定めるよう要請する決議を 2012 年に採択し，2014 年を「ヨーロッパ反食品廃棄物年」として位置付けている．

2.4.1 我が国における食品系の産業廃棄物

我が国において，廃棄物を規制する法律として，廃棄物の処理および清掃に関する法律があり，そこで産業廃棄物が規定されている．産業廃棄物以外の廃棄物は一般廃棄物である．産業廃棄物の不法投棄などによる生活環境の劣化や，有害物質による健康への悪影響防止を意図している．その監視，許認可などの監督は，県の行政とされている．産業廃棄物とは事業活動に伴って生じた廃棄物のうち，燃え殻，汚泥，廃油，廃酸，廃アルカリ，廃プラスチック類，その他政令で定める廃棄物と定義され，政令で，特定の事業活動に伴うものとして，紙くず，木くず，動植物にかかわる不要物，家畜の死体，糞尿などが定められている．

食品廃棄物は産業廃棄物と一般廃棄物にまたがっている．食品廃棄物のうち，食品製造業から出る動植物残渣は産業廃棄物に分類され，事業所から出るその他の食品ゴミは一般廃棄物 [事業所系一般廃棄物] に分類される．

食品廃棄物は，家庭から出るものと，事業者から出るものとの 2 種類に分かれる．この 2 つの処分は，それを処理する行政的なスキームが異なることのために，分類されている．すなわち，家庭のゴミ収集から，処理に至るまでの取扱いは，市町村のサービス業務であり，市民税などの税金でまかなわれる．一方で，事業者から出るゴミは，事業者の責任において処理されるべきものであり，その費用は事業者が負担すべきものとなっている．

したがって，家庭で出る食品系のゴミは，一般ゴミとして，市町村により処理されるが，たとえ同じようなものであっても食品製造業から出る生ゴミなどは事業所系廃棄物として取り扱われ，リサイクルに回るか，産廃処理業者によって，処理される．廃棄物処理として，最後の焼却処理の場面では，効率化のために，両者が協力し合うということも，最近は増えつつある．

廃棄物のもう 1 つのカテゴリーに特別管理廃棄物❶ がある．これには特別管理一般管理廃棄物および特別管理産業廃棄物がある．爆発性，毒性，感染性その他の人の健康または生活環境に係る被害を生ずるおそれがある性状を有する廃棄物として規定し，通常の廃棄物よりも厳しい規制を行っている．たとえばダイオキシンや PCB，アスベストなどを含む廃棄物が特別管理の対象となる．通常の食品系廃棄物にこれに該当するケースはほとんどないとは考えられるが，製造過程で特別の汚染があった場合は相当することもある．ベルギーで発生した PCB による食肉汚染事故での PCB 汚染食品は，もともと飼料に PCB 含有油が混ぜられ，生産物である鶏肉，乳製品などに移行したもので，PCB 汚染の書庫品廃棄物はこれに該当する可能性があろう．

食品ロスおよび食品廃棄物は可食部のロスであるが，非可食部もかなりの

❶ 特別管理廃棄物：廃棄物処理法では，「爆発性，毒性，感染性その他の人の健康又は生活環境に係る被害を生ずるおそれがある性状を有する廃棄物」のことを特別管理一般廃棄物および特別管理産業廃棄物（以下，「特別管理廃棄物」という）として規定している．

量があり，産業廃棄物として廃棄物に回る部分も多い．たとえば食肉加工場や水産加工場での内臓，骨，皮やうろこなどが動植物残渣というカテゴリーでの産業廃棄物となる．これらの廃棄物は，放置すると悪臭の原因となったり，ハエなどがたかり，衛生上よくないので，焼却処分されることが多い．一方で，栄養分を含むことから，肥料，飼料に回したいところもある．この場合，有害物質を含まないことが必要である．

イカの内臓やホタテガイの内臓は，うろやおろと呼ばれ，焼却廃棄されるが，肥料や飼料に利用しようとする時に問題がある．これらの部分は重金属を濃縮しており，特にカドミウムが問題となる．このため，電気分解により，カドミウムを除去する研究が行われた．事業的には，油分による導電妨害があり成功していないとされる．栄養分を多く含み，飼料としていい素材であるが，有害物質の除去を安価に行えるかどうかは再利用のカギとなる．

産業廃棄物，一般廃棄物を問わず，最終処分場の確保は重要な課題である．廃棄物の多くは焼却され，減容されるが灰や煤塵が残り，これらは処分場で埋め立てられる．産業廃棄物最終処分場の多くは民間処分場である．最終処分場の残余年数は 18 年余りとされ，周辺住民の建設反対運動などで，新規建設が容易ではないことから，ゴミの発生量を減らすことは大切である．このことも食品廃棄物減量の必要性となっている．

食品廃棄物の発生量は

① 2010 年度で 2,086 万 t．このうち食品製造業が約 80％を占める（表 2.4.2）．

表 2.4.2　食品廃棄物等の発生量（平成 22 年度）

	年間発生量	割合
食品製造業	1715 万 t	82%
外食産業	229 万 t	11%
食品小売業	119 万 t	6%
食品卸売業	22 万 t	1%
合計	2086 万 t	(150%)

② 食品の循環資源としての再利用等の実施率は，食品流通の川下に至るほどで，分別が難しくなることがあり，食品製造業，食品卸売業，食品小売業，外食業の順に低下している．

食料廃棄物の有効利用が図られている (表 2.4.3)．関連材料としてこのほかに，動物の餌・ペットの餌をはじめ，家畜，家キンの餌，変わったところでは，ミミズの餌などに利用されている．また，廃棄されたゴミの再利用としてコンポスト化して肥料，さらに燃料へ活用し，廃食用油からのバイオディーゼル油，廃デンプン，糖からのバイオエタノール生産にも利活用されている．

再生利用で多いのは，家畜等の飼料とするものおよび，堆肥などの肥料にするものである．これ以外にメタン化，バイオディーゼル油化や炭化などがある．

表 2.4.3 食品廃棄物等の再生利用等

	再生利用	熱回収	減量	再生利用以外	処分量
食品製造業	1,347 万 t	49 万 t	205 万 t	47 万 t	67 万 t
外食産業	38 万 t	1 万 t	21 万 t		80 万 t
食品小売業	24 万 t		8 万 t	2 万 t	197 万 t
食品卸売業	11 万 t		0.2 万 t	1 万 t	11 万 t
食品産業計	1,419 万 t	49 万 t	212 万 t	51 万 t	355 万 t

農林水産省の地域バイオマス産業化推進事業

　地域資源を活用した再生可能エネルギーの強化と地域の活性化が重要な課題となっている．バイオマスの事業化のためには，川上から川下の関係事業者等の連携により，経済性のある原料収集から製造・利用までの一貫システムを確立する必要がある．このため，7 府省（内閣府・総務省・文科省・農水省・経産省・国交省・環境省）が連携し，木質，家畜排泄物，食品廃棄物などの地域のバイオマスを活用した産業化と地産地消型の再生可能エネルギーの強化を推進し，バイオマス産業を軸とした環境にやさしく災害に強いまちづくり・むらづくり（バイオマス産業都市）を支援している．

　政策目標は次の 2 件である．

1) 地域のバイオマスを活用した産業化と地産地消型の再生可能エネルギーの強化
2) 2020 年に約 2600 万炭素 t のバイオマス利用と約 500 億円規模の新産業創出

　なお，農林水産省は地域バイオマス産業化推進事業のために平成 25 年度予算として 12.8 億円を計上している．

2.4.2　食品ロスと一般廃棄物

　食品ロスと関連して，廃棄物は家庭から出るものと，事業者から出るものと 2 種類あり，前者は家庭系一般廃棄物，後者は事業所系一般廃棄物である．食品ロスは食料問題を考える上で重要であり，また都市化が進む中で廃棄物の量を減らすことも重要である．

① 我が国の食品ロス

　規格外品として，また賞味（あるいは消費）期限切れなどとして手付かずに廃棄される食料ロスの総重量は年間 500 万〜800 万 t とされる．

　このうち事業系 300 万〜400 万 t，家庭系 200 万〜400 万 t とされる．この量は我が国の主食糧である米の年間収穫量約 850 万 t（2012 年）に匹敵しており，我が国の食料自給率 39％（カロリーベース）の低さも考えると，あわせて対策を考えるべきといえる．農林水産省は食品ロスについて，事業者や消費者の協力が不可欠としている．

② 家庭での食品ロス

皮を厚くむきすぎたり，脂身を取り除くなどの過剰除去，作りすぎての食べ残し，冷蔵庫に入れたまま期限切れになるなどの原因でロスが発生する．農林水産省の「平成21年度　食品ロス統計調査（世帯調査）」によれば，2005年度，2006年度，2007年度，2009年度で，世帯における1人1日当たり食品使用量は，それぞれ1,116〜1,167 gで，そのうち食品ロスに回る割合は41.0〜47.3%とされる．

また，家庭から出される生ゴミの内訳は，調理くず56%，食べ残し39%，その他5.5%となっている．

なお調理くずの多くは，野菜や果物の皮くずなどの非可食部で，必ずしも食品ロスという分類ではないため，カウントされてはいない．食べ残しの中には食付かずの食品が22%あり，これは食品ロスである．この食品の賞味期限との関係では賞味期限前のものが約1/4ある．

③ レストラン等飲食店での食品ロス（農林水産省平成21年度食品ロス統計調査（外食産業調査））

レストラン等飲食店での食品ロスは，客が食べ残した料理や，製造，調理過程でのロスで，1食当たりの食べ残し量は全体として8%程度である．また，食品別食べ残し品目では，野菜や穀類が多いとされる．

食品の売れ残りや食べ残し，または食品の製造過程において大量に発生している食品廃棄物について，発生抑制と減量化によって，最終的に処分される量を減少させるとともに飼料や肥料などの原材料として再生利用を行うため，食品関連事業者（製造，流通，外食など）による食品循環資源の再生利用などを促進する食品リサイクル法（正式名：食品循環資源の再生利用等の促進に関する法律）が2000年に制定され，その改正が2007年になされている．

食品循環資源の再生利用等を総合的かつ計画的に推進するため，基本方針と業種別の目標を決定し，発生抑制の方法，特定肥飼料等の製造基準等について定め，食品関連事業者に食品廃棄物の発生量や取組状況を報告させるようにしている．2007年の改正では，大量発生事業者の指導強化，再生利用計画認定制度の見直し，および市町村域を越えた食品廃棄物の収集，運搬の自由化が図られた．

有害物質を含まない一般廃棄物（家庭由来，事業所由来）はリサイクル工場で堆肥とし，それを農家が肥料として利用し農産物を育てて収穫し，生産物が食品加工に用いられ，加工場で発生する廃棄物はリサイクル工場に行く，という食のリサイクルループの構成（図2.4.1）が進められている．

堆肥生産プロセスでは

1) 一次発酵
　食品残渣破砕／菌床混合
2) 二次発酵（1ヶ月程度）
　エアー供給で好気的分解
3) 熟成（5ヶ月程度）

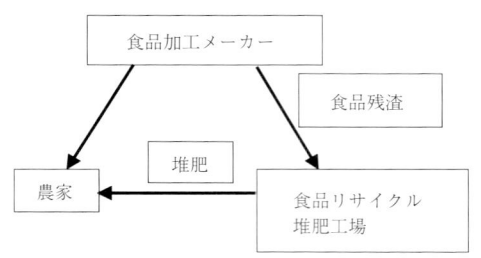

```
     ┌─────────────────┐
     │  食品加工メーカー  │
     └────┬──────┬─────┘
          │      │ 食品残渣
          ▼      ▼
     ┌──────┐ 堆肥 ┌──────────┐
     │ 農家 │◀────│食品リサイクル│
     │      │     │ 堆肥工場  │
     └──────┘     └──────────┘
```

図 2.4.1 食のリサイクルループの構成

によって完熟堆肥として農業資材と用いられるようになる．

　農業者の立場からすると，堆肥が有効であるとともに，有害物質を含んでいないという保証も欲しいであろう．このため堆肥の認証が必要とされるかもしれない．家庭から出る廃食用油からバイオディーゼル油を生産する取組みや石鹸をつくる取組みはいろいろな地域で進められている．自動車燃料とする場合には石油との価格比較が課題となる．生産価格が高いことと生産量が少ないことが課題である．

　食品ロスの一部は流通段階で起こっている．このため食品ロス削減のための商慣習の検討が始まっている．食品ロス削減のための食品ロスは，個別企業の取組みでは解決が難しく，フードチェーン全体の業界で解決していくことが必要とされる．

　農林水産省では，商慣習課題として賞味期限内の食品が無駄に捨てられていることを問題としており，取組みの内容としては下記の5項目である．

1) 卸売業，小売業の多くで取引条件として設定されている納品期限の見直し (1/3～1/2)
2) 賞味期限の見直し
3) 表示方法の見直し
4) 食料ロス削減についての消費者理解の推進やその他の取組み

これらの内容について関係省庁と連携を図りつつ，民間企業の取組みと連携することとしている．

　食料ロスは食品業界だけの問題ではなく，市民一人一人の問題でもある．戦後の食糧難の時代においては，米の一粒すら無駄にしないように教育されていた．現在では未開封の米袋がゴミ捨て場に捨てられていたりする．また生ゴミを自宅の庭で堆肥化して肥料とするなど，家庭から出るゴミもより少なくする工夫もありそうである．ゴミ焼却施設の燃料の節約は，ゴミの処理費用を低下させるだけでなく，無駄な二酸化炭素の放出削減にも貢献する．

表 2.4.4　有害物質による食品中毒のいくつかの事例

事例	原因物質とその由来	発生年	被害のサイズ
水俣病	メチル水銀（環境汚染）	1958 年	認定患者数 2,265 人　総計で 1,517 人（直接死者は約 100 人）
森永ヒ素ミルク	ヒ素（栄養添加剤の汚染）	1955 年	死亡者 130 人　被害者数 12,344 人
カネミ油症	PCB（熱媒体の混入）	1968 年	認定患者数 1,906 人（潜在被害者約 14,000 人）
からしれんこん中毒	ボツリヌス毒素（菌の混入）	1984 年	死者 11 人
ゲルマニウム中毒	健康食品に用いられたゲルマニウム	1979 年？	死者 11 人　腎傷害等の中毒者 45 人

2.4.3　食品と有害物質の課題

　食品は，本来安全なものであるが，時に有害物質が含まれ，健康被害を示すことがある．有害物質にはいろいろなものがあり，大きく分けて，1) 植物が自然にもっている天然の毒，2) 食品の製造過程で，有害物質が間違って混入する場合，あるいは意図的に殺人・傷害目的で混入される時もある．また，健康食品のような形で，天然から抽出され，あるいは人工的に添加された物質もある．3) 環境汚染などを通じて，魚介類や穀物・野菜等に蓄積されてくる重金属や有害汚染物質などがある．有害物質の種類や含有量によって，急性の中毒症状を示す場合もあり，また，長期間の摂取により，慢性中毒として顕在化するケースもある．

　急性的な症状で発現する中毒については，原因究明が比較的容易である．過去に起こった大きな中毒を例示する（表 2.4.4）．

　そのほかにも数多くの中毒事件が世界では起こっている．

　筑波大学内藤裕史教授は中毒センターを設立したが，内藤による健康食品中毒百科に多くの事例が詳しくまとめられている．食品衛生に気を付けるようになった近年においては，大規模な死亡事故は減っていると思われるが，小さい事故は少なくない．

　やや古い出来事であるが，森永ヒ素ミルク事件❶は，我が国で発生した最大の食品事故の 1 つである．これは，ドライミルクに，乳製品の安定剤としてリン酸ソーダが使用され，その中にヒ素が含まれたことに起因する．死亡した乳幼児の数は 130 名であるが，死亡に至らないまでも，重度の中毒症状を示した乳幼児も多く，その中毒症状は脳神経系に強く現れ，脳性麻痺，知的発達の遅れ，てんかん，精神疾患等の重度障害を現している．このような症状の一部は今なお続き，その救済は 50 年以上経った今でも課題となっている．食品の安全性が問われた事件として，その後の厚生省の食品行政に大きな影響を残している．たとえば，ドライミルクには人工物の添加は認められなくなった（しかしその後栄養添加として，銅や亜鉛のような必須微量元素の添加が許可されている）．

　一方で，ヒ素の強い毒性は認識されたものの，ヒ素の食品基準は定められ

❶ 森永ヒ素ミルク事件：
【事例発生日付】1955 年 6 月～8 月
【事例発生場所】西日本
【事例概要】　森永乳業徳島工場で，原乳の乳質安定剤（酸度安定剤）の第二リン酸ソーダを検査なしに使用したため，粉ミルク製造工程で「森永ドライミルク MF 缶」にヒ素が混入された．西日本で，衰弱死や肝臓肥大を起こす乳幼児が続出し，世界最大級の食品公害となった（死亡 130 名，発症 12,001 名）．

なかった．これは，天然の海産食品（たとえば海藻や魚介類）中にヒ素が含有されているからである．海産食品中のヒ素はなぜ無毒で，工業的に用いられるヒ素や井戸水中のヒ素が有害であるのかについての研究が，1980 年代に盛んに行われるようになった．これは海産物中のヒ素は毒性のほとんどない有機体のヒ素（アルセノベタイン，ヒ素糖など）として存在し，その毒性は無機型のヒ素（亜ヒ酸）と比べて 1/100 以下であることによる．なお，亜ヒ酸のようなヒ素化合物は古来より殺人に用いられ，ナポレオンの毒殺や和歌山のカレー殺人事件など多数にのぼっている．亜ヒ酸の特徴は，無味・無臭であり，混入しているかどうかを感じることが出来ないこと，また殺鼠剤など身近な入手先があったことによっている．

人を殺傷するのが目的で，毒物を食品に混入させることは時折発生する．古来用いられてきたのは，毒性の強いシアン化合物や，有機リン系の農薬である．中国製の餃子に農薬メタミドホスが混入した出来事は記憶に新しい．またごく最近では，マルハニチロの冷凍食品に有機リン系農薬マラソンが含まれていた．

一方で，そのような意図はなく，有機物質を環境に放出し，それが農作物や魚介類に蓄積し，食品汚染として人の健康に悪影響を与える場合もある．代表的な事例は，水俣病❶とイタイイタイ病❷である．いずれも，発生から 50 年余り経つが，被害者の救済は難しい要素を含んでいる．特に判断基準である原因物質とそれを摂取した量，症状との関連が，長期の経過期間の故もあって判定が難しくなっている．最近イタイイタイ病の完全解決が，原因企業と被害者団との間で実現した．カドミウム摂取によって観察される尿中の B_2 マイクログロブリンを指標として，補償金を支払うというもので，イタイイタイ病の骨粗鬆症に至っていない人にも補償することで全面解決に向かったものである．

社会的な関心は事故の未然防止に向かっている．1 つは製造過程の改善，1 つは監視と規制である．ここで，食品中の有害物質の許容量の決め方について触れておく．食品中の有害物質が含まれていたとしても，有害物質の濃度が十分に低い場合，生体のいろいろな機能の中に隠れて，毒性を示さないことがある．このような量を無毒性量❸（NOAEL）と呼んでいる．このような無毒性量は，ラットなどの動物を用いて長期間（たとえば 2 年間）試験して決められるものである．

動物実験により求められた無毒性量は，1 日当たり，体重 1 kg 当たりの化学物質の量で表記されるが，これを人に当てはめる際には，1/100 を掛けるのが通例である．この 1/100 の内訳は 1/10 が動物と人間の種差に基づく安全係数，また 1/10 は，人の集団の中で，感受性の高い人がいるかもしれない（個体差）ということに基づく安全係数である．このように，日摂取許容量が定められると，飲料水（通常 10% を割り当て，1 日飲水量 2ℓ で割る）や，食品の摂取量に応じて食品規格が定められる．

一方で，無毒性量が定められる場合がある．放射線や突然変異源物質によっ

❶ 水俣病：熊本県水俣湾周辺と新潟県阿賀野川流域で発生した，水銀を含む工場排水による有機水銀中毒症である．1956 年に発見され，熊本県水俣市で発生したので地名から水俣病と名付けられた．

❷ イタイイタイ病：岐阜県の三井金属鉱業神岡事業所（神岡鉱山）での鉱山の製錬に伴う未処理廃水によって，神通川下流域の富山県で発生した鉱害で，日本初の公害病で四大公害病の 1 つである．略してイ病ともいう．

❸ 無毒性量 (NOAEL, No Observed Adverse Effect Level)：動物を使った毒性試験において，有害作用が認められなかった量のことをいう．各種動物（マウス・ラット・ウサギ・イヌなど）において，NOAEL が求められている．

表 2.4.5　発がん物質等のリスク比較

リスク要因	推定生涯発がんリスク（一般環境曝露）
ダイオキシン	2×10^{-4} (EPA)
ディーゼル排ガス	1×10^{-4}
大気中ベンゼン	5×10^{-6}
水道水中トリハロメタン	30×10^{-6}
アスベスト	5×10^{-6}

本推定は極めて"おおざっぱ"であることに注意

表 2.4.6　ダイオキシンの体内負荷量と生体影響

体内負荷量 ng/kg/bw	ヒト	サル	齧歯類
1,000	カネミ油症最小発症量	クロルアクネ 子宮内膜症（中度）	マウス発がん モルモット♀半数致死 ハムスター発がん
500		白血球組成変化	ラット成長遅延 ウサギクロルアクネ
200			
100	グルコース耐性低下 男性ホルモン量低下		
50		子宮内膜症（軽度）	ラット精子数減少
			モルモット精子数減少 グルコース吸収低下
		学習能力低下	マウス酵素誘導（LOEL）
20	10pg/kg/日摂取 グルコース耐性低下？		
10	5pg/kg/日摂取 現状の汚染レベル	白血球組成変化（マーモセット）	
3			
1	1pg/kg/日摂取		ラット酵素誘導（LOEL）

て引き起こされる遺伝子の損傷は，発生のメカニズムから考えて，生体システム全体から補償され中和されるものではなく，一定の確率で起こると考えた方がよいとされる．この場合，無毒性量は求められないので，代わりに確率的なリスクの実質安全量 (VSD) で代替することになる．

　発がん物質の評価は，このようなリスクをどのレベルで許容するのかによって決められる（表 2.4.5・表 2.4.6 にリスクについておよび発がん物質の例を示す）．

　リスクを一般の人々にどの程度許容させるかという社会問題でもあるが，1 つの発がん物質当たり通例 10 万人に 1 人の死亡（一生涯）まで受忍されるという方向で基準値が計算されていることが多い．

　食品汚染として重金属は古典的であるとともに今も数多く起こる中毒原因である．鉛やタリウムはよく知られた毒であるが，それ以外にもいろいろな元素で引き起こされている．また一方で蓄積性の高い有害物質の問題が浮かび上がることがある．本節では有害廃棄物と関連してダイオキシンを挙げる．ダイオキシンは，毒性の極めて高い物質であり，また廃棄物を焼却処理する過程で発生し，環境を汚染し，それが魚などに蓄積し，食品として人の生活に回ってくる汚染物質である．

　ダイオキシンは，人工的につくられた化学物質の中で最強の毒物といわれる（ボツリヌス菌毒性のように，さらに毒性の強い天然毒も存在する）．ダイオキシンの毒性は，致死毒性が高いだけでなく，体内で分解されず，また排泄されにくいため（半減期約 7 年），毎日少量の摂取であっても体内蓄積が進み，体内濃度が高まると毒性を表すという点にある．また，ダイオキシンの致死量には生物種の差が大きいとされるが，どのような生物においても，胚や胎児の時期は特に毒性が強く現れる（表 2.4.7）．

　また低い体内濃度で認められるダイオキシンの悪影響として表 2.4.5，表

❶ DDT (Dichlro-diphenyl-trichloro-ethane ジクロロジフェニルトリクロロエタン)：有機塩素系の殺虫剤，農薬の一種．

❷ BHC (Benzen Hexachloride ベンゼンヘキサクロイド)：農薬用や住居用の殺虫剤（ダニ）．

❸ PCB (Polychlorinated Biphenyl ポリ塩化ビフェニル)

❹ Chlordanes（クロルデン）：有機塩素系の殺虫剤の一種．

❺ TDI (Tolerable Daily Intake 耐容一日摂取量)：人が一生涯にわたりダイオキシンを摂取しても，健康に対する有害な影響が現れないと判断される体重 1 kg 当たりの 1 日当たりの摂取量をいう．WHO TDI：世界保健機構が示した許容量である．これより下の値でなければ安全とされている．

表 2.4.7 ダイオキシンの致死量の比較

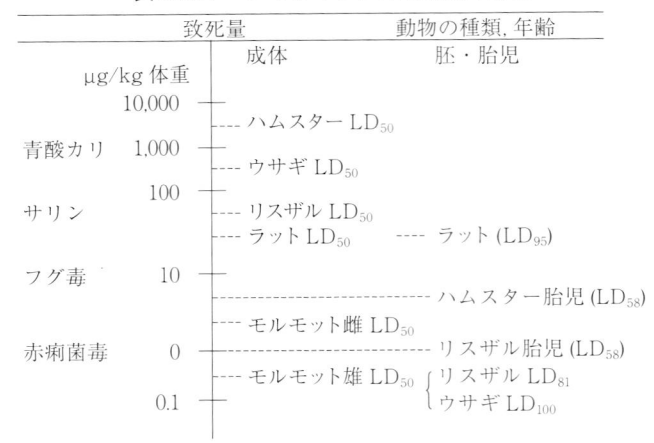

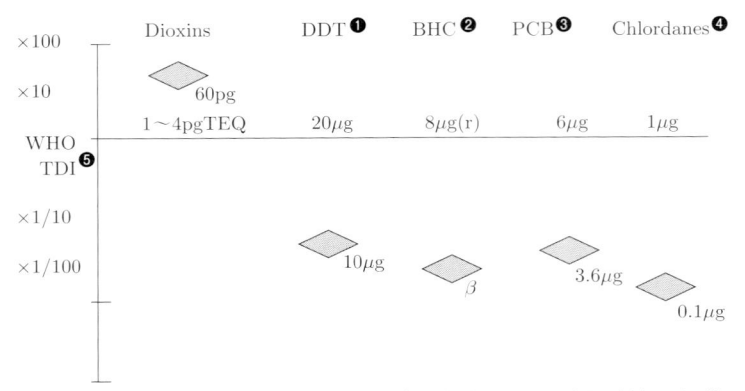

致死量 μg/kg 体重		動物の種類，年齢	
		成体	胚・胎児
	10,000	---- ハムスター LD$_{50}$	
青酸カリ	1,000	---- ウサギ LD$_{50}$	
	100		
サリン		---- リスザル LD$_{50}$	
		---- ラット LD$_{50}$	---- ラット (LD$_{95}$)
フグ毒	10		
			---- ハムスター胎児 (LD$_{58}$)
		---- モルモット雌 LD$_{50}$	
赤痢菌毒	0		---- リスザル胎児 (LD$_{58}$)
		---- モルモット雄 LD$_{50}$	リスザル LD$_{81}$
	0.1		ウサギ LD$_{100}$

図 2.4.2 母乳を通じて摂取する有機塩素化合物と 1 日摂取量との比較
（1 日体重 1 kg 当たり）

Dioxins 60 pg / DDT ❶ / BHC ❷ / PCB ❸ / Chlordanes ❹
WHO TDI ❺ 1~4 pgTEQ / 20 μg / 8 μg(r) / 6 μg / 1 μg
DDT 10 μg / BHC β / PCB 3.6 μg / Chlordanes 0.1 μg

2.4.6 が挙げられる．

　結局のところ，ダイオキシンの有毒性は，胎児および幼児期にあることがわかる．特に母乳を介して乳児に移行し，その発達期に悪影響が出ることが危惧される．母乳を通じた乳児への移行を，残留性の高い物質として知られる有機塩素系農薬と比較したものが図 2.4.2 である．ダイオキシンの乳児の摂取量は，許容量よりも高い．一方で，母乳は乳児にとって栄養面で優れており，また母子の心のつながりの上でも重要なものである．このため，ダイオキシンを理由としての，"母乳を与えない" という選択肢はない．母乳中のダイオキシンは環境由来であるので，環境へのダイオキシン放出を止め，母乳中のダイオキシンが減少するのを待つという政策がとられている．

　このようなダイオキシンについては許容量の計算がなされ（表 2.4.8）世界保健機構 (WHO) は，1 日摂取量を 1～4 pg/kg 体重とするようガイドラインを示しており，我が国においては 4 pg/kg 体重/日を採用している．

　なお，米国環境保護庁は，ダイオキシンを発がん物質と考えており，10 万分の 1 のリスクに相当するものとして許容レベルを 0.1 pg/kg 体重/日としている．これは先進国では満足することができない目標である．

表 2.4.8　低濃度ダイオキシンの影響と許容量の計算

エンドポイント	投与量	ng/kg 体重
精巣中精子数減少	27.64	Faqi (1998)
	86.8	Gray (1997)
肛門生殖		
突起間距離短縮	43	Osako (1999)
子宮内膜症	40	Rier (1993)
学習行動		
テスト低	29〜38	Schannte, Bowman
遅延型過敏症抑制	86	Gerl

WHO は 1998 年にダイオキシンの許容量を提示した．ダイオキシンの最小影響量を 20〜80 ng/kg/体重とし，体内半減期（7〜11 年）をもとに，その濃度に到達する毎日の摂取量を 5〜20 pg/kg 体重/日と計算，これに食事からの吸収率，そして安全率 0.1 を掛けると許容量は 1〜4 pg/kg 体重/日となる．我が国は 4 pg/kg 体重/日を採用．なお，ダイオキシンと類似の毒性を示すジベンゾフランおよびコプラナー PCB を含む．

参考文献

- 厚生労働省：国民健康・栄養調査 (http://www.whlw.go.jp/bunya/ kenkou_eiyou_chousa.html)
- 高橋久仁子：「食べもの情報」ウソ・ホント，講談社ブルーバックス (1998)
- 内閣府：食育推進基本計画参考資料集，平成 18 年 6 月
- 内閣府：平成 24 年版 食育白書 (http://www8.cao.go.jp/syokuiku/data/ whitepaper/2013/pdf-honbun.html)
- 農林水産省：食糧需給表 (http://www.maff.go.jp/tokei/kouhyou/zyukyu/ index.html)
- 農林水産省：「我が国の食生活の現状と食育の推進について，平成 22 年」
- Berg, J.M., Tymoczko, J.L., Stryer, L. (入村達郎・岡山博人・清水孝男 監訳) ストライヤー生化学第 7 版，東京化学同人 (2013)
- 加藤秀夫・中坊幸弘（編）：栄養化学シリーズ NEXT 生化学，講談社 (1998)
- 唐澤 豊（編）：動物の栄養，文永堂出版 (2001)
- 消費者庁・農林水産省：知っておきたい食品の表示＜平成 25 年 1 月版＞
- 消費者庁・農林水産省：JAS 法に基づく食品品質表示の早わかり＜平成 25 年 1 月版＞
- 農林水産省：遺伝子組換え農作物の管理について ── 生物多様性を確保する観点から ─，平成 25 年 8 月
- 厚生労働省：遺伝子組換え食品の安全性について，平成 24 年 3 月改訂
- 内閣府食品安全委員会事務局：食品添加物のリスク評価，平成 25 年 2 月
- 消費者庁：特定保健用食品の表示許可手続きについて，平成 12 年 1 月
- 消費者庁：栄養成分表示をめぐる事情，平成 22 年 12 月
- FAO SAVE FOOD : Global Initiatives on Food Losses and Waste Reduction;Food Wastage Footprint Summary Report (2013)
- 農林水産省：食品ロス統計調査（平成 21 年度）
- 環境省：環境経済基礎情報　食品廃棄物　食品廃棄物の発生および処理状況（平成 19 年度），ごみの最終処分全体容量の推移
- 森田昌敏，高野裕久：環境と健康，岩波書店 (2003)
- 内藤裕史：健康食品中毒百科，丸善 (2007)

3. 私たちの食生活と食料市場問題

3.1 世界の食料事情と日本の食料問題

3.1.1 はじめに——食料問題とは何か——

「食料問題」は国や地域によっても異なるであろうし，時代によっても異なるが，一般的には生命の存続に必要な栄養が得られない「食料危機」的な状態をイメージさせるのではないだろうか．そうした食料危機のベースには「食料不足」の常態化があるが，私たちの日々の食生活の中で，頭では考えることができても食料不足や食料危機を実感することはほとんどない．日々の食料の買物の場であるスーパーには 1 年中多様な食材が豊富に陳列されており，季節感があるべき青果物の種類も 1 年を通してあまり変わらない品揃えである．弁当・惣菜コーナーでは出来合いの食品が並べられ，種類も豊富であり，コンビニエンスストアでも主力商品である．また，その場で食事をサービスする外食産業は，かつての定食屋的な個人経営の店からチェーン展開する企業まで数多くみられ，他店との差別化の 1 つとして低価格競争を行っている．ここからは食料不足という状況を想像することすら難しいであろう．

しかし，こうした飽食ともみられる私たち日本人の食生活は，カロリーベースの食料自給率❶ 38.8%（2012 年）という数字が示すように，海外から輸入された食料によって成り立っているという現実は直視する必要がある．

ここでは，私たちの食生活について，こうした海外からの輸入によって成り立っていることの意味を考える．まず，世界の食料需給構造を概観し，食料を海外に依存することの意味を改めて考える．次に今日の低い食料自給率の要因を，低下してきた時期における社会経済的背景とあわせて分析する．そして，担い手と土地利用の問題から日本の農業生産の課題を考え，他方で農業を見直す動きを食育との関連で検討する．最後に，今日の食料問題について考える視点を「食料主権」の立場から提示する．

3.1.2 世界の食料事情の変化と食料輸入

図 3.1.1 は，世界の穀物・ダイズ価格の推移を示している．2007 年に始まった世界の穀物価格高騰は記録的水準に達し，米・トウモロコシ・小麦・ダイズの 4 品目とも 2008 年に史上最高値を記録した．いずれも 2006 年の水準と比較して 3 倍以上の価格である．食料が高くて購入できないことから暴動が起こった国もあり，2007 年まで 8 億人前後で推移していた世界の栄養不足

❶ 食料自給率は，国内の食料消費が国産でどの程度まかなわれているかを示す指標であり，「品目別自給率」と「総合食料自給率」とがある．
　品目別自給率は特定の品目の自給率を示し，重量ベースで計算される．品目のうち，特に基礎的な食料である穀物に絞って数品目合計して計算したものに「穀物自給率」がある．
　総合食料自給率は，食料全体について，品目ごとに単位を揃えて計算したものであり，供給熱量（カロリー）ベースと生産額ベースで計算される．

人口は，2009 年には 10.2 億人に増大している．FAO（国連食糧農業機関）は 1996 年にローマで開催された世界食料サミットにおいて，栄養不足人口を 20 年間で半減させるという「ローマ宣言」を提起しているが，事態は悪化したのである．図 3.1.1 でもう 1 つ注目される点は，2009 年以降も 2006 年以前の価格水準には戻らず高い状態が継続し，2010 年以降は再び高騰している点である．2012 年にはダイズとトウモロコシが再び史上最高値を記録している．

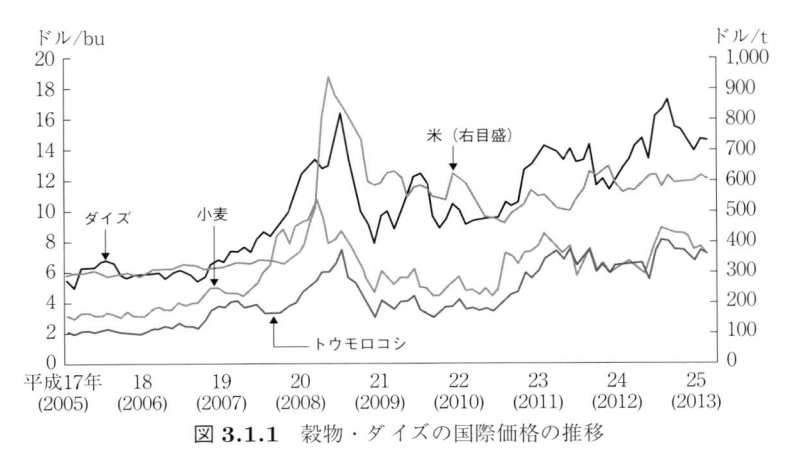

図 3.1.1 穀物・ダイズの国際価格の推移

資料）農林水産省『平成 24 年度 食料・農業・農村白書』引用
注 1）シカゴ商品取引所，タイ国貿易取引委員会資料をもとに農林水産省で作成．
2）小麦・トウモロコシ・ダイズは，シカゴ商品取引所の各月第 1 金曜日の期近価格．
3）米は，タイ国貿易取引委員会公表による各月第 1 水曜日のタイうるち精米 100%2 等の FOB 価格．
4）1bu（ブッシェル）は，ダイズ・小麦は 27.2155 kg，トウモロコシは 25.4012 kg．

近年における穀物価格高騰の原因はさまざまな要因が複合しているとみられる．1 つには，中国やインドなど所得水準が上昇した国々において，食料需要が量的のみならず質的に増大し，特に油脂や飼料用としての穀物やダイズに対する需要が増加したことが挙げられる．中国におけるダイズの輸入は，1990 年代中頃まではほとんどみられなかったが，2000 年頃より急増し，近年は 5 千万 t を超えている．これは，自給率 8%（2012 年）でほとんどを輸入に依存している日本の輸入量の 15 倍であり，世界の貿易量の半分以上を占めている．また，食料をバイオエタノール原料化することで，食用や飼料用への供給が制限されていることも要因の 1 つであり，アメリカで生産されるトウモロコシの約 30% がバイオエタノール用に使用されている❶．しかし，価格が高騰した直接的な原因は，投機マネーが穀物市場に殺到したことによるとみられており，資金の移動などに対する規制措置が確立しなければ，このような価格変動は繰り返されることになる❷．

こうした世界的な穀物価格の高騰の影響は私たちの食卓にもジワリと影響を及ぼしている．パンの価格はここ数年値上がりしており，2008 年に 17 年ぶりに値上げするとして注目されたマヨネーズは，2013 年に再値上げされ

❶ バイオエタノール用に使用されるトウモロコシの量が飼料用よりも多いというデータもあるが，バイオエタノール用に搾油した残渣物が飼料用に使用されるため，バイオエタノール用に使用されるトウモロコシはそれを考慮すると約 30% とみられる．

❷ 穀物価格の動向と投機マネーの関係については，田代洋一：農業・食料問題入門，大月書店（2012）を参照．

た．しかし，不況下において，小売業界は低価格競争構造にあるため，原料価格の高騰は製品には十分に転化されず，中小の製造業者や畜産農家が廃業に追い込まれる一方で，消費者への影響は限定的なものとなり，円高の進展がさらに影響を軽減させてしまった．とはいえ，多くの食料を海外に依存することによる影響の大きさを実感することにもなっており，以下にみられるように，そのことの意味を改めて考えなければならない．

1つには農産物貿易の基礎的な構造を再認識する必要がある．農産物（特に穀物）は，基本的にそれぞれの生産国内における消費がまず優先され，余剰分が貿易に回される．そのため，農産物の貿易率（輸出量／生産量×100）は，鉱工業製品に比べて極めて低い．日本が毎年，約1,600万tの輸入（世界最大，日本の米生産量の約2倍）を行っているトウモロコシの貿易率は10%強であり，比較的高い小麦でも20%程度である．価格が高騰した2008年以降に，自国の食料確保と価格安定のために輸出を禁止もしくは制限する国が拡大したが，農産物の貿易は余剰分から成り立っている構造から考えると当然の結果でもある．

2つには，食料を輸入することが自然環境に多大な負荷を与えていることを考える必要がある．地球温暖化の影響と考えられる異常気象の増加が食料生産に与える影響が懸念されて久しいが，その温暖化の要因の二酸化炭素の排出と食料輸入を関連付けた指標として「フードマイレージ」という概念がある．食料の輸送量と輸送距離を総合的定量的に把握する指標であり，その過程で排出される二酸化炭素の量に注目している．この数値でみると，日本が総合でみても1人当たりでみても世界一である．食料の輸入はそれだけ環境に負荷を与えているのである❶．

❶ フードマイレージに関しては，中田哲也：フードマイレージ，日本評論社（2007）を参照．

3つには，食料の安全性の問題が挙げられる．輸入食料のすべてが国内産に比べて安全性に問題あるというわけではないが，大量の輸入を日々行っている現状では，貿易港などにおける輸入時の検査は極めて限定的であり，輸出国における検査結果を後付けせざるを得ない．このことから，食料生産を他国に委ねてしまっていることによる食料の安全性に対する自主的権限の制限は否めない．このことを再認識する必要がある．

4つ目には，輸入食料が増加することにより，国内での生産基盤が縮小されていることを考える必要がある．水田の保水力が水源確保や洪水防止とかかわっているなど，農業の多面的機能❷が注目されているが，それは農業生産が行われているから果たされている機能である．後述するように日本国内の生産資源としての農地の減少がみられる現状から考えると，輸入食料の増加が国内生産基盤の縮小化につながっているのであり，輸入食料の増加が農業の多面的機能を破壊しているのである．それをダムなどの別の手段でまかなうことに伴う費用は莫大である．

❷ 農業・農村は農産物の生産のみではなく，さまざまな役割を果たしているが，そのことを「農業の多面的機能」と呼び，農村のもつ多様な機能とあわせて「農業・農村の多面的機能」として整理されている．具体的には，農林水産省のホームページによると，一時的に雨水をためて洪水を防ぐ機能，土砂崩れを防ぐ機能，土の流出を防ぐ機能，川の流れを安定させる機能，地下水をつくる機能，暑さをやわらげる機能，生きもののすみかになる機能，農村の景観を保全する機能，伝統の文化を伝承する機能，癒しや安らぎをもたらす機能，農作業の体験学習の機能，その他の機能，である．

3.1.3 日本における食料自給率の低下

2008年以降の食料価格の高騰を背景として，低い食料自給率は国民的な関

心事でもある．2010年9月に内閣府によって実施された「食料の供給に関する特別世論調査」によると，現在の食料自給率に関する意識は，「低い」と「どちらかというと低い」をあわせて74.9%であり，2008年9月と比較すると4ポイントほど低下しているとはいえ，国民の総意として「低い」という意識が強いことがわかる．また，将来の食料輸入に対する意識も「不安がある」が85.9%であり極めて高く，図3.1.2に示したように今後の食料自給率は「高めるべき」と「どちらかというと高めるべき」があわせて90.7%を占めている．今日の低い食料自給率に対する自覚と今後の自給率向上の必要性は国民的総意としてみることができる．しかし，図3.1.3に示したように，日本の食料自給率は右肩下がりに推移しており，食料自給率の低下に対する危機意識が強まっているはずの近年においても，2009年39.7%，2010年38.8%，2011年38.6%，2012年38.8%と上昇する気配はみられないのが現実である．

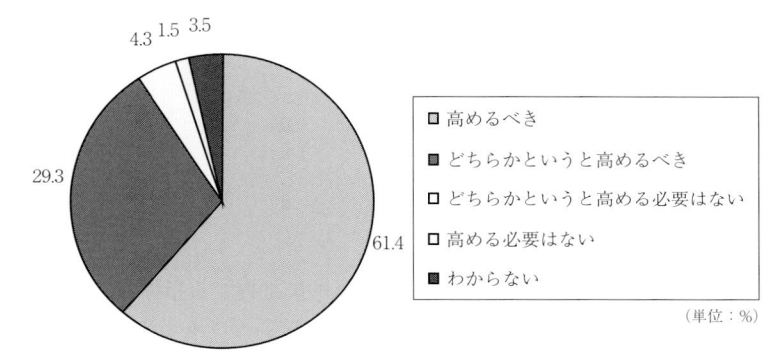

図3.1.2　今後の我が国の食料自給率に対する意識
資料）内閣府政府広報室「食料の供給に関する特別世論調査（2010年9月）」

食料自給率低下の要因の1つとして食生活の変化がよく指摘される．食料自給率が73%であった1965年における国民1人当たり1日の摂取カロリーは2,459 kcalであったが，当時はその摂取カロリーの44.3%を100%自給していた米から得ており，自給率の低い油脂類（自給率33%）や畜産物（自給率47%）からの摂取カロリーは，それぞれ6.5%，6.4%であった．それが，2012年においては，米からのそれが22.6%にまで低下し，代替するような形で油脂類が14.1%，畜産物が16.5%と増加している．近年における米の自給率は，政策的な要因があり100%自給ではなく，2012年は97.3%であるが高い自給率ではある．それに対して，油脂の自給率は4.5%，畜産物は16.0%である．すなわち，自給率の低い食料からエネルギーを得る食生活になっていることが低自給率の要因というわけであり，「日本型食生活❶」に戻ることが提唱されている．

以上の論理を検証する前に，「日本型食生活」と食料自給率の関係について述べておく．「日本型食生活」とは1980年頃に提唱された概念であり，当時，世界の長寿国になった日本の食生活が注目された．具体的には，タンパク質，脂肪，炭水化物からのカロリー摂取のバランスが良いことが重要であ

❶ 1980年に出された農政審議会答申「80年代の農政の基本方向」の中で，欧米と比較してバランスがよい日本の食を「日本型食生活」として評価している．具体的には本文に記した通りであり，イメージすると，ご飯，焼き魚，味噌汁，漬物ではなく，ご飯，ハンバーグ，野菜，スープであるとみられる．しかし，近年ではそれとニュアンスが異なる概念として用いられるケースが増えている．食育白書では「日本の気候風土に適した米を中心に魚や肉，野菜，海草，豆類などの多様な副食（おかず）を組み合わせて食べる食生活を「日本型食生活」という．」と記されており，農林水産省のホームページでも「1975年頃の食生活のこと」とし，「ごはんを主食としながら主菜・副菜に加え，適度に牛乳・乳製品や果物を加わった，バランスのとれた食事です」と定義されている．このように，「日本型食生活」については，その用語を使用する意図や目的によって微妙にニュアンスが異なっているとみられる．定義のみならず，議論の背景などを含めて再整理することが必要である．

76　第 3 章　私たちの食生活と食料市場問題

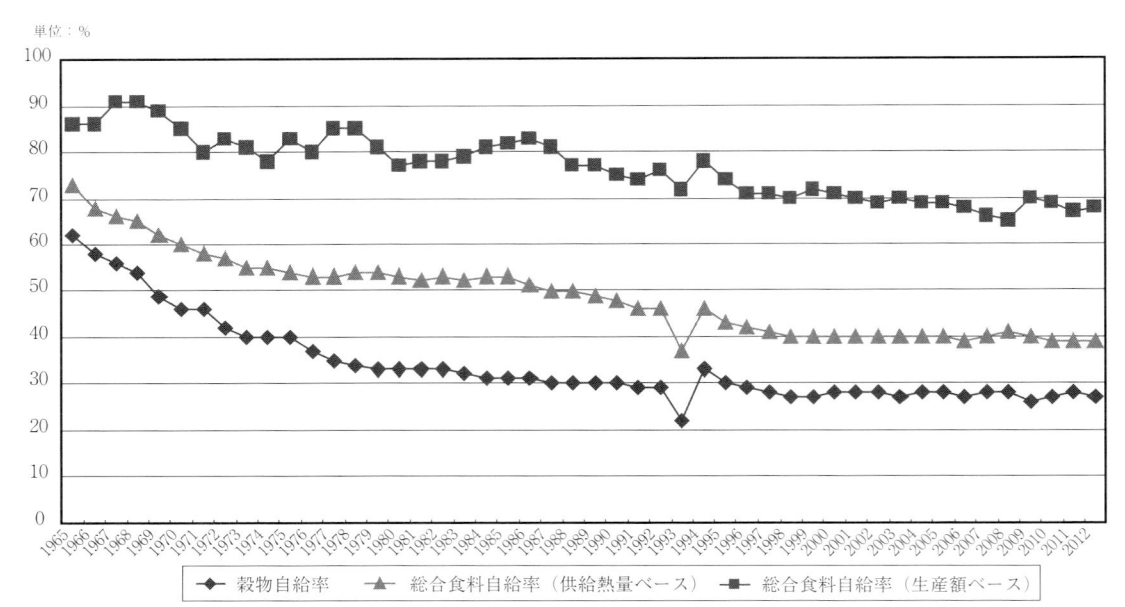

図 3.1.3　日本における食料自給率の推移
資料）農林水産省「食料需給表」

凡例：穀物自給率／総合食料自給率（供給熱量ベース）／総合食料自給率（生産額ベース）

り，脂肪の比率が 25％程度に抑えられている点が，欧米の高い割合と比較してポイントであった．栄養学的な重要性はさておき，食料自給率との関係でみると，図 3.1.3 からもわかるように 1980 年頃はすでに自給率は 50％強にまで低下しており，海外からの輸入なしには私たちの食生活は成り立たない状況になっていた．また，今日では脂肪からの摂取エネルギーが 30％近くになっており，「日本型食生活」は崩れている．そういった点では，食生活を見直すという意味で「日本型食生活」を考える意味はあるが，それで自給率が飛躍的に向上するものではない．

　図 3.1.3 をみてわかるように，全体的には右肩下がりの食料自給率ではあるが，急激な変化を示した時期とあまり変化がみられない時期がある．1960年代から 1970 年代前半には穀物自給率が急激に低下しているのが特徴であり，1970 年代後半から 1980 年代前半は全体的に横ばいで推移しているが，1980 年代後半からはカロリーベースの自給率の低下がみられる．2000 年代になると低い自給率ではあるが横ばいで推移する．食生活の変化と自給率の低下を関連付けるのであれば，低下した時期に食べている物が著しく変化し，停滞的な時には変化がないということになる．しかし，1 人 1 年間に消費する米の量は，食料自給率が停滞的に推移した 1975 年から 1985 年でみると，88.0 kg から 74.6 kg へと 15％の減少であり，同様に 2000 年から 2012 年は，64.6 kg から 56.3 kg へと 13％減少しており，食生活は変化しているのである．実際の食料自給率の推移は政治・経済的な要因によるものが大きく関係しており，時期別の動向は以下のような特徴がある．

　1960 年代後半からの穀物自給率の低下は米以外の穀物の自給率低下によ

るものであり，政策的に輸入農産物と自給農産物を明確に分けた農業基本法（1961年制定）により自由化が進められた結果である．国内で生産される小麦は激減し，畜産業の振興と関連して飼料用穀物の輸入が増加することとなった．1970年代中頃から自給率が横ばい傾向を示すのは，こうした自由化の影響が一段落したことに加え，1972年にソビエト連邦（当時）が突然穀物を大量に輸入した事により世界的に穀物需給がひっ迫し，国際価格が高騰したためである．当時はオイルショックの影響もあり，エネルギーや食料を海外に依存することの危険が認識され，国内での生産が見直され，小麦の生産量も1973年20.2万tから1988年102.1万tへと増加し，小麦の自給率も3.7%から16.7%へと上昇した．

しかし，1980年代になると世界的に穀物生産は過剰傾向になり食料危機の意識は遠のき，国際価格は低下した．さらに日本では急激な円高化も作用して農産物の内外価格差が拡大し，国内農産物の高価格水準が問題とされた．国際価格が低迷していることから輸出国からは輸入制限品目に対する自由化圧力が強まり，1986年から始まるガットウルグアイラウンドで交渉が続けられ，1995年に発足したWTO体制下では日本は米を除いた農産物は自由化されることとなり，米も1999年からは自由化されている．その結果，1985年頃に50%を超えていた食料自給率は40%水準にまで落ち込むのである．しかしその後，2000年頃からは低いながら自給率が維持されている．これは，1995年に決めた段階的に関税率を引き下げるなどのWTOのルールが2000年までのものとして，その後は変化していないためである．当初は2000年からさらなる関税率の低下を進める方向で議論が進められていたが，関係各国等の調整がまとまらずに今日に至っている．この理由は，その後も2カ国の協議などで部分的な自由化交渉は行われているが，いずれも農産物は例外的な位置付けであり，大幅な関税率の低下はみられないためである❶．このように，日本の食料自給率の推移は，政策的な要因による影響が極めて強いとみることができる．

3.1.4 日本農業の担い手と食農教育

食料自給率の低下に歯止めがかからない日本であるが，その農業生産資源の脆弱化傾向にも歯止めがかからないのが現実である．

日本の総農家戸数は1965年566万戸であったが，2010年では253万戸であり，半分以下にまで減少している．基幹的農業従事者数❷は1965年894万人から2010年205万人まで4分の1以下に減少している（図3.1.4）．しかも2010年における基幹的農業従事者の平均年齢は66.1歳であり，大半が高齢者によって構成されていることがわかる．また，農家とは家族経営体によるものであり，他に組織経営体もある．組織経営体数は31,008であり，農業経営体のうち1.8%の割合でしかない❸．しかし，経営規模が大きい経営体が多いため，経営耕地面積では12.0%分を占めており，2005年における6.6%と比較して倍増している．

❶ 日本では2010年以降に参加問題が議論され，2013年に政府の判断で交渉参加をしているTPP（環太平洋連携協定）においては，例外なき関税撤廃が協議されているといわれている．そうした内容が合意されることになると低自給率の日本は致命的な影響を受けることになると懸念されている．

❷「基幹的農業従事者」とは「農業就業人口」のうち普段の主な状態が仕事の者をいう．「農業就業人口」とは15歳以上の農家世帯員のうち，農業にのみ従事した者または農業と兼業の双方に従事したが農業の従事日数の方が多い者をいう．これに対して15歳以上の農家世帯員の中で自営の農業に従事した世帯員を，従事した日数にかかわらず「農業従事者」という．

❸ 欧米でも家族経営が主流である．2007年の数値によると，農業経営体における個人・家族経営体の割合は，アメリカ86.5%，フランス71.9%，ドイツ93.5%である．

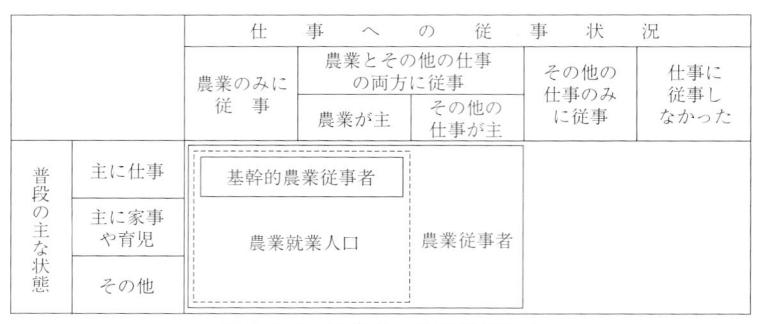

		仕　事　へ　の　従　事　状　況				
		農業のみに従事	農業とその他の仕事の両方に従事		その他の仕事のみに従事	仕事に従事しなかった
			農業が主	その他の仕事が主		
普段の主な状態	主に仕事		基幹的農業従事者			
	主に家事や育児		農業就業人口		農業従事者	
	その他					

図 3.1.4　世帯員の就業状態区分

　農業経営体や農業従事者が減少しても，農業生産が維持されているのが欧米の実態であり，1 経営体の経営規模（耕地面積や飼養家畜頭羽数）を拡大することにより，それを可能としている．日本も経営規模を拡大しているが欧米の規模と比較すると零細経営である．また，農業生産資源の維持という観点からみると，農地面積が減少していることが問題である．図 3.1.5 に示したように，1956 年に 601 万 ha あった農地は 2012 年には 455 万 ha にまで，4 分の 3 に減少している．さらに問題であるのは，耕地利用率が 1956 年 137.6％から 2012 年 91.9％へと 45 ポイントも低下している点である．1 年 1 作で耕地利用率は 100％であるから，平均で 91.9％という現実は，相当の農地が耕作放棄や不作付け状態にあることを意味する．農地面積と耕地利用率の数値から日本で利用されている延べ農地面積を計算すると，1956 年 827ha から 2012 年 418ha へと半減である．つまり，日本は限られた資源ではあるが，それを十分に利用して農業生産を行って，不足する部分を輸入に依存しているのではなく，資源の有効利用をある意味で放棄して輸入に依存しているのが実態なのである．利用されていない農地は，中山間地や離島など条件不利な立地のところが多いが，そこで農業経営が成り立つ経済条件は先にみた輸入自由化政策の中で失われてきたことが根本的な問題である．そして，近年における農業従事労働力の高齢化が，こうした条件不利地での農作業を困難とさせ，農地の耕作放棄地化に拍車をかけているのが実態である．

　これに対して，既存の農家単位では農業経営が成り立たないことや地域農業資源の管理も難しいことから，先にみた組織経営体が増加しているのであるが，こうした組織経営体は，新規就農者の受入としても重要な役割を果たしている．新規就農者数は 2000 年代中頃より減少傾向❶にあり，2012 年は 56,480 人で 2006 年と比較して約 30％減少している．しかし，新規雇用就農者や新規参入者は増加傾向にあり，2012 年は，それぞれ 8,490 人，3,010 人で，2006 年と比較して 30％以上増加している．新規自営農業就農者は 60 歳以上の，いわゆる定年退職者が中心であるのに対して，新規雇用就農者や新規参入者は 39 歳以下が半分以上であり，2012 年における新規雇用就農者のうち 79.4％が非農家出身である．組織経営体は，こうした新規就農者の受け入れ先となるばかりではなく，新規就農のための研修の場としての役割も果

❶ 新規就農者は，就農形態別に新規自営農業就農者，新規雇用就農者，新規参入者に分けられる．新規就農者の人数は，1990 年代前半が最も少なく，定年帰農者の増加で増えていたが 2000 年代中頃より再び減少している．

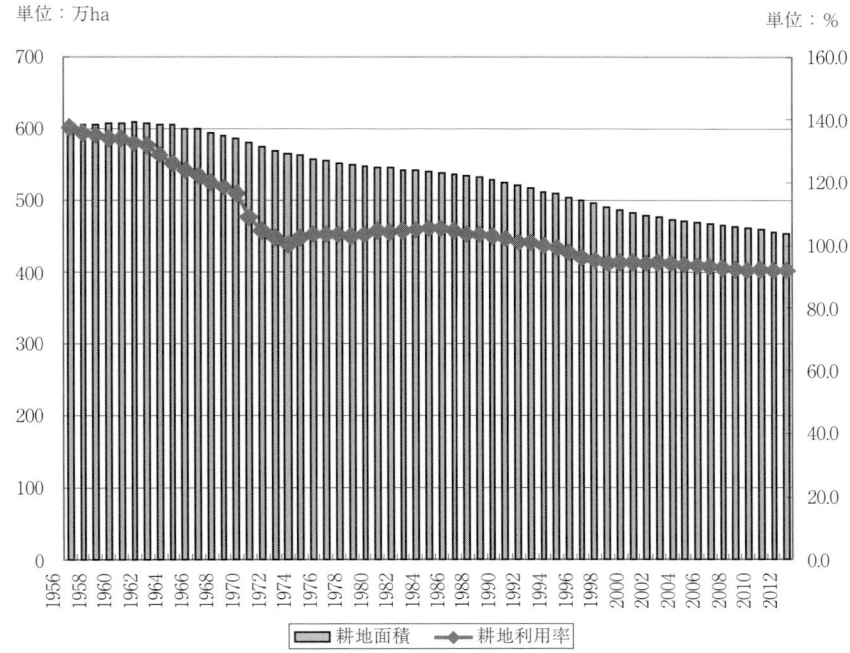

図 3.1.5 日本における耕地面積と耕地利用率の推移
資料）農林水産省「耕地および作付面積統計」

たしている．農家の後継者のみでは日本農業の担い手は減少する一方であるため，新規就農者支援政策とあわせて，組織経営体の育成も注目される．

また，農業と食料を見直す動きが，「地産地消」運動として各地で展開されつつある．農家グループや農協等が開設する農産物直売所は盛況なところが多く，特に都市近郊部の直売所には都市部から定期的に通う人もみられ，売上も大きい．直売所で販売されている農産物は市場出荷❶品ほどの規格等級的に高位なものではないが，鮮度という差別化で消費者の支持を得ているとみられる．直売所における農産物の出荷販売は単純であり，生産者の庭先で選別包装した商品を直売所に生産者自ら持ち込み，自ら値段を付け，自ら陳列する．市場出荷品は自らが値段を付けることはできないが，直売ではそれができることが生産者にとって魅力の1つである．市場出荷用の規格品生産は諦めて自給用を中心に生産を行っていた高齢者が直売所への出荷であれば可能であるため再び生産意欲をもって農業生産に取り組むケースや，定年帰農して農業従事を始めた生産者にとっても小手調べに出荷が可能であるため，地域農業における多様な農業の担い手育成にも一役買っているとみられる．

このような地域の食と農の拠点となりつつある直売所を核とし，子ども達の食生活の乱れに対して健全な食生活教育を目的として制定された食育基本法ともかかわって，単なる農産物の販売所としての直売所ではなく，食と農に関するさまざまな取組が行われている．学校給食の食材提供，直売所に農園を併設して市民への貸出や地域の学童を招待した農業体験，地域の食材を利用した新たな商品開発，地域の食文化を見直す取組みなどである．特に食

❶ 青果物の流通の一般的経路は，生産者から農協などの集出荷団体（農協など）が集荷して検査選別などが行われ卸売市場の荷受会社である卸売業者に出荷される．そこで仲卸業者や小売業者など売買参加との間でセリや相対取引で価格が形成され，小売店に陳列される．主に大量取引が行われているため，生産段階（生産者および集出荷団体）では規格品に整えられる．

育を通した消費者と生産者の交流の場としての直売所の役割は極めて重要であり，地域の活性化に貢献している．

3.1.5 おわりに

食育基本法に基づいた地域の食料や農業を見直す動きや世論調査にみられる低い食料自給率に対する懸念は確認されるが，日本の食料自給率は近年も停滞的に推移しており，農業総産出高も1984年の11兆7,171億円をピークに低下傾向で，2012年は8兆5,251億円である．このギャップは，農業者の努力不足や消費者の意識の低さが問題なのではなく，自給率を上げようという政策が国際ルールの上で制約されているためでもある．1980年代の世界的な食料過剰下に作られた輸出国主導による農産物の自由貿易を促進するルールは，1995年に発足した世界貿易機関 (WTO) のもとで各国の食料・農業政策に対して優位的に作用している．現在のルールでは食料増産を直接的に刺激する価格政策は行うことができないのである．しかし，このWTO体制下での新たなルール作りは2000年以降進んでいないことはすでに述べた通りであり，そのルールの抜本的な見直しが必要となっている．

農産物に関しての自由貿易を強く進める市場原理主義に対して，すべての人は安全で十分な食料を得る権利があり，そのためには自分たちの食料・農業政策を決定する権利があるという考え方を「食料主権」という．この考え方に基づけば，食料が不足して自国民に対して十分な供給が難しいと判断して食料輸出を禁止および制限した輸出国の行為は当然のことであり，非難されるものではない．他方，輸入国にとっての「食料主権」とは，輸出国に対して食料輸出禁止や制限を問題視することではなく，自ら食料を確保するために自給率を上げる政策を進めることであり，その政策を他国に認めさせることである．

農業政策によって自給率が上がることに対して懐疑的に思われるかもしれないが，ヨーロッパの国々は食料自給の方針を明確に示し，政策的に高めてきた実績がある．1965年のドイツやイギリスのカロリーベースの食料自給率は，ドイツ66％，イギリス45％となり，当時の日本より低位であった．しかし当時から自給率を向上させ，2009年ではドイツ93％，イギリス65％となり，今日の日本よりはるかに高い値である．特に，穀物自給率の増加は注目されるべきであり，1965年時点では62％の日本とほぼ同様に，ドイツ66％，イギリス62％であったが，2009年ではドイツ124％，イギリス101％と100％自給を達成しているのである．穀物自給率が20％台の日本とは雲泥の差である．これは，EUとしての共通農業政策にもよるが，自国の農業生産を重視した農産物価格支持政策と貿易政策による❶．日本でも1973年に3.7％にまで低下した小麦自給率が10ポイントほど上昇しているように，政策により食料自給率を向上させることは可能なのである．

世論調査にみられるように食料自給率を高めるべきであると考える私たちに求められることは，食料自給率が低いことを自覚して，食料と農業に対す

---

❶ ヨーロッパの農業政策に関しては，ローズマリー・フェネル著，荏開津典生翻訳：EU共通農業政策の歴史と展望―ヨーロッパ統合の礎石（農政研究センター国際部会リポート），食料・農業政策研究センター (1999) 参照．

る正確な現状認識をもって日々の食生活を見直すことである．それは，直売所などで販売されている農産物からみえてくる地域農業や食文化に対する思いと同様な思考で，日本農業と食文化のことを考え，食料主権の立場から政策のあり方を考えてみることではないだろうか．

3.2 食の外部化と加工・外食市場の展開

3.2.1 はじめに──遠ざかる食と農──

近年，食（食べものの消費）と農（農水産物の生産）の距離が拡大している．食と農が遠ざかるきっかけとなった主な社会的・歴史的要因として，以下の3つの点が指摘できる．

第1は，都市生活者の増大である．今日，我が国の人口の大半は都市部に居住している．全国の人口に占める東京都市圏❶人口は，1960年の16.7%から，2005年には24.8%となった❷．同様に，東京，大阪，名古屋都市圏全体の人口割合も，33.4%から44.9%と増加しており，高度経済成長期以降，都市へ人口が集中する傾向にあることがわかる．このことは，食料を自ら生産せず，専ら購入によって調達，消費する人口の増加を示している．

第2は，輸入農水産物や食品の増加である．周知の通り，食料自給率（カロリーベース総合食料自給率）が39%（2012年）の我が国は，私たちの生命維持に必要な多くの食料を外国に依存している．食料輸入による食と農の距離の拡大については，フードマイレージ❸（食料の総輸送量×距離）という概念で議論されるように，我が国の食料調達構造が環境に与える問題も注目されている．

第3は，加工食品等のように工業的に生産される食料消費の増大である．図3.2.1は，1世帯の年間食料消費支出と，それに占める加工食品や外食への支出の占める割合の推移を示したものである．ここから，消費者側からみた食生活における加工食品や外食の位置付けを読み取ることができる．1世帯が1年間に食料に対して支出する費用（外食等も含む）は，1970年の1,061,794円から2010年には884,768円と約2割減少している❹．しかし，食料消費支出に占める加工食品支出の割合は34.2%から41.6%，外食への支出割合は9.9%から18.1%へと増加している．これは，消費者が，農水産業で生産されたいわゆる一次産品を直接購入し，調理する機会が減少していることを意味している．換言すれば，私たちが手にしている食料のより多くは，一次産品を処理，加工，調理する外部（家庭外）の多くの手を経た食品となっているということである．

また，戦後の急速な食品製造，輸送・保管等，さまざまな科学技術の発展が，上記要因による食と農の距離の拡大を可能としてきた．こうした変化は，食料供給を多様化，安定化させる一方で，「生産者の顔」がみえにくいことによる食料の生産，加工，流通に対する消費者の不安を増大させている．

ここでは，私たちの食生活の変化と，食と農の中間で増大する食品製造業

---

❶ 旧東京都庁から半径50km圏内にある地域を指す．

❷ 国立社会保障・人口問題研究所『人口統計資料集』．

❸ 人口1人当たりのフード・マイレージはアメリカが1,051 t·kmであるのに対し，日本は7,093 t·km と試算されている（2001年）．中田哲也：食料の総輸入量・距離（フード・マイレージ）とその環境に及ぼす負荷に関する考察『農林水産政策研究』第5号（2003）

❹ 2010年＝100とする消費者物価指数でデフレートした数値．物価水準の変化を考慮しない名目的な数値としては，1970年の346,145円から2010年の884,768円へと増加している．総務省「家計調査年報」．

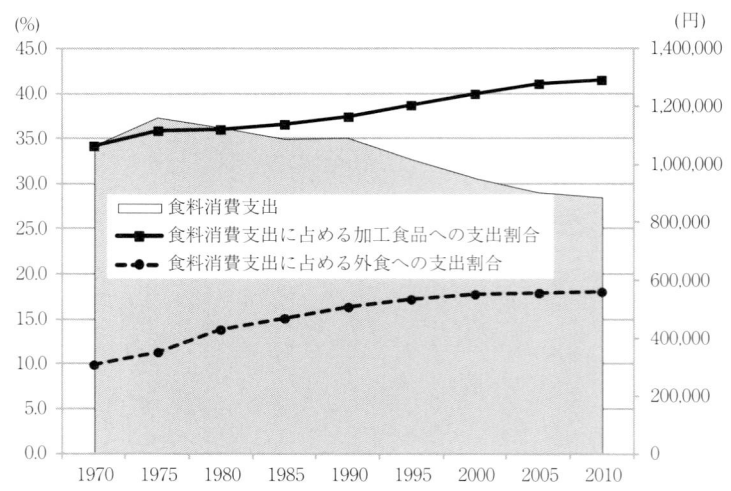

図 3.2.1 食料消費支出と加工食品・外食への支出割合の推移（1970〜2010 年）

資料）総務省「家計調査年報」より作成
注 1）食料消費支出については 2010 年 =100 とする消費者物価指数で実質化した数値
　 2）加工食品は，パン等加工穀類，加工魚介類，加工肉類，乳製品，菓子，油脂等，JAS 法における「加工食品品質表示基準」の対象となる広義の加工食品（ただし飲料を除く）を指す

や食品加工業，および外食産業の近年の動向についてみていきたい．

3.2.2 食生活の変化と食料品市場

① 戦後の我が国の食生活の変化

戦後の我が国の食料事情は，カロリー摂取量の変化に表れているように，「飽食」段階にあるといえる．国民のカロリー摂取量は，1946 年の 1 人 1 日当たり約 1,720 kcal から増加し❶，1970 年代の約 2,300 kcal をピークに近年は約 1,900 kcal となっており❷，高度経済成長期後に飽和状態を迎えていることがわかる．

熱量的には十分に満たされた我が国の食生活であるが，その質的変化に対しては，評価と問題点の指摘の両側面がみられる．

世界的にも評価されているのは，1975 年頃の我が国の食生活にみられたいわゆる日本型食生活（ごはんを主食としながら，主菜・副菜に加え，適度に牛乳・乳製品や果物が加わった，バランスのとれた食事❸）である．

しかし，近年では一汁三菜を基本とする日本型食生活の形は大きく変わっている．その中で最も大きな変化は，日本型食生活の基本となる米の消費量の減少である．1960 年頃，1 人 1 日当たりの米消費量は約 325g（精米換算）であったが，近年はその約半分である 150g（約 1 合）程度まで継続して減少している❹．その一方で，パンの消費量が増えており，初めて 1 世帯当たりのパンの購入金額が米を買った金額を上回った（2011 年度の総務省家計調査）❺．同様に，一汁三菜の素材となってきた生鮮食料（生鮮魚介，生鮮肉，生鮮野菜，生鮮果物）の消費量にも変化がみられる．生鮮魚介，生鮮野菜，生

❶ 厚生労働省：国民栄養の現状（昭和 22 年度国民栄養調査成績）．都市部の年間平均摂取カロリーの数値．これに対し農村部は 2,142 kcal となっており，戦後は都市より食料供給基地である農村の方が食料資源に恵まれていた．
❷ 旧厚生省および厚生労働省『国民健康・栄養調査』より．
❸ 農林水産省ホームページ（2013 年 12 月最終アクセス）(http://www.maff.go.jp/j/syokuiku/zissen_navi/balance/style.html)．
❹ 農林水産省資料等（連続したデータによる比較が難しいため，参考数値である）．
❺ 購入金額による比較であるため，世界的な穀物高騰による小麦価格の上昇や，国内米価低迷の影響への留意も必要である．

鮮果物の消費量は減少し，生鮮肉のみが増加している．最も減少している生鮮魚介の過去20年の変化だけをみても，1990年の年間1人当たり生鮮魚介購入量13.3 kgは，2010年には11.0 kgへと減少している❶．

❶ 総務省『家計調査年報』から算出．1世帯当たり購入量を各年の世帯人員数で除した数値．

② 最終消費からみた食品産業の連関

生鮮食品中心の食生活が変化しているのは，最終消費額からみた食品関連産業の産業連関からもみて取れる（図3.2.2）．

図が示すように，飲食料の最終消費額のうち生鮮食品等の割合は18.4%，加工品53.2%，外食28.5%となっている❷．

❷ 2000年では，それぞれ19.0%，52.2%，28.9%であった．農林水産省資料より．

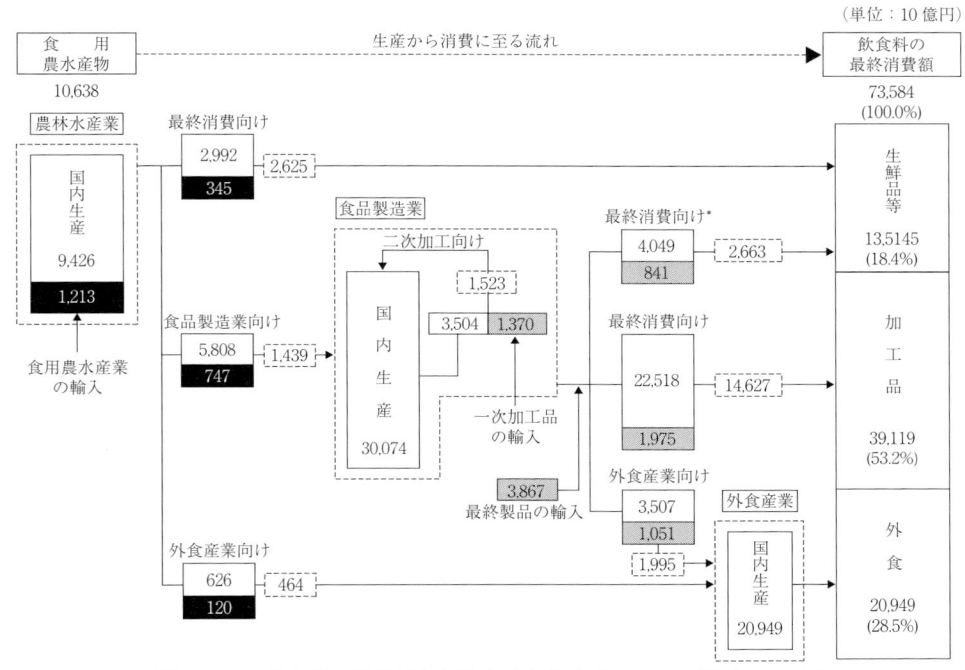

図 3.2.2 飲食料の最終消費額からみた飲食費のフロー図（2005年）

資料）農林水産省ホームページ
注 1）総務省ほか9府省庁「平成17年度産業連関表」をもとに農林水産省で試算．
　 2）食用農水産物には，特用林産物（きのこ類）を含む．
　 3）旅館・ホテル，病院等での食事は「外食」に計上するのではなく，使用された食材費を最終消費額として，それぞれ「生鮮品等」および「加工品」に計上している．
　 4）*は精穀（精米・精麦等），と畜（各種肉類）および冷凍魚介類．これらは加工度が低いため，最終消費においては「生鮮品等」として取り扱っている．
　 5）□内は，各々の流通段階で発生する流通経費（商業経費および運賃）である．
　 6）■は食用農水産物の輸入，▨は一次加工品の輸入，▨は最終製品の輸入を表している．

③ 加工食品の商品特性と消費の変化

以上のように，戦後の食料市場の中で，生鮮食料に代わり急激にその存在感を高めたものが加工食品である．加工食品の消費支出額は，戦後1970年代まで急増し，その後横ばいで推移し，1990年代後半以降は若干減少傾向にある．しかし，これは食料への支出全体が減少しているためであり，すでにみたように，食料消費支出に占める加工食品支出の割合は，年々増加している．

❶ また，JAS法や食品衛生法等，法律や管轄省庁により「加工食品」の定義が異なっている．詳しくは，矢野泉「加工食品の安全性」（日本流通学会監修，商品の安全性と社会的責任，白桃書房（2013））での加工食品の定義を参照されたい．

ところで，加工食品と一口にいっても，実際には「小麦粉」のような製粉等のいわゆる一次加工が施されたものから，調理した後冷凍やチルド包装し，ほぼそのまま食卓に並べることができるような調理冷凍食品やチルド食品まで，その加工度合によってさまざまな加工食品が存在する❶．

図3.2.3では加工食品への消費支出を内訳別に確認することができるが，全体として加工食品への支出が停滞しているにもかかわらず，調理食品への支出が，金額的にも割合的にも増大していることがわかる．

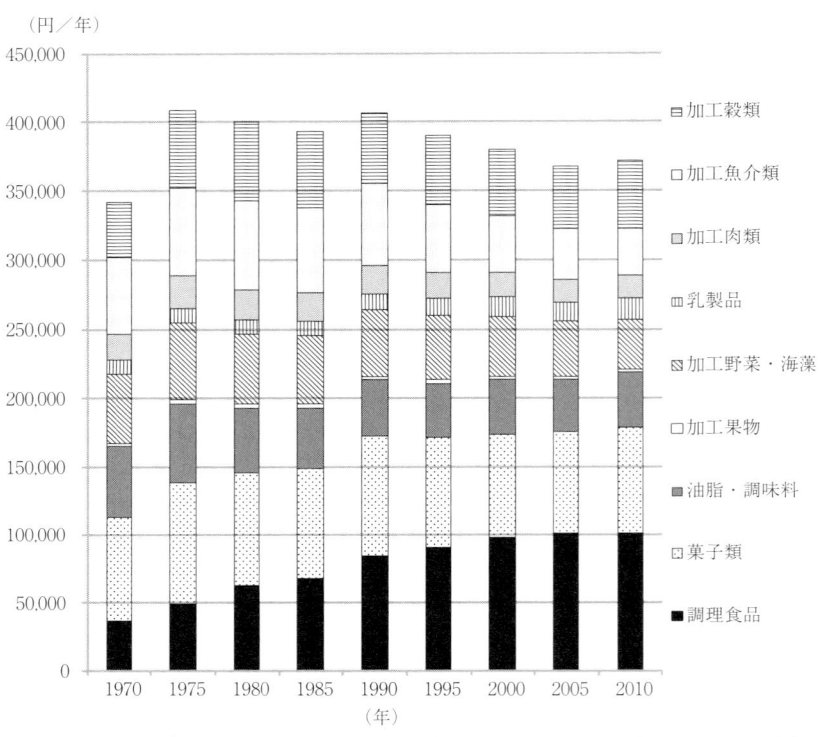

図 3.2.3 加工食品に対する1世帯当たり年間消費支出の推移（1970～2010年）
資料）総務省「家計調査年報」
注）2010＝100とする消費者物価指数（総合）でデフレートした値

④　私たちの生活と加工食品

塩干ものや漬物等，従来からの加工食品の多くは，破傷性や腐敗性の高い農水産物の長期保存を目的としていた．一方，近年消費が増加しているさまざまな冷凍食品や調理食品等の加工食品の主な目的は調理の「簡便化」である．調理食品は，調理の外部化によって家庭内での調理時間を短縮し，手軽にいろいろな料理を食卓に並べることを可能にした．女性の社会進出や都市的生活様式（住居や通勤形態の変化❷）の拡大による家庭内調理時間の短縮化・簡略化要望や，「孤食」や「個食」等の食事形態が広まり，個々が別々の食事を摂る機会が増大したことが，調理食品のもつ「簡便さ」へのニーズを高めているといえる．

さらに，特にデフレ経済に転じた1990年代以降に特徴的な動きとして，消

❷ たとえば，都市的住居では多くの場合調理残渣は生ゴミとなるしかなく，また密閉度の高い室内では生ゴミの匂いが気になるため，調理残渣の排出を嫌う消費者も多い．

費者の低価格志向も加工食品需要を高めているといえる．表 3.2.1 に示すとおり，1970 年には，食料支出に占める加工食品支出割合の所得階層による大きな差異はみられなかったが，1980 年以降，所得の低い階層における加工食品支出割合の伸びが，所得の高い階層のそれを大きく上回る傾向が現れている．

表 3.2.1 所得階層別食料支出に占める加工食品支出割合の推移

	1970 年	1980 年	1990 年	2000 年	2010 年
所得階層 I	31.0	34.8	37.5	40.4	42.4
所得階層 II	29.9	35.0	37.4	37.7	41.2
所得階層 III	31.1	34.4	36.2	38.3	40.8
所得階層 IV	30.9	33.8	36.0	38.5	39.9
所得階層 V	30.1	32.5	35.0	37.5	38.3
平均	30.8	34.0	36.4	38.3	40.3

資料）家計調査報告
注 1）所得階層を決定する所得は年によって異なっている．ここでは実際の所得額別の推移ではなく階層別の推移をみている．
 2）所得階層は I が最も所得が低い階層，V が最も所得が高い階層である．

3.2.3 食品製造・加工業の現状

① 近年の食品製造・加工業の動き

2010 年の食品製造業の製造品出荷額は，28 兆 7,000 億円で，その内訳は，4 兆 3,000 億円が素材型❶（調味料，精穀・製粉等），18 兆 1,000 億円が加工型（青果・畜産・水産加工品，パン・菓子製造等），残りが飲料・酒類となっている❷．出荷額でみれば，ここ数年は全体的に縮小傾向にある．

しかし，生産量でみると，食製造業全体ではほぼ横ばいであるが，農産・水産食料品や砂糖製造量が著しく減少しているのに対して，飲料と調理食品は増加傾向にある．特に調理食品は，2008 年のリーマンショック時の落ち込みを除いて増加基調を継続している（図 3.2.4）．

また，産業を構成する食品製造・加工企業の特徴をみると，大企業 187 社 (0.7%)，中小企業 28,447 社 (99.3%) の合計 28,634 社となっており，業界の特徴として中小企業が多い点が挙げられる（いずれも数値は 2010 年）❸．一方で，一部品目の市場は少数の大規模食品製造・加工企業が市場シェアの大部分を占める寡占市場となっている．たとえば，ビールやカレールウは，上位 3 社が市場シェアのそれぞれ 91.6%，91.5% を占めている（1990～2010 年平均）❹．マヨネーズ，インスタント・コーヒー，魚肉ハム・ソーセージ，トマトケチャップ，食パン，即席カップめん，バター等も，上位 3 社が市場シェアの 70% 以上を占める寡占市場となっている．しかし，国際的にみると，我が国で売上高の最も大きい❺キリンホールディングスでも 2,668 千万ドルで 16 位と，1 位のネスレ社（売上高 9,793 千万ドル）に比べると規模に違いがある（2011 年度）．その他には，サントリーホールディングス（19 位），ア

❶ ここでは，加工型に比べ加工度が比較的低い食品を素材型とする．

❷ 経済産業省「工業統計」より算出．

❸ 食品加工業の戦後の発展過程や規模別の事業者数や生産性の推移等については，飯沢理一郎：農産加工業の展開構造，筑波書房 (2001) に詳しい．

❹ 公正取引委員会，「生産・出荷集中度調査」より算出．

❺ 世界の食品企業ランキングで最も上位の日本企業は日本たばこ産業であるが，主製品がたばこであるため，ここでは取り上げなかった．

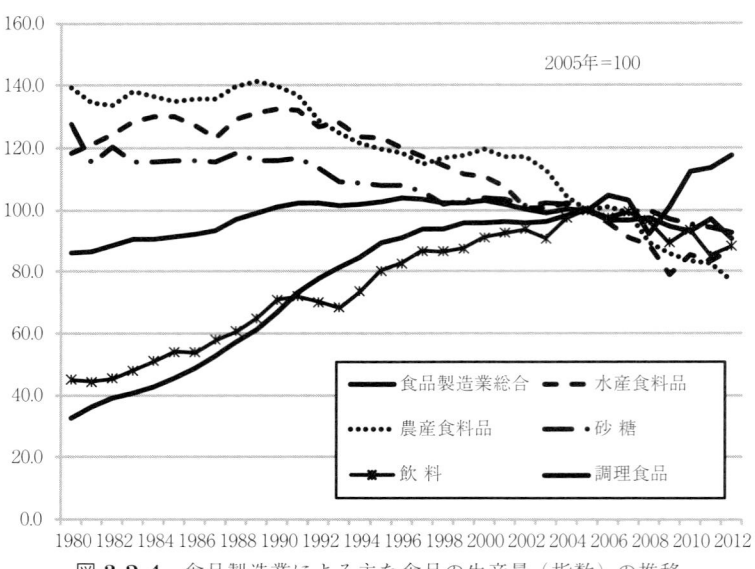

図 3.2.4　食品製造業による主な食品の生産量（指数）の推移

資料）農林水産省「食品産業動態調査」
注）その他の品目については食品製造業総合とほぼ同様の推移をみせているため，ここでは掲示していない．

サヒグループホールディングス（23位），味の素（29位），明治ホールディングス（32位），日本ハム（36位），山崎製パン（40位），マルハニチロ（47位）が，世界の食品企業売上高上位50位に入っている（2011年度）❶．

② 企業間競争の激化がもたらすもの

前述した消費者の低価格志向は，食品製造・加工業内の企業間競争を一層激しくしている．その1つの動きとして，食品製造・加工業では，1990年代以降，原料の海外調達や，製造・加工過程の海外移転や委託により，低コスト化を進める動きが顕著になった．

図3.2.5は野菜13品目についてみた，加工・業務用野菜の輸入割合の推移である．2002年に中国から輸入された冷凍ホウレンソウの残留農薬問題が社会問題化したことから，ホウレンソウの輸入割合は2000年から2005年にかけて大きく低下しているが，その他の多くの品目において輸入の割合が高まっている．特にトマトは約80％となっており，サトイモ，タマネギ，ニンジン等も50％前後となっている❷．しかし，2005年以後は輸出国におけるコスト上昇（特に中国）等により，海外産原料の価格競争力が弱まっているという指摘もあり，2010年には輸入割合が低下している品目もある．

我が国の自給率がなかなか向上しない一因には，消費者の低価格ニーズによって，食品の製造・加工段階といった私たちの直接目にみえない部分で海外への食料依存があることに留意することが重要である．

❶ 食品産業センター：平成25年度版食品産業統計年報

❷ しかし，2005年以後は輸出国におけるコスト上昇（特に中国）等により，海外産原料の価格競争力が弱まっているという指摘もある．藤島廣二・小林茂典：業務・加工用野菜，農山漁村文化協会（2008）

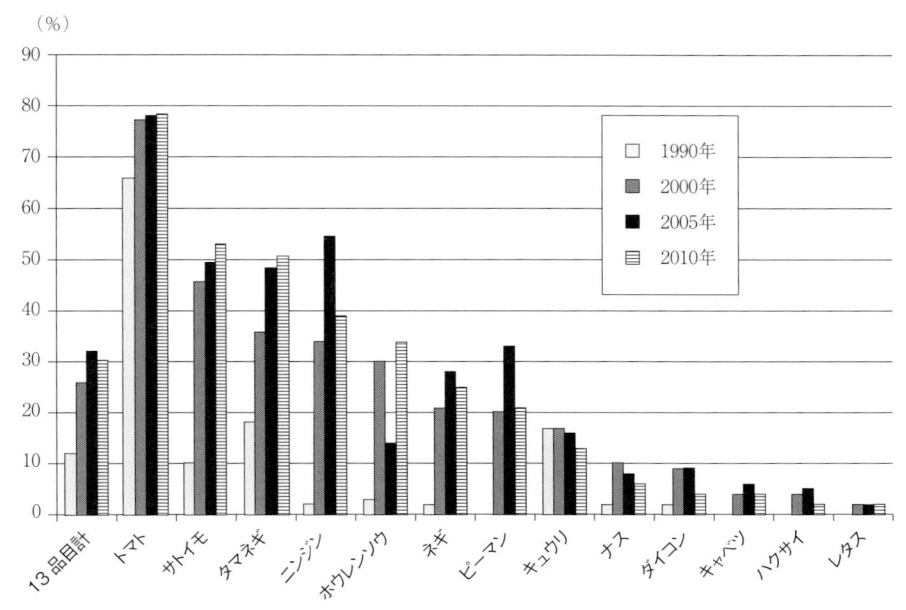

図 3.2.5 加工・業務用の野菜需要における輸入の割合
資料）小林茂典「野菜の用途別需要の動向と対応課題」
農林水産政策研究所：農林水産政策研究所レビュー No.48（2012）

3.2.4 外食産業の成長と停滞

　私たちの食生活で加工食品に次いで大きな位置を占めているのが，外食である．我が国での外食産業の本格的な展開は1970年代以降である．それ以前にもうどん・そば屋や食堂等があったが，その多くは個人経営の小規模なものであった．産業としての外食の発展はマクドナルド等外資系企業の参入を大きな契機としている．現在でも，最も店舗数が多いのは洋風ファーストフードであり，2011年10月時点で7,048店舗（全外食店舗数30,983店舗の約23％）となっている．

　市場規模全体をみてみると，持ち帰り弁当や惣菜店，ファーストフード等の中食を含めた広義の外食産業の市場規模（表3.2.2の「外食産業（料理品小売業を含む）」）は，1990年代まで拡大基調であったが，2000年代以降約30兆円前後で横ばいとなっている．

　内訳に注目すると，第1の特徴として，狭義の外食産業の割合が1990年代以降急速に低下していることがわかる．反対に中食部門に当たる料理品小売業の割合が1975年の4.8％から2010年には21.3％まで拡大している．第2に，狭義の外食産業の中では，喫茶店，料亭，バー等の飲料主体部門の比重が低下している．居酒屋，ビアホール，バー等アルコール飲料を主として提供する外食部門は1980年代までは伸びていたが，それ以後収縮している．これは，バブル経済とその崩壊という日本経済の動きと軌を一にしている．第3に，中食部門が伸びているとはいえ，レストラン等の飲食店の外食産業における売上シェアは堅調といえる．

表 3.2.2 外食産業の規模（売上高）とその部門割合の推移

単位：%

					1975年	1980年	1985年	1990年	1995年	2000年	2005年	2010年
外食産業計					97.7	95.4	94.6	91.6	89.9	84.4	81.6	80.5
	給食主体部門				70.3	66.9	67.7	68.6	68.4	65.6	64.1	64.3
		営業給食			55.7	52.7	53.5	56.3	55.8	53.6	51.9	52.9
			飲食店		37.7	38.1	38.6	39.1	39.6	40.4	40.6	42.8
				食堂・レストラン	24.9	25.3	26.3	27.7	28.4	28.8	28.8	30.1
				そば・うどん店	3.2	3.7	3.6	3.3	3.2	3.5	3.6	3.7
				すし店	5.8	5.9	5.5	5.2	4.9	4.5	4.3	4.4
				その他飲食店	3.7	3.3	3.2	3.0	3.1	3.7	3.9	4.6
			国内機内食等		0.7	0.8	0.8	0.8	0.8	0.8	0.8	0.9
			宿泊施設		17.3	13.8	14.1	16.4	15.4	12.4	10.4	9.2
		集団給食			14.5	14.2	14.2	12.3	12.6	12.0	12.2	11.4
			学校		3.6	3.1	2.8	1.9	1.6	1.5	1.6	1.7
			事業所		7.5	7.6	7.6	6.6	6.9	6.6	6.5	5.9
				社員食堂等給食	5.0	5.0	4.9	4.4	4.7	4.5	4.5	4.1
				弁当給食	2.5	2.6	2.7	2.2	2.2	2.1	2.0	1.8
			病院		2.6	2.5	3.0	3.2	3.5	3.1	3.3	2.8
			保育所給食		0.9	1.0	0.8	0.6	0.6	0.7	0.8	1.0
	飲料主体部門				27.4	28.5	27.0	23.1	21.5	18.8	17.5	16.2
		喫茶・酒場等			13.0	14.6	13.2	10.1	8.9	7.8	7.3	6.9
			喫茶店		8.4	9.7	8.3	5.4	4.4	3.9	3.7	3.5
			居酒屋・ビアホール等		4.6	4.9	4.9	4.7	4.5	4.0	3.6	3.4
		料亭・バー等			14.4	13.9	13.7	12.9	12.6	11.0	10.1	9.3
			料亭		2.7	2.0	1.7	1.5	1.5	1.3	1.2	1.1
			バー・キャバレー・ナイトクラブ		11.7	11.9	12.0	11.4	11.1	9.7	8.9	8.2
料理品小売業					4.8	7.3	8.1	10.6	12.4	17.7	20.4	21.3
	弁当給食を除く				2.3	4.6	5.4	8.4	10.1	15.6	18.4	19.5
	弁当給食（再掲）				2.5	2.6	2.7	2.2	2.2	2.1	2.0	1.8
外食産業（料理品小売業を含む）					100.0	100.0	100.0	100.0	100.0	100.0	100.0	100.0
外食産業（料理品小売業を含む）合計額（億円）					87,789	153,475	203,723	280,169	310,100	319,804	299,061	291,780

資料）食の安全・安心財団「外食産業市場規模調査」
注1）売上高のうち，持ち帰り比率が過半の店は「料理品小売業」とされる
　2）産業分類の関係から，料理品小売業の中にはスーパー，百貨店等の売上高のうちテナントとして入店している場合の売上高は含まれるが，スーパー，百貨店が直接販売している売上高は含まれない
　3）外食産業の分類は，基本的には日本標準産業分類に準じている
　4）病院給食は，2005年以前は入院時食事療養費及び標準負担額の合計であったが，2006年以後は入院時食事療養費，業準負担額，入院時生活療養費および生活療養費標準負担額の合計額となっている
　5）1975年の飲食店および喫茶店の市場規模には百貨店等直営店の飲食店・喫茶店の売上高が含まれていない

3.2.5 おわりに

　以上，私たちの食生活の変化と，その中で重要な位置を占めるようになった加工食品や外食産業の動向をみてきた．

　加工食品市場や外食産業の発展は，私たちに「豊か」で多様な食の安定的な供給を可能としているといえる．しかし一方で，食と農の距離を遠ざける大きな要因にもなっている．また，1990年代以降の価格破壊やデフレ経済の波が，食料品価格を低位に押しとどめ，食品製造・加工企業間の低コスト化競争を激化し，原料や製造・加工過程の海外依存が強まっている．私たちの食生活の中でも，原料となる生鮮食品を購入し家庭内で調理するより，加工食品を購入した方が経済的であるケースも生じている．より多くの人の手を経た加工食品の価格の方が安いのは何故なのか．国民の貧困化が社会問題となりつつある今日，貧困化と加工食品市場の拡大は決して無縁ではない．現在の我が国における加工食品や外食産業がもたらす食の「豊かさ」が本当の豊かさといえるのか，その本質をみつめることが重要であろう．

参考文献

- 田代洋一：農業・食料問題入門，大月書店 (2012)
- 中田哲也：フードマイレージ，日本評論社 (2007)
- ローズマリー・フェネル（著），荏開津典生（監訳）：EU 共通農業政策の歴史と展望——ヨーロッパ統合の礎石 （農政研究センター国際部会リポート）食料・農業政策研究センター (1999)
- 農林水産省：食料・農業・農村白書，農林統計協会
- 日本流通学会（監修）小野雅之・佐久間英俊（編著）：商品の安全性と社会的責任，白桃書房 (2013)
- 飯澤理一郎：農産加工業の展開構造，筑波書房 (2001)
- 藤島廣二・小林茂典：業務・加工用野菜，農山漁村文化協会 (2008)
- 暉峻衆三（編）：日本の農業 150 年，有斐閣ブックス (2003)
- 小池恒男・新山陽子・秋津元輝（編），キーワードで読みとく現代農業と食料・環境，昭和堂 (2011)
- 村田武（編著）：食料主権のグランドデザイン，農山漁村文化協会 (2011)
- コナー・ウッドマン（著），松本裕（訳），フェアトレードのおかしな真実，英治出版 (2013)
- マリオン・ネスル（著），三宅真季子・鈴木眞理子（訳）：フード・ポリティクス，新曜社 (2005)
- 岸康彦：食と農の戦後史，日本経済新聞社 (1996)
- 大塚茂・松原豊彦（編）：現代の食とアグリビジネス，有斐閣選 (2004)
- ウェイン・ロバーツ（著），久保儀明（訳）：食糧が危ない，青土社 (2009)
- 川島博之（監修）：日本の食料戦略と商社，東洋経済新報社 (2009)
- 鶴見良行（著）：バナナと日本人，岩波書店 (1982)
- 村井吉敬：エビと日本人 II，岩波書店 (2007)
- 柴田明夫：食糧危機にどう備えるか，日本経済新聞出版社 (2012)
- NHK 食料危機取材班：ランドラッシュ，新潮社 (2010)
- ジェーン・ケルシー（編著），環太平洋経済問題研究会・農林中金総合研究所共訳：異常な契約 TPP の仮面を剥ぐ，農山漁村文化協会 (2011)
- 服部信司：アメリカ農業・政策史 1776-2010，農林統計協会 (2010)

4. 食と農

「食」とは，人が生命を維持するための必要欠くべからざる「もの」であり「行為」である．その食を支えるのが広義の「農」である．本章では，特に食の素材となる作物（農作物，園芸作物）と家畜の特性や栽培・飼育について，さらに水棲生物を対象とする水産について解説する．

4.1 作物（栽培植物）の成り立ち

4.1.1 農耕と牧畜の始まり

人類が発生してから少なくとも300万年を経ているとされるが，その大部分の期間を人類は採取によって植物性の食べ物を，狩猟や漁ろうによって動物性の食べ物を得て暮らしてきた．そして，今からおよそ1万年前に有用な野生の植物や動物を自らの手で育て，増やすようになった．これが，農耕と牧畜の始まりといわれており❶，現在，「作物」，「家畜」と呼ばれているものは，このようにして人類とのかかわり合いが強くなった植物，動物である．農耕と牧畜により，人類は食料や生活資材をより多く，安定的に手に入れることができるようになった．これが，人口の増加や集落の発生につながり，現代文明の礎が築かれた．

4.1.2 野生植物と作物

現在，地球上にその存在が知られている約30万種の植物のうち，人類によって利用されている数万種の植物を資源植物といい，野生有用植物と作物に分類される（図 4.1.1）．その中で，食用に供されているものは約1万種あるが，栽培されているものは数百種に過ぎない．

```
                 ┌── 野生有用植物
    資源植物 ────┤
                 └── 作物（栽培植物）
```
図 4.1.1　資源植物の分類

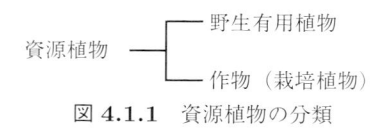

野生有用植物とは，一部の薬草やマツタケ，ゼンマイ，海藻など，食用に適し美味であるが栽培することが難しいもので，野生のものを採取することでしか入手できない．これらは，種類は多いがその量は少ない．一方，作物とは，人類が多くの野生植物の中から好ましい特性（種子が大きい，味がよ

❶ 農耕と牧畜は互いに補い合う関係にある．家畜は，人間が利用することのできない植物や作物の残渣を食べて肉，乳，毛皮などに変え，その糞は肥料となって作物を育てる．さらに，牛や馬は圃場で犂を引いて作物の生産力を高めるのに役立つ．

い，繁殖力が強いなど）をもったものを選択し，栽培するようになったものである．人類は，長い年月にわたってさまざまな地域で栽培する中で，より好ましいものを選択し，さらに用途に応じた改良を行ってきた（表4.1.1）．

表 4.1.1 作物とその近縁野生種の違い

特　性	作　物	野生種
種子の脱粒性	弱い	強い
厚い種皮やとげ	少ない	多い
種子やイモの大きさ	大きい	小さい
発芽・開花・成熟期	斉一性が高い	不斉一
収穫指数	大きい	小さい
生殖様式	自殖性が多い	他殖性が多い
肥料要求量	高い	低い
有害物質の量	少ない	多い
有効成分の量	高い	低い

収穫指数：植物体の全重に対する利用部分の重さの比率

4.1.3 作物の分類

作物（広義の作物）は，大きく農作物（狭義の作物❶）と園芸作物とに類別され，さらに図4.1.2のように分類される．これらの類別は植物の自然分類体系❷とは異なり，栽培の方法や用途などに重点を置いて分類されたものである．

❶ 農作物を単に作物と呼ぶことも多いが，本章では図4.1.1に準じた呼称を使用する．

❷ 生物を系統に基づく類縁関係によって分類すること．

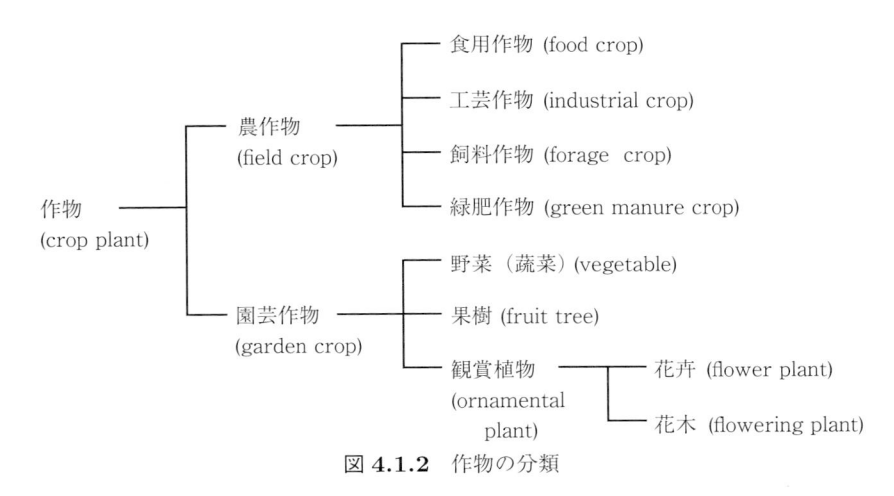

```
作物            ┌ 農作物      ┌ 食用作物 (food crop)
(crop plant) ─┤ (field crop)┤ 工芸作物 (industrial crop)
              │             │ 飼料作物 (forage crop)
              │             └ 緑肥作物 (green manure crop)
              │
              └ 園芸作物    ┌ 野菜（蔬菜）(vegetable)
                (garden crop)│ 果樹 (fruit tree)
                             └ 観賞植物 ┌ 花卉 (flower plant)
                               (ornamental └ 花木 (flowering plant)
                                 plant)
```

図 4.1.2 作物の分類

農作物は，比較的大規模な圃場で栽培され，商品としてまとまった一定量が必要とされる．一方，園芸作物は，比較的小規模で集約的な栽培管理を必要とし，鮮度が重視され商品単価の高いものが多い．

農作物は，さらに用途により表4.1.2のように分類される❸．食用作物はイネ科，マメ科，イモ類などの主食，あるいはそれに準ずる食物として人間のエネルギー源となる．工芸作物は，植物の繊維を利用して紡績，紙，畳表

❸ トウモロコシは食用としての利用では食用作物，油を採るためでは油料作物，家畜の餌への利用では飼料作物に分類されるように，同一の作物がさまざまな用途に利用されることがある．また，穂についたまま食べる未成熟果（スイートコーン）は野菜に分類される．この場合，使用する品種や栽培方法が異なることが多い．

などをつくる繊維作物，種子や果肉から油を抽出する油料作物，植物体に含まれる色素を利用する染料作物など工業や工芸の原料となるものである．飼料作物は家畜の飼料として利用され，緑肥作物は田畑にすき込んで肥料とするために栽培される．また，利用する部分・器官に着目して作物を分類することもある（表 4.1.3，園芸作物の野菜（蔬菜）と果樹の分類は，§4.5，§4.6 参照）．

表 4.1.2 利用目的による作物の分類

食用作物	イネ科	イネ，麦類，トウモロコシ，アワ，ヒエ，キビ
	マメ科	ダイズ，アズキ，インゲンマメ，ラッカセイ
	イモ類	ジャガイモ，サツマイモ，サトイモ，コンニャク
工芸作物	繊維料	ワタ，アマ，アサ，ジュート，コウゾ，イグサ
	油料	ナタネ，ダイズ，ゴマ，ヒマワリ
	糖料	サトウキビ，テンサイ，ステビア
	デンプン料	ジャガイモ，サツマイモ，トウモロコ，サゴヤシ
	嗜好料	チャ，コーヒー，コーラ，カカオ，ホップ，タバコ
	香辛料	ショウガ，ワサビ，コショウ
	ゴム料	パラゴム
	タンニン料	ウルシ，ワルト
	染料	アイ，ベニバナ，ムラサキ，
	薬料	ヤクヨウニンジン，センブリ，ゲンノショウコ
飼料作物	牧草類	オーチャードグラス，チモシー，シロクローバ
	青刈り飼料	トウモロコシ，ソルゴー
	根菜類	飼料用ビート，飼料用カブ
緑肥作物	イネ科	エンバク，モロコシ
	マメ科	レンゲ，ヘアリーベッチ，クロタラリア

表 4.1.3 利用する部位・器官による作物の分類

利用する器官		主な作物
果実		リンゴ，メロン，トマト，ナス，キュウリ
種子		イネ，コムギ，トウモロコシ，ソバ，ダイズ
茎	地上茎	アスパラガス，イグサ，コウゾ
	地下茎	ジャガイモ，サトイモ，コンニャク
葉		キャベツ，ホウレンソウ，タバコ，チャ
根		ダイコン，ニンジン，サツマイモ
花		ナバナ，フキノトウ，パンジー，ショクヨウギク

4.1.4 作物の原産地とその伝播

現在栽培されている多くの作物の起源地は，複数の限られた地域に集中している（表 4.1.4）．これらは民族の移動，交易，戦争，布教など，さまざまな人間の活動に伴って世界各地に広まった．特に，1492 年のコロンブスのアメリカ大陸到達以降は，ジャガイモ，サツマイモ，トウモロコシ，トマトなど，現在，主要な作物となっているものが全世界へと伝播していった．

表 4.1.4　主な作物の起源地

地　域	作　物
中国 東アジア	ダイズ，アズキ，キビ，ヒエ，クワ ハクサイ，タカナ，ネギ，クワイ，モモ，カキ，ビワ
インド 東南アジア	イネ，ソバ，サトイモ，コショウ，サトウキビ，チャ キュウリ，ナス，バナナ，カンキツ類
中央アジア	ソラマメ，ワタ，メロン，ホウレンソウ ダイコン，タマネギ，ニンジン，リンゴ，セイヨウナシ
中近東	コムギ，オオムギ，エンバク，アマ， レタス，エンドウ，イチジク，ザクロ
地中海	テンサイ，ナタネ，シロクローバ，カブ類 キャベツ，ゴボウ，オリーブ
西アフリカ アビシニア	コーヒー，モロコシ，シコクビエ ゴマ，ササゲ，オクラ，スイカ，アブラヤシ
中央アメリカ	トウモロコシ，サツマイモ，リクチメン，インゲンマメ カボチャ，ピーマン，パパイヤ
南アメリカ	ジャガイモ，タバコ，ラッカセイ，キャッサバ， トウガラシ，ゴムノキ，トマト，イチゴ，カカオ

　こうして，原産地と著しく異なった環境下で栽培され始めた作物は，それぞれの地域に適応して多様な変化を遂げ，その地域に新たな「食」❶ を生み出すとともに，「農」のあり方や生活様式にも変化をもたらすことになった．

4.2　世界の伝統農業

　東アジアモンスーン地帯の温暖で雨の多い環境に，私たちの祖先は，長い年月をかけて日本に調和した水田と農村の風景をつくり出してきた．日本に私たちの農業があるように，世界各地にはさまざまな農業が定着している．世界の環境が異なる各地域で，人々はより良い生活を求めて自然にはたらきかけ，地域の水や土壌，生物など農業の生産資源 ❷ を利用して，固有の持続的な農業と暮らしの形を生み出してきた．
　本節では，世界の各地域と日本で，農業の生産資源を活用して発展，定着してきた多様な伝統農業と暮らしの姿を紹介する．

4.2.1　世界各地に定着した伝統農業

① 乾燥した地域の農業

　世界の全陸地面積の38％にも広がる乾燥した地域に，不毛な砂漠と，その周囲に広がる雨の少ない半乾燥地 ❸ とに区分される．半乾燥地には，家畜を飼う牧畜と乾燥に強い作物を栽培する農耕とがある．牧畜には遊牧と放牧があり，農耕は雨水に依存した降雨依存型農業と灌漑農業とに大きく分けられる．
　遊牧：季節とともに移動する遊牧は，定住して暮らす農耕とは大きく異なる．古くから遊牧は，アジア大陸の中央部から南西にかけての西アジア，さらにサハラ砂漠に続く大乾燥地帯に根付いてきた．この広い乾燥地域に，群れを

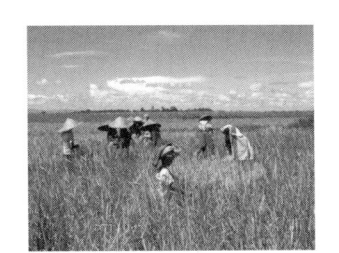

❶ ドイツのジャガイモ料理，トマトたっぷりのイタリア料理，唐辛子のきいた四川料理や韓国料理，そして肉じゃが，焼き芋，など．

伝統的な水稲の収穫風景
（ジャワ中部）

❷ 生産資源には，気象，水，農耕地・土壌，生物資源に加えて，長い間に地域で育まれた生産技術も貴重な生産資源と考えることができる．

❸ 乾燥地全体の47％に相当し，牧畜と農業は可能であるが，降雨量が少ない時は干ばつの被害を受ける．年降水雨量が冬雨地帯では 200～500mm，夏雨地帯では 300～800mm の地域を指す（UNEP）．

❶ 中央アジアからアフリカにかけては，現在の主要な家畜，羊，山羊，牛，馬，ラクダなど野生動物の起源地となった地域である．

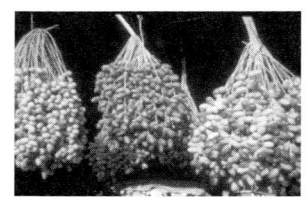

房状に実るナツメヤシの実
（サウジアラビア）

❷ 山麓や丘陵地の地下水を集落や畑に引くために掘られた長い地下水路．中央アジアからアフリカにかけての地域に分布するが，長い水路は数十 km にも達する．

❸ 西アジアの暑く乾燥した地域に栽培されるヤシの仲間．房状に実る果実を乾燥して食用にする．アラビア地域ではその甘い実をデーツと呼び，重要な食料．

❹ アフリカ起源のイネ科の穀類で，モロコシやコウリャンとも呼ばれる．日本では牧草として利用される．

❺ アフリカからインドにかけての半乾燥地域に栽培される重要な雑穀の1つで，背が高く細長い円柱状の穂をつける．和名はトウジンビエ（唐人稗）．

❻ イネ，ムギ類，トウモロコシ等の主要穀類を除いたイネ科穀物群を雑穀と総称し，ソルガム，パールミレット，キビ，アワ，ヒエ，シコクビエ等が含まれる．

❼ 天山山脈とパミール高原を境に，内陸中国域の東側と，カスピ海までの西側域を総称する地域名．前者を東トルキスタン，後者を西トルキスタンと呼称し，後者にはウズベキスタンやカザフスタンなどの5つの国がある．

つくる多くの野生動物❶が生息していたことが，遊牧を支える重要な要素となった．

　遊牧で生活する人々は，乾燥した土地に乏しい草を求めて，数千 km も移動しながら多くの家畜を飼い，その乳，チーズ，バターなど乳製品，肉や毛皮を，パンや衣服などと交換して暮らしている．希薄な草の資源を，家畜を通じて乳や肉に変えて利用する遊牧は，乾燥した環境に適応した暮らしとして，古代から守られてきた．しかし最近では，人口の増加や社会の変化に伴って，作物栽培を取り入れた半農半牧に変わり，遊牧本来の暮らしは少なくなっている．

オアシス農業：古くから，水の多いオアシスには大きな交易の町や都が栄えてきた．乾いた砂漠にオアシスの町をつくり，農業を営むには想像もできないほどの苦労を必要とした．人々は水を得るための井戸や長い水路を掘り，時には砂漠に湧く泉の近くに集落や町をつくり，家畜を飼い作物を栽培してきた．山麓から掘られた地下水路は，カナートやフォガラ❷と呼ばれ，現在も砂漠の暮らしと農業に欠かせない水を安定して供給している．

　オアシスの人々は，井戸やカナートの水を利用して，ナツメヤシ❸を育て，その下の小さな畑では，水をかけてオオムギ，コムギ，ソルガム❹，マメ，ウリや野菜を栽培する灌漑農業を定着させてきた．貴重な水を小さな畑にかけて，大切に育てるこの農業は，オアシスの環境が育んだ多作物導入型の小規模で集約的な灌漑農業と呼ぶことができる．

アフリカサバンナの農業：世界最大のサハラ砂漠の南には，背の低い草や木々がまばらな乾燥した帯状のサバンナ草原がある．この半乾燥地域では，人々は水に制約される厳しい環境に暮らしている．サバンナの農業は，牛の遊牧とソルガムやササゲを栽培する農耕とに代表される．

　赤く焼けた大地が広がるサバンナでは，作物を育てることが可能な期間が，1年に100日ほどしかない．人々は限られた間に，雨を待って鍬で赤い土を耕し，アフリカ原産のソルガムやパールミレット❺の種子をまく．昔から人々は周りの林や草原を焼いて，雑穀❻を栽培してきた．この農耕の方式は，収量は少ないもののサバンナの環境に適した雑穀型畑作農業として継続されてきた．ところが最近では，人口増加や砂漠化によって畑が少なくなり，干ばつ年には飢えに苦しむ人々が多くなってきた．

シルクロードの農業：乾燥地の農業は熱帯だけではなく，冷涼なトルキスタン中国北西部，モンゴルなど中央アジアにも広がっている．ここでは，冬の寒さが厳しく，乾燥した西トルキスタン❼の農業をみていく．

　シルクロードの要所となってきたウズベキスタンの人々は，リンゴの白い花とともに，天山山脈の雪解け水を利用して，スイカやメロンの種子をまき，郊外の畑にはコムギ，オオムギ，トウモロコシを栽培する．シルダリア川沿いの田畑には水がひかれ，大規模なワタやイネの栽培が始まるのもこの頃である．小高い丘は，寒さに強いリンゴ，ブドウ，ナシの果樹園や桑畑が広がる．

夏は短く，しかも乾燥したシルクロードの農業には多くの制約がある．熱帯の乾燥地と同じように水を必要とするだけでなく，作物を栽培できる期間が限られている．カザフスタンのステップ草原や天山山脈の麓には，コムギを栽培する人々や草原で羊や馬，牛，ラクダを飼う人たちが暮らしている．

② 湿潤な地域の農業

　湿潤な地域にも，熱帯から温帯，冷涼地帯にかけて多様な農業がある．熱帯雨林地帯とその高山地帯，乾季と雨季が交替する熱帯や温帯のモンスーン地帯，そして北の冷涼湿潤地帯にも，焼畑，畑作や稲作とともに，牧畜がそれぞれに発達してきた．

ニューギニアの焼畑農業：1年中暑くて湿ったパプアニューギニアには，森林に火を入れ木の灰を利用して，いろいろなイモを植える根栽型焼畑農業の暮らしが，今も残されている．人々は少しずつ森を焼いて，掘棒1本でカンショ，タロ❶，ヤム❷とともに，バナナやトウモロコシなどを4，5年栽培し，家族ごと豚や鶏を連れて他へ移動しては，また同じことを繰り返す．森や土に蓄積された養分と木の回復力のみに依存した自給的な焼畑農業は，長い間，豊かな森を破壊することなく，熱帯の湿潤な環境の中で守られてきた．今後，貴重な熱帯の森を破壊から守るためにも，焼畑農業の暮らしをどう生かすかが重要になっている．

アマゾンの農業：アマゾン流域では，川は互いに合流しながら幅を広げてゆっくりと増水する．増水の季節にも浸水しない"テラフィルメ"と呼ばれる広大な台地と，浸水する川沿いの低地"ヴァルゼア"とがある．アマゾンの定着型農業と暮らしは，この2つの土地の上に成り立っている．

　痩せた広い台地では，永年性作物❸の栽培が中心となる．キャッサバ❹を栽培するときには，トウモロコシ，インゲンマメ，カボチャなどを小規模に混作❺する．一方，土が肥沃な低地では，生育期間が短いイネ，トウモロコシ，野菜などを育て，魚を採る人々の暮らしがある．伝統的な農業と暮らしが守られる一方で，広大な牧場の造成や鉱物資源の採掘のために，森林の破壊が懸念されている．

アンデス高地の農業：熱帯の暑さを避けて，涼しい高地に暮らす人々がいる．高いキリマンジャロ山があるタンザニアや南米アンデスの国々などの熱帯高地で暮らす人たちのことである．アンデス山脈の中部に広がるペルーからボリビアにかけて，古くから"アルティプラノ"と呼ばれる高原地域がある．勤勉なアンデスの人々は，インカの時代から段々畑❻を築いてきた．標高3,500 mほどの冷涼な谷間には，インカの時代から最も大切なジャガイモ，その下の温暖な谷間には，マヤ文明を支えたトウモロコシが栽培される．そして，4,000 mを超える冷涼な高原では，アンデスに特有の家畜，リャマとアルパカ❼，羊を放牧する．人々は谷間を上下に季節移動しながら，共同して家畜を飼い，糞を利用して堆肥を作り，作物を育ててきた．

東南アジア熱帯モンスーンの農業：東南アジアはインドから西の乾いた地域に対して，湿った東の地域を指す．ここはインドシナ半島の北から南に向かっ

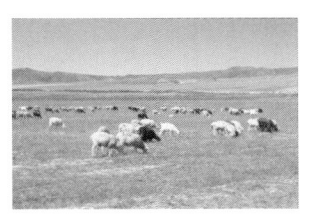

羊の放牧（カザフステップ草原）

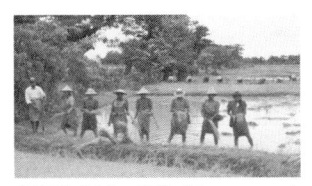

湿潤な地域の農業（ミャンマー）

❶ サトイモ科イモ類の総称で，アジア地域が栽培の中心．日本のサトイモもこれに含まれる．

❷ ヤマノイモ科イモ類の総称で，アジアとアフリカが主な栽培地域．熱帯では，球形や平板状のイモが多いが，日本では円柱の長い棒状のナガイモが多い．

❸ アマゾンでは，数年から十年ほど継続して栽培するアマゾンの永年作物には，コショウ，カカオ，ガラナ，トケイソウ，バナナ，キャッサバがある．

❹ 南米原産の地下作物．乾燥や痩せた土壌など不良な栽培環境においても，イモ収量が高く，広く熱帯・亜熱帯地域で栽培される．

❺ 同じ裏庭や畑に，トウモロコシ，雑穀，マメ類，イモ類，香辛料・薬用植物など多くの作物を混ぜて栽培する自給的栽培様式．

❻ 山の斜面に石垣を組み，土壌の浸食を防ぎ，土地を有効に利用する"アンデネス"と呼ばれる段々畑を延々と築いてきた．

❼ リャマ，アルパカは，南米原産のラクダ科の家畜で，荷物の運搬や体毛，毛皮を採るために飼育される．アルパカはやや小型で体毛の品質が優れる．

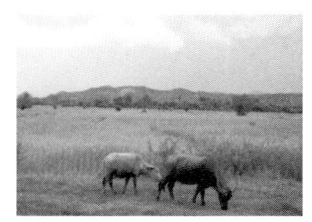

東南アジア雨季の水田風景

❶ 山間地で林地を管理しながら、畑作物、野菜、茸生産など農業を営む複合農業システム。これに家畜を組み入れると農林畜産業複合と表現する。英語では、Agroforestry.

❷ 東南アジアには、西域の文化や科学、宗教がインドを経由して導入され、9世紀から15世紀にかけてアンコール（カンボジア）、スコタイ（タイ）、パガン（ミャンマー）の王朝が平原に興った。

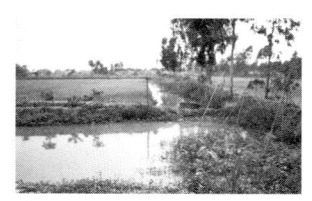

水田の高度利用（メコンデルタ）

❸ 熱帯アジアの河口汽水域に自生するヤシの仲間で、その大型の葉は家の屋根や壁の材料として利用される。

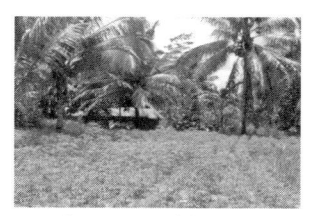

プカランガン内部の風景

て山岳部、平原、そして河口デルタが広がり、海を隔てて多くの島々が散在する地域となっている．モンスーンの影響を受けて、乾季と雨季とが明確な半島の大陸部とより湿った島嶼部には、複雑な地形に森と水田とが広がる世界が広がる．大陸部の山岳部と平原、河口デルタ、さらに島嶼部の農業と人々の暮らしを順に眺めてみよう．

ラオス、タイ、ミャンマー北部の山岳部には、山腹にチーク林を育て、イネや豆、野菜を栽培する農林業複合❶の暮らしがある．山を下りるとまばらな林と田畑に覆われた2つの平原❷が広がっている．1つはタイからカンボジアにかけての平原で、もう1つはミャンマー中部のマンダレー平原である．こうした平原は湿潤な東南アジアの中では比較的乾燥した地域で、雨は5月から10月の夏に集中し、残りの半年は厳しい乾いた季節となる．

タイ、カンボジア平原では、長い間、人々は雨季の雨に頼って、低いところにはイネを、痩せた赤い台地では林を少しずつ焼いて陸稲や桑を栽培して暮らしてきた．台地はキャッサバやサトウキビ畑になり、低地では水田が広がる風景に変わっても、不安定な雨水に頼って作物を育てる厳しい農業であることに変わりはない．最近では、平原に長く守られてきた農業と人々の暮らしも、社会や経済の変化に伴って大きな転換期を迎えている．

デルタ地域は、人口が集中する大都会と水田が広がる世界である．ホーチミンがあるメコンデルタ、バンコクのチャオピアデルタ、そしてヤンゴンのイラワジデルタが、東南アジアを代表するデルタ地域である．メコンデルタでは、周りから土を掘り上げて集落をつくり、内部にも水路を巡らし、木とニッパヤシ❸でつくられた家々は、高いココヤシやマンゴーの木に覆われている．集落を囲む広い水田には、雨季と乾季の2回に分けてイネが栽培される．水田の大きな畦には果樹や野菜を育て、水路の脇には豚小屋と家鴨の小屋が並んでいる．メコンデルタでは、イネ、野菜、果樹、家畜、そして魚まで育てるしくみが、水を中心とした時間と空間の中に生かされている．

島嶼部は大陸部と比べて、乾季が短く雨の多い環境に農業が定着してきた．ジャワ島の農村は、里山を背景にした豊かな水田と赤い瓦の集落に特徴付けられる．家と山羊の小屋は、ココヤシ、マンゴー、パパイアなど20種類もの果樹や木々に覆われている．その下には、コーヒー、ウコン、キャッサバ、カンショ、トウモロコシ、野菜を栽培する．池には家鴨や魚が泳ぎ、鶏が林の中を遊び回っている．生活に必要な多くの有用な樹木、作物、家畜で構成されるこの屋敷林のことを、ジャワの人たちは"プカランガン"と呼んで大事にしてきた．屋敷林の前には、豊かな水田が広がっている．ジャワの人々は、緑豊かな環境の中で、土地の高いところから低いところまでを、屋敷林や田畑に分けて、大事に長く使う農業と暮らしを育み、定着させてきた．

中国江南の水田農業：中国には、"南船北馬"という古い言葉がある．北の丘陵や台地が多い地帯では馬に乗り、南の揚子江下流の川や水路が多い地帯では、船で旅をすることを表現したものだ．この言葉通り、北には畑が多く、南には水田が広がっている．この南の豊かな水田地帯のことを、江南地方と呼

称している．東アジア温帯モンスーン地帯に属する江南には，日本と同じように四季があり，人々は暑く雨の多い夏にイネを育てて暮らしている．

江南の豊かな水田と暮らしは，この地方に昔から作られた運河と堀割が支えてきた．掘割は水田や町を巡りイネを育て，人々の暮らしを守る風景になっている．今では水田に野菜を作り，豚や家鴨，魚を飼って，上海などの大都市の市場に運ぶ集約的な近郊農業が水辺の環境に営まれている．農村では，水の環境と調和し，その恵みを受け，水とともに農業と暮らしが循環している．江南の農村と農業，人々の暮らしが，日本の農村風景とよく共通している．

ヨーロッパの冷涼畑作農業：ヨーロッパの人々は，見渡すかぎり広い畑と牧草地を，開放耕地と呼び，畑作と牧畜とが共存する農村の風景をつくり出してきた．同じ畑にコムギやオオムギを毎年続けて作ると，土が痩せることは，ローマの時代から知られていた．その後，二圃式と三圃式農業❶を経て，現在の輪作方式❷（混合農業❸）へと発展させてきた．今のパリ近郊の広い農村では，コムギと牧草を中心とした混合農業を守りながら，都市へ野菜を大量に出荷する企業的経営が多くなっている．寒冷な北欧には，酪農とともに夏にコムギを生産し，さらに北のタイガやツンドラと呼ばれる地域からシベリアにかけては，林業を営みトナカイを飼う人々が暮らしている．

ヨーロッパの人々は，牧草を組み入れた独自の輪作方式による大規模畑作農業を発展させてきた．狭い畑や水田に，多くの作物を集約的に栽培するアジアの農業とは大きく異なる．このヨーロッパの畑作農業は，さらに大規模な新大陸の企業的畑作農業や牧畜へと引き継がれている．

4.2.2 日本に定着した世界の農業

これまで，乾燥したアフリカ，湿潤な東南アジア，そして冷涼なヨーロッパの農業など，それぞれの環境に定着した農業と人々の暮らしの姿を眺めてきた．最後に，私たちが暮らす日本の温暖な環境の中に，近くのアジアや遠い世界の農業が日本にどう定着，調和してきたかを考えてみよう．

遠い昔，私たちの祖先はこの日本列島でアワやヒエを育てながら，木の実を採り，獣や魚を捕る生活をしていた．その後，縄文時代の後期から弥生時代になると，中国大陸や朝鮮半島から，稲作技術をもった人々が日本に渡ってきた．イネは日本の温暖な環境によく適応して，北へ分布を広げた．長い歳月をかけて，昔の人たちはそれぞれの地域に適したイネ作りを工夫し，今日の水田を中心とする農業の形を作り上げてきた．

稲作だけではない．人々の移動や交流を通じて，多くの作物や家畜とともに，その加工・利用の技術，道具や衣服の作り方が伝わり，改良された．ダイズと麹（こうじ）からつくる味噌や醤油，養蚕と絹織物❹，茶なども，古い時代にアジアの各地から日本に伝えられてきた．遠い南アメリカやアフリカから届いたジャガイモ，カンショやトウモロコシ，ゴマやスイカなども大切な贈りものとなっている．18世紀になって欧米との交流が盛んになると，作物や家畜の種類はさらに増加した．リンゴ，ブドウ，トマト，ライムギなどの作物，

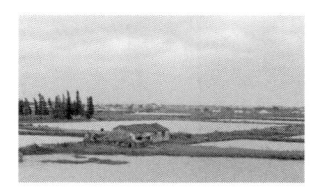

江南の水田風景

❶ 2つの畑を毎年交互に作物を栽培して2年に1度休閑する二圃式農業，3つの畑を3年に1度休閑する三圃式農業は中世ヨーロッパの時代に発達した．

❷ 土壌有機物の供給・維持や病害虫防除のため，数年の間に数種の作物を順番に回して栽培する方式．

❸ 三圃式農業にマメ科等の牧草を導入して家畜の飼育を組み合わせた農牧業．ドイツやフランスなど中部ヨーロッパやアメリカのコーンベルト地帯に広がる農業方式．

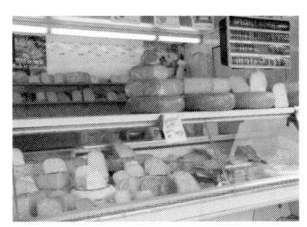

ヨーロッパの街の広場には，豊富な農産物が並ぶ（オランダ・ワーゲニンゲン）

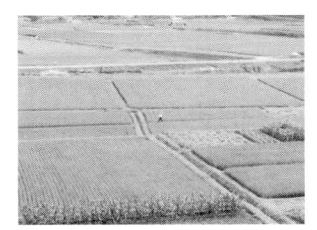

日本の水田風景（福島県会津）

❹ 私たちに身近なダイズやコンニャクイモ，桑，茶樹等とともに，味噌，醤油，納豆，コンニャク，絹織物など多くの加工技術は，中国南部（雲南地域）と東南アジア山岳部の地域から日本に伝えられたといわれる．

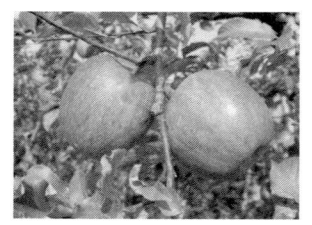

明治期に導入されたリンゴは，世界のリンゴ品種"ふじ"を創り出した．

❶ 日本の食料自給率は，カロリーベースで39%．主要穀物であるコムギ，ダイズ，トウモロコシの国内自給率は，それぞれ14%，4%，0%で，先進国の中で最も低い．世界中から日本に届く農林水産物とその加工品は多様で膨大であり，日本の食料と農業に不安を抱く人は多くなっている．国内の各地に長く育まれた農業と，これを支える地域の振興を図ることが重要になっている．

❷ 地力には，物理性（保水性，透水性，通気性等），化学性（養分供給，pH，有害物質等），生物性（有機物分解，病害虫，窒素固定等），土壌の厚さ，地形や傾斜，耕しやすさ，災害性等，さまざまな面がかかわっている．

❸ 窒素肥料は大気中の N_2 をもとに天然ガスやナフサ等の化石燃料を用いて製造される．リン肥料はリン鉱石，カリウム肥料はカリ鉱石をもとに製造されており，海外の鉱山から採掘されたものが輸入されている．すべて有限資源であり，資源の枯渇が心配されている．

羊や乳牛などの家畜，ワインやチーズなどの加工技術まで，今ではすっかり日本の農業と暮らしの中に根付いている．

今日の我が国の農業と暮らしの姿は，私たちの祖先が世界の農業と交流しながら育んできた大切な遺産だといえる．彼らは海外からのさまざまな贈りものを，単に受け入れただけでなく，日本各地の環境に適応する作物や家畜に改良し，その加工・利用技術を工夫して，独自の農耕文化を生み出してきた．

ところが，今日の農村では，作物や家畜の種類が減り，日本の環境に調和した農業と暮らしの姿も大きく変化している．ダイズやコムギ，トウモロコシはそのほとんどを輸入し，私たちの食生活も海外の農産物に大きく依存するようになっている．世界の人口は72億を超え，2050年には91億にもなると予想されている．農村と農業が与えてくれる快適な空間，さまざまな食材と産物，そして国内の各地に育まれた豊かな食の文化を，改めて見直す時期にきている．

4.3 農と環境保全，食の安全

4.3.1 日本農業の実情

我が国の国土は，7割が森林であり，農業に適した平地は限られているため，作業効率が悪い条件下で農業を行わなければならず，農業大国であるアメリカ，フランス，オーストラリアに比べて非常に不利である．また1億2,000万人を超える国民に食料供給を行うことから，狭い面積でも高い収穫量を得る必要があり，我が国では戦後早くから化学肥料と農薬を多投入した集約的農業が行われてきた．

4.3.2 肥料

土壌は元来，植物を生育させる能力（地力❷）をもっている．この能力の1つが養分供給能力であり，作物が正常に生育するためには，水（H_2O）や二酸化炭素（CO_2）のほかに，窒素（N），リン（P），カリウム（K），カルシウム（Ca），マグネシウム（Mg），硫黄（S），塩素（Cl），鉄（Fe），ホウ素（B），マンガン（Mn），亜鉛（Zn），銅（Cu），モリブデン（Mo），ニッケル（Ni），ケイ素（Si）などの養分が作物にバランス良く供給される必要がある．肥料は，これらの養分を人為的に土壌に施用して補助するものである．

4.3.3 化学肥料

化学肥料❸は，窒素，リン，カリウムを中心とした養分を高濃度に含有している資材が多く，アンモニアや鉱物を材料にして化学的に合成して作られている．特長として，1) 低コストである，2) 施用量が少ないので農家にとって省力的である，3) 即効性が高い，4) 成分含有量等の品質が安定している，ことが挙げられる．しかしながら，原料となる石油，リン鉱石，カリ鉱石は，有限資源であり，我が国はすべて輸入に頼っていることから，将来の資源確

保が問題である．

4.3.4 肥料の行方

　肥料は，作物に吸収されることを目的として施用されるが，実際の土壌中では複雑な経路を辿り，最終的に作物に吸収される割合は窒素で 2～5 割程度と考えられている．その他の部分は，土壌に残存したり，環境中に放出されることになる（図 4.3.1）．土壌中の水分に溶けた養分は下降し，地下水に混入して井戸水を汚染したり❶，地表を流れる水とともに河川，湖沼，海に流入して，水質低下を招くので農業地帯では問題になることが多い．リンやカルシウム等は，土壌鉱物等と化学的に反応して結合し，作物に吸収できない形態に変化（固定化）して無効化したり，土壌中の塩分濃度を高めて，根の生育を抑制することもある．窒素は土壌微生物により，窒素 (N_2) や亜酸化窒素 (N_2O) に変換されて大気中に放出されたりすることになる．N_2O は地球温暖化ガス❷の 1 つであり，二酸化炭素 (CO_2) の 298 倍も温室効果が高いので，発生抑制が課題となっている．

❶ 井戸水には農耕地由来の硝酸 (NO_3^-) や亜硝酸 (NO_2^-) イオンが混入しやすい．乳児が高濃度の硝酸や亜硝酸を含有する水を飲むと，メトヘモグロビン血症で酸素欠乏になり，死に至ることもある．基準値は 10 ppm に定められており，井戸水を使う事業者には定期的な水質検査が義務づけられている．

❷ 農林水産業から発生する地球温暖化ガスは，CO_2 が 29.8％，メタン (CH_4) が 40.8％，N_2O が 29.4％になっている（2009 年）．燃料やエネルギーの節約，窒素施肥量の低減，土壌管理の向上，土壌への炭素貯留などの対策がとられている．

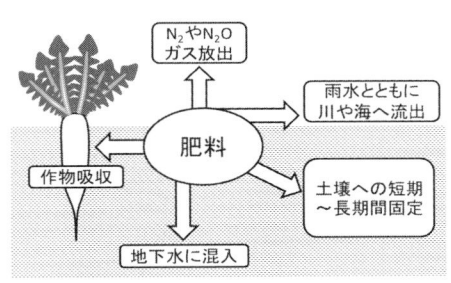

図 4.3.1　肥料の行方

　このように肥料成分は環境負荷を生じる原因ともなるため，過剰施用を控える必要がある．農業者には土壌診断を行い，適正量の肥料を与えることが推奨されているが，多くの農家は土壌診断を行っていないのが実情である．

4.3.5 農薬

　農薬は大まかに，1) 殺虫剤，2) 殺菌剤，3) 除草剤，4) 植物成長調整剤の 4 つに分かれる．殺虫剤と殺菌剤は，収穫量や外観品質を低下させないために使用され，除草剤は，雑草を取り除く労力を削減するために使用される．植物成長調整剤は植物ホルモンあるいはホルモン抑制物質としてはたらき，トマトの着果増進，ブドウの無種子化や果粒肥大，花の伸長抑制などに使用されている．
　使用においては対象作物，使用量，希釈倍率，使用時期，使用回数，使用上の注意等の使用方法が細かく定められており，農林水産大臣に登録申請を行い，残留性や毒性などの基準❸を満たし，登録されたものだけが市販されている．たとえば毒性が強く，残留性が高い農薬は，病害虫や雑草を防除する能力が高いため，農家は使用回数を減らせるので省力化できるが，レタス

❸ 農薬の毒性試験では，マウス，ラット，ウサギ，ニワトリ，メダカ，微生物等を用いて，急性毒性，亜急性毒性，慢性毒性，発がん性，繁殖性，催奇形性，変異原性，1 日当たりの許容摂取量 (ADI)，環境毒性などが検査される．このため，農薬は開発から市販までに約 10 年間の歳月と数十億円の経費がかかるといわれる．

のように短期間に生育し，生食で食べる野菜には適用できないことになっている．

農薬の問題点としては，農家が使用方法を守らないことがあること，適用外の農薬が風の影響でかかってしまうこと（ドリフト），農地に生息する天敵や病害虫以外の生物まで死滅させること，環境ホルモンの疑いがあるものが含まれていること，国により安全基準が異なることなどが挙げられる．

4.3.6 環境保全型農業

環境保全型農業は，「農業のもつ物質循環機能を生かし，生産性との調和などに留意しつつ，土づくり等を通じて化学肥料，農薬の使用等による環境負荷の軽減に配慮した持続的な農業」と定義されており，1) 堆肥等の有機物を土壌に施用する，2) 化学肥料の使用低減，3) 化学合成農薬の使用低減のすべてに取り組む農業者は，エコファーマー❶ として認定を受けることができる．認定数は増加傾向にあり，2010年以降は20万戸を超えて，全農家戸数の約8％を占める．

4.3.7 有機農業

近年，食品偽装等の不祥事や残留農薬事件が明るみになり，消費者の食の安心・安全に対する関心が大きく高まっている．そのため，高品質で，安心，安全な食品を望む消費者ニーズが増加し，有機農業への期待が大きい（図4.3.2）．有機農家数は年々増加し，2009年の有機農業栽培面積は1.6万 ha であるが，全農業面積の0.4％を占めているに過ぎない．EU加盟国では3〜8％であり（2011年），積極的に取り組まれている．

❶ エコファーマーは，「持続性の高い農業生産方式の導入に関する計画」を都道府県知事に提出して，認定を受けた農業者のことをいう．化学肥料と農薬の使用量を半分に減らし，冬季にカバークロップ（土壌を被覆する作物）としてレンゲやクローバーを植えることで土壌の流亡を防いだり，肥料を削減したり，有機農業を行うと農業環境が保全できるので，農業改良資金を受けることができる．

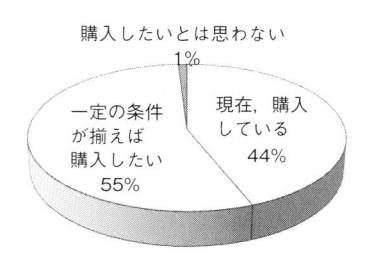

図 4.3.2　消費者における有機農産物の購入に対する意識
［農林水産省，2007］

農林水産省では，「有機農業とは，化学的に合成された肥料および農薬を使用しない❷ ことならびに遺伝子組換え技術を利用しないことを基本として，農業生産に由来する環境への負荷をできる限り低減した農業生産の方法を用いて行われる農業」と定義している．有機質肥料は，肥料成分の放出が緩やかで長期に及ぶことが特徴であり，環境に負荷をかけることが少ない．また有機物施用により土壌の肥沃度が向上し，無農薬により農地に生息する生物種や生物量が増加するため，農業生態系が改善され，天敵等の有用生物も増加することが期待されている．さらに「地産地消」，「食農教育」，「地球温暖

❷ 有機栽培で使用できる資材（肥料や土壌改良剤）としては，わら，米ぬか，緑肥，家畜糞堆肥，おからやコーヒー粕堆肥，生ゴミ堆肥，バーク（木の皮）堆肥，魚かす，家畜骨，グアノ，カニ殻，菜種油かす，草木灰，貝化石，天然鉱物由来の肥料などがある．

化防止」,「循環型社会形成」,「地域活性化❶」等を実現するための国の重要な施策の1つになっている.

しかしながら,化学合成農薬を使用しないために病害虫や雑草防除を観察しながら環境保全的な方法で行う必要があること,養分濃度の低い有機物を肥料とするために施肥に手間や工夫が必要なことから,有機農家には高度な知識と技術が求められる.

4.3.8 有機 JAS

我が国における有機農産物❷の表示ルールや検査認証制度を定めているのが有機 JAS 法である.認定登録機関が栽培方法を検査し,合格した農産物,加工食品,飼料および畜産物に「有機 JAS マーク」を貼ることができる.このマークは,太陽と雲と植物をイメージしており,自然界の力で生産された食品を表している.特別栽培農産物は,基準を緩めたものであり,「エコえひめ」など,都道府県が独自に認証制度を設けて,農産物の地域ブランド化を図っている.

❶ 新規就農者の有機農業に対する意識調査(2010年)では,有機農業をやりたい=28%,興味がある=65%,興味がない=7%であり,我が国農業の将来において有機農業が大きな位置を占めると考えられている.また,現在農業を行っている農業者の49%も条件が揃えば有機農業を行いたいと考えている.さらに,近年,有機農業を始めた農業者の平均年齢は55.2歳であり,農業者全体の平均年齢である66.1歳を大きく下回っている.意欲があり,高い収益性を求める農家が有機農業に取り組んでいると推測される.

❷ 消費者が有機農産物を購入する上で求める条件として,表示が信頼できること(72.9%),近所や買いやすい場所で販売されていること(70.3%),価格がもっと安くなること(68.0%),味や栄養価が優れていること(50.6%)となっており,見た目が整っていることは,わずか(3.3%)であった.有機農産物はトレーサビリティ(追跡可能性)が保証されており,流通履歴を確認できる.農林水産省(2007)より.

表 4.3.1　有機 JAS 農産物と特別栽培農産物の分類

有機農産物（有機 JAS マーク）		化学肥料および化学合成農薬の使用を避けることを基本として播種または植付け前2年以上（多年生産物の場合は,最初の収穫前3年以上）の間,堆肥等による土作りを行った圃場において生産された農産物
特別栽培農産物	無農薬栽培農産物	農薬を使用せずに栽培した農産物
	無化学肥料農産物	化学肥料を使用せずに栽培した農産物
	減農薬栽培農産物	節減対象の農薬使用回数が当該地域の5割以下で栽培された農産物
	減化学肥料栽培農産物	化学肥料の窒素成分量が当該地域の5割以下で栽培された農産物

4.4　食用作物

食用作物とは,人の主要なエネルギー源となり,主食,あるいはそれに準ずるものとして利用される作物で,穀類 (cereal crop, cereal),マメ類 (pulse crop, pulse),イモ類 (root and tuber crop) に大別される❸.

4.4.1　穀類

穀類のほとんどは単子葉植物に属するが,タデ科のソバ,ヒユ科のアマランサス,アカザ科のキノアなど双子葉植物に属するものもある.これらは,

❸ 穀物のうち,主食とするものを主穀,その他のものを雑穀と呼ぶこともある.穀物はイネ科に属する作物（禾穀類）を主体とするが,穀物統計などではダイズやソバも含まれる.

五穀
イネ,ムギ,アワ,マメ（ダイズ）,ヒエ（またはキビ）である.その種類は,時代や地域によって異なる.五穀豊穣とは,すべての穀物が豊かに実ること.

疑禾穀類(pseudo cereals)ともいわれる．

イネ，コムギ，トウモロコシは世界の三大穀物といわれ，生産量はイネとコムギは約 7 億 t，トウモロコシは約 8.5 億 t である（表 4.4.1）．穀類は食用だけでなく，加工用，飼料用としても利用される．たとえば，世界のトウモロコシ消費量のうち約 65％が飼料用，約 30％がコーンスターチなどの工業用である❶．

❶ トウモロコシは，バイオマスエタノールの原料として，近年その需要が増大しており，世界の穀物価格上昇の一因ともなっている．

表 4.4.1　主な食用作物の生産状況（2010 年）

作物名	世界の生産量（万 t）	収量（t/ha）	日本の生産量（万 t）	同左世界順位	国内自給率（％）	生産国（世界の生産量に対する各国の割合，％）
イネ（籾）	70,105	4.48	1,060	11	96	中国 (28)，インド (21)，インドネシア (8)，バングラデシュ (7)，ベトナム (5)
コムギ	65,191	3.68	57	60	12	中国 (18)，インド (12)，アメリカ (9)，ロシア (6)，フランス (6)
トウモロコシ	84,979	5.44	*	156	0	アメリカ (37)，中国 (21)，ブラジル (6)，メキシコ (3)，アルゼンチン (3)
ダイズ	26,505	2.06	22	20	7	アメリカ (34)，ブラジル (26)，アルゼンチン (20)，中国 (6)，インド (5)
ジャガイモ	33,375	27.38	229	28	70	中国 (24)，インド (11)，ロシア (6)，ウクライナ (6)，アメリカ (5)
サツマイモ	10294	9.79	86	13	93	中国 (72)，インド (3)，ナイジェリア (3)，ウガンダ (2)，タンザニア (2)
タロイモ	941	9.35	17	8	90	ナイジェリア (31)，中国 (18)，カメルーン (16)，ガーナ (14)，ギニア (3)

生産量は，2010 年 FAO 農業生産年報による．収量は，生産量上位 20 カ国の平均．
*：トウモロコシの生産量は 163t．サトイモは，世界的にはタロイモと総称されている食用イモの 1 つである．

生産量の調べ方
FAO（国際連合食糧農業機関）(FAOSTAT)
http://faostat.fao.org/site/567/default.aspx#ancor)：Country（世界の生産順は word > (list)，総計は world ＋ (Total)）→ item → year → element を順に選択．

穀物の炭水化物含有率は約 70％と高く（表 4.4.2），人が摂取するエネルギーのうち約 55％を穀物から摂っている．タンパク質含有率は約 10％であるが，摂取タンパク質の約 45％が穀物由来である．しかし，動物性タンパク質と異なり，必須アミノ酸の含量が少ないため，マメ類や動物性食品と一緒に食べることが望ましい．

コメ，コムギ，トウモロコシは多くの地域で主穀（主食）として利用され，人の生活を支えてきた．それは，以下の理由による．1) 栽培が比較的容易で，収量が多い．2) エネルギーとなる炭水化物（デンプン）が主成分である．3) 食味が淡泊なことから，食べ飽きない．4) 調理加工が簡単である．5) 含水率が低いので，貯蔵（腐敗しにくく），運搬が容易である．

穀物の種子には，次世代を形成するのに必要な物質（炭水化物，タンパク質，脂質，無機質，ビタミン類など）が貯蔵されている．これは，種子には人にとって有用な成分が集中していることを意味する．したがって，各種の栄養成分の凝集された種子を食物として摂取するのは，非常に理にかなった利用法といえる．

4.4.2 マメ類

マメ類は，すべてマメ科に属する植物で，完熟した種子や未熟の種子（エダマメ），芽生え（モヤシ）❶を食用として利用する．イネや麦類などの子実が炭水化物を主成分とするのに対し，マメ類の子実はタンパク質や脂質を多く含んでいる（表4.4.2）．たとえば，ダイズのタンパク質含有率は35％❷，ラッカセイの脂質含有率は47％と極めて高い．両種は，植物油の原料としても重要である．また，無機質や植物繊維の含有率も高い．

❶ エダマメとモヤシは，野菜に分類される．

❷ ダイズは「畑の肉」ともいわれ，タンパク質の重要な供給源である．

表 4.4.2 食用作物の成分（可食部 100 g 当たりの値）

	エネルギー (kcal)	水分 (g)	炭水化物 (g)	タンパク質 (g)	脂質 (g)	灰分 (g)	カルシウム (mg)	カリウム (mg)	マグネシウム (mg)	リン (mg)	ビタミン C (mg)	食物繊維 (g)
コメ（玄米）	350	15.5	73.8	6.8	2.7	1.2	9	230	110	290	0	3.0
コムギ	337	12.5	72.2	10.6	3.1	1.6	26	470	80	350	0	1.6
トウモロコシ	350	14.5	70.6	8.6	5.0	1.3	5	290	75	270	0	9.0
ダイズ	417	12.5	28.2	35.3	19.0	5.0	240	1900	220	580	Tr	17.1
インゲンマメ	333	16.5	57.8	19.9	2.2	3.6	130	1500	150	400	0	19.3
ラッカセイ	562	6.0	18.8	25.3	47.5	2.3	50	740	170	380	0	7.4
ジャガイモ	76	79.8	17.6	1.6	0.1	0.9	3	410	20	40	35	1.3
サツマイモ	132	66.1	31.5	1.2	0.2	1.0	40	470	25	46	29	2.3
サトイモ	58	84.1	13.1	1.5	0.1	1.2	10	640	19	55	6	2.3

五訂日本食品標準成分表．Tr：微量

ダイズやラッカセイには，人間の必須アミノ酸のうちリジンが多く含まれ，メチオニン，シスチンは少ない．コメ，コムギ，トウモロコシはその逆である．したがって，食生活上，イネ科の穀物とマメ類の組合せは栄養学的に非常に好ましい．東アジア地域では，コメとダイズを組み合わせた食体系が広く分布し，南アメリカのトウモロコシやサツマイモの消費が多い地域では，これらにラッカセイとインゲンマメを組み合わせて食べることが多い．マメ科植物には，動物や昆虫による食害や微生物による加害への対抗手段として，種子にタンパク質分解酵素阻害物質，シアン化合物などの有害物質を含むものがある．しかし，加熱や繰り返し水にさらすことによって人体への影響はほとんどなくなる．

マメ類には，次のような生理的特性がある．

1) 根粒菌と共生し，大気中の窒素 (N_2) をアンモニア (NH_3) に還元して利用することができる（窒素固定）．作物からは光合成産物を根粒菌に供給し，根粒菌からは固定した窒素化合物を作物に渡す．そのため，マメ類は窒素肥料の少ない土地でも栽培でき，マメ科作物を栽培した後には窒素成分が残る．マメ類は，他の作物と比較して少ない窒素肥料で栽培でき，輪作❸を組む際には極めて有用な作物である．2) 葉の着生角度を，光の方向や強さに応じて変化させる調位運動を行う．夜間は小葉が閉じる就眠運動を行う．3) 花が咲いて生殖成長が始まっても，葉の展開や茎の伸長が続き，栄養成長と生殖成

❸ 地力（作物を生産するための土壌の能力）維持を目的に，特性が異なる，いくつかの作物を組み合わせて，一定の順序で栽培すること．

長が重なる期間が長い．そのため，開花した花器の多くが落花したり，稔実の不十分な莢が発生することが多い．4) 子実はタンパク質や脂質の含有率が高いため，これらを合成するために多くのエネルギーを必要とする（多くの光合成産物を消費する）ことから，子実収量は低くなる．

世界におけるダイズ消費は，ダイズ油用が87%と圧倒的に多く，次いで飼料用が7%，食用が6%となっている．また，ダイズから油を絞った後のダイズ搾りかすも，飼料として利用される．我が国のダイズ消費量は約500万tで，このうちダイズ油用が約70%，食用が約25%である．食用消費の内訳は，豆腐が61%，煮豆・総菜13%，納豆7%❶，味噌・醤油6%である．国産ダイズは，油用には全く使用されていない（農林水産省，2005）．

❶ 納豆には血栓溶解作用をもつナットウキナーゼが含まれている．また，アメリカの食品医薬品局は，ダイズタンパク質は心臓病の予防に効果があるとの報告をしている．

4.4.3 イモ類

イモ類とは，地下部にある茎や根が炭水化物（主にデンプン）の貯蔵器官として肥大した作物で，禾穀類やマメ類と異なり，さまざまな科に属している．茎が肥大して塊茎となるジャガイモ（ナス科），球茎となるサトイモ（タロイモの一種，サトイモ科），コンニャク（サトイモ科），根が肥大して塊根となるサツマイモ（ヒルガオ科），キャッサバ（トウダイグサ科）のほかに，茎と根の中間的な性質を示す部位が肥大して担根体(たんこんたい)となるヤムイモ（ヤマノイモ科）などがある．イモ類の大半は，茎や根による栄養繁殖が行われる．

世界のイモ類の総生産量は約7億tで（表4.4.1）ジャガイモが最も多く原産地がアンデス山地であることから比較的冷涼な地域で栽培されている次いでキャッサバで，アフリカ，アジアおよび南アメリカの熱帯・亜熱帯地域での栽培が多い．サツマイモは，アジアでの生産が多い．これら3種で，イモ類生産量の約90%を占めている．ヤムイモは95%がアフリカで生産され，タロイモの生産もアフリカが多い．生産量は少ないが，食用として利用されているイモ類に，キクイモ，タシロイモ，ショクヨウカンナ，ヤーコンなど

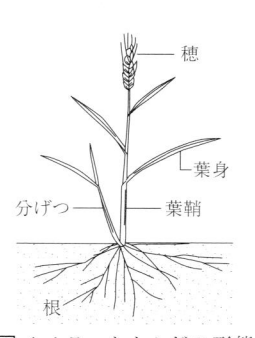

図 4.4.5 オオムギの形態
（角田公正ほか：作物学入門 (1998) による）

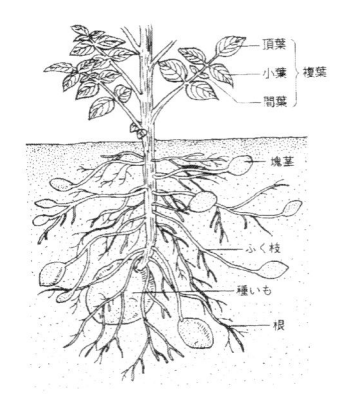

図 4.4.6 ジャガイモの形態
（角田公正ほか：作物学入門 (1998) による）

がある．

　イモ類は，生育の最終段階にならないと収穫できない禾穀類と異なり，比較的早い段階から収穫部分であるイモの分化・肥大が始まる．このため，生育の途中で災害にあっても，壊滅的な被害は受けずにすむ．それ故，イモ類は重要な救荒作物とされている．同様の理由で，イモ類の，収穫指数は禾穀類やマメ類 (0.4〜0.5) に比べて非常に高い (0.6〜0.7)．

　イモ類の主成分は炭水化物で，タンパク質や脂質は少ない（表 4.4.2）．ビタミン C を多く含むものもあるが，中には有毒物質を含むものもある．イモ類は，栽培が容易で災害に強く，収量も多い．しかし，含水量が多く重量があるため，貯蔵や運搬には不利である．この対策として，古くからアンデス地域では昼夜の温度格差を利用してチューニョが作られた．

　イモ類の主な用途は，生食用，加工食品用およびデンプン原料用で，近年はデンプン残渣などを利用したバイオエタノール製造が注目されている．

4.5 野　菜

4.5.1 野菜の特質

　野菜の種類は極めて多く，日本では約 150 種類の野菜が利用されている．それらは植物学的な類縁関係，来歴，利用部位，利用方法，成分，生育特性，栽培方法のいずれにおいても多種多様であり，ひとくくりに論ずることは難しい．

　現在の日本の野菜は種類が豊富であるが，日本原産の種は少なく，多くが外国から渡来したものである❶．生育適温や花芽分化，休眠などの性質に原産地気候への適応を残しているものも多い．たとえば，中央アジアの乾燥地域原産であるタマネギは，夏前に球根をつくり休眠して夏をやり過ごし，秋に萌芽して低温短日期に生育し，春に開花して夏前には種子がとれる．一方，インド起源と考えられているナスは，本来多年草であるが，生育適温が高い

❶ 日本原産の野菜：
フキ，セリ，ウド，ジュンサイ，ミョウガ，ヤマノイモ，ユリネ，ヒユ

鎌倉〜桃山時代に日本に渡来したと考えられている野菜：
ホウレンソウ（和種），ツルムラサキ，セルリー，ニンジン，ソラマメ，スイカ，ニホンカボチャ，トウガラシ，ジャガイモ，サツマイモ

明治以降に日本で普及した野菜：
キャベツ，タマネギ，ハクサイ，パセリ，ホウレンソウ（洋種），カリフラワー，イチゴ，インゲン，洋ニンジン，セイヨウカボチャ，トマト，華北型キュウリ，メロン，レタス

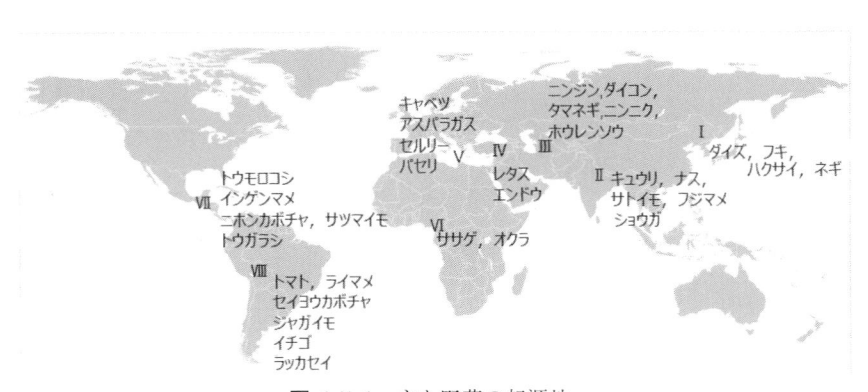

図 4.5.1　主な野菜の起源地
注）I〜VIII は，Vavilov の栽培植物の起源センター
（伊藤ほか：蔬菜園芸学，川島書店 (1990) より作図）

ために，日本では冬になると枯れてしまう．このようなそれぞれの野菜の特性をよく理解することが，合理的な野菜生産には大切である．

4.5.2 野菜の分類

野菜の分類方法には，生物学的分類，利用部位による分類，生産方法による分類などが用いられる．

農林水産省の統計では葉茎菜類，根菜類，果菜類に大別されているが，さらに，表4.5.1のように10種類に分けることもある（熊澤，1960）．しかし，いずれの分類方法も不完全で明確な分類境界があるわけではなく，あくまで便宜的なものであることを留意しなければならない．

表 4.5.1 主な野菜の名前と分類

果菜類，果実的野菜
マメ類
サヤインゲン，サヤエンドウ，グリーンピース，ソラマメ，エダマメ（以上マメ科）
ウリ類
キュウリ，シロウリ，セイヨウカボチャ，ニホンカボチャ，ズッキーニ，キンシウリ，メロン，スイカ，ニガウリ，ヘチマ，カンピョウ，マクワウリ（以上ウリ科）
ナス類および雑果菜
ナス，トマト，ピーマン，トウガラシ，シシトウ（以上ナス科），オクラ（アオイ科），スイートコーン（イネ科），イチゴ（バラ科）
根菜類
塊根類
ジャガイモ（ナス科），ヤマノイモ（ヤマノイモ科），サトイモ（サトイモ科），ショウガ（ショウガ科），レンコン（スイレン科），サツマイモ（ヒルガオ科），ユリネ（ユリ科），クワイ（オモダカ科）
直根類 (root crops)
ダイコン，カブ，ワサビ，コールラビ（以上アブラナ科），ゴボウ（キク科），ニンジン，パースニップ（以上セリ科），テーブルビート（ヒユ科）
葉茎菜類
菜類
ハクサイ，ミズナ，カラシナ，コマツナ，チンゲンサイ，キャベツ，ケール，メキャベツ，カリフラワー，ブロッコリー（以上アブラナ科），スイゼンジナ（キク科）
生菜および香辛菜
レタス，エンダイブ，チコリ（以上キク科），セルリー，パセリ（以上セリ科），シソ（シソ科），クレソン（アブラナ科），ヤナギタデ（タデ科），ウド（ウコギ科），ミョウガ（ショウガ科）
柔菜
ホウレンソウ，フダンソウ，オカヒジキ（以上ヒユ科），シュンギク，フキ（以上キク科），ミツバ，セリ（以上セリ科），アスパラガス（アスパラガス科），ツルムラサキ（ツルムラサキ科），タケノコ（イネ科），モロヘイヤ（シナノキ科）
ネギ類
ネギ，ニラ，タマネギ，ニンニク（以上ネギ科）
菌類
シイタケ（キシメジ科），マッシュルーム（ハラタケ科）

（伊藤ほか：蔬菜園芸学，川島書店 (1990) に一部追加）

また，野菜の名前は自然分類上の名前と必ずしも一致しない．たとえば，日本でカボチャと呼ばれる野菜には，*Cucurbita maxima*, *C. moschata*, *C.*

pepo の 3 種類の植物が含まれ，逆に，キャベツ，ケール，ブロッコリー，カリフラワー，コールラビ，メキャベツはいずれも Brassica oleracea である．学名や科名は，生物学的な類縁関係を示しているので，生態的特性や成分などに共通点があることが多く，野菜の理解には有用である．

これらの種の中で，人為的に選抜された特徴が安定しており，他と区別する意味がある個体群を品種と呼ぶ．ダイコンやナスなど古い時代に渡来した野菜では，各地域に伝播する過程においてそれぞれの地域に応じた品種が分化してきた．これらの在来品種は，市場経済の発達と一代雑種（F_1 品種❶）の増加に伴い失われつつあるが，最近，地域特産ブランドとして見直しが進んでいる．

4.5.3 生産・流通

日本の農業生産額（約 8.1 兆円, 2010 年）に占める野菜の割合は，昭和 30 年の 7% から上昇し続け，2010 年には約 28% に達している❷．国民 1 人当たりの年間購入量は約 57kg, 2 万円強である（農林水産省統計情報）．

ほとんどの野菜は日もちが悪く，貯蔵に限度があるために，消費者は必要に応じて頻繁に購入する必要がある．消費者が 1 年を通して購入したいと考えれば（周年需要），それに応じて 1 年中供給すること（周年供給）が求められる．野菜栽培は自給自足的な小規模生産から流通経済上の商品生産へと変化し，経済的に成り立つような，生産地の立地条件に応じた栽培技術体系が分化することになった．この総合的な技術体系を作型と呼ぶ（図 4.5.2）．

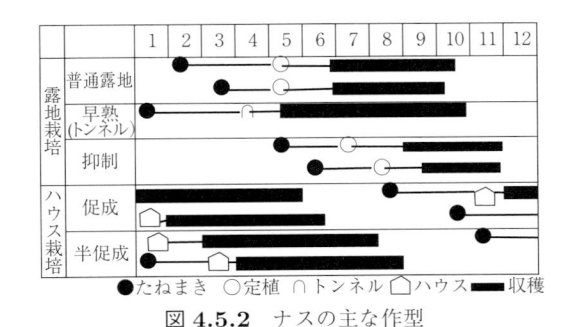

図 4.5.2 ナスの主な作型
（山川邦夫：野菜の生態と作型，農山漁村文化協会 (2003) より作図）

作型の分化を促した要因は，交通網が発達して長距離輸送が可能になったことが大きい．気候の違いを利用した産地間リレーと環境制御技術を利用した生産によって，多くの野菜が全国に周年供給されるようになった．施設栽培や促成栽培は，「季節性をなくした」として批判されることがあるが，1 年中新鮮な野菜を供給することによって，健康的な食生活に貢献してきたことは評価されてよい．

作型を構成する技術は数多いが，キャベツなどの露地型野菜では品種選定の比重が高く，品種選択と産地移動によって周年供給が達成されている（図 4.5.3）．一方，ナスなどの高温性野菜では，施設栽培によって生育環境を調

---

❶ 遺伝的に異なった個体間の交雑に由来する子孫のことであり，雑種第一代を略して F_1 という．F_1 は，生育，収量，耐病性，早熟性，均一性などについて両親となった系統よりも優れていることが多い．これを雑種強勢という．両親系統が自殖を続けたあとの交雑で雑種強勢は顕著に現れる．

F_1 育種は 1930 年代に始まり，自家不和合性や雄性不稔の利用など新しい技術が開発され，現在の経済栽培では，多くの野菜で大半を F_1 品種が占めている．

❷ 2011 年の野菜卸売数量の多い品目は 1 位キャベツ，2 位タマネギ，3 位ダイコンで，卸売価額の大きい品目は 1 位トマト，2 位キュウリ，3 位キャベツ．

節することで周年供給されている．

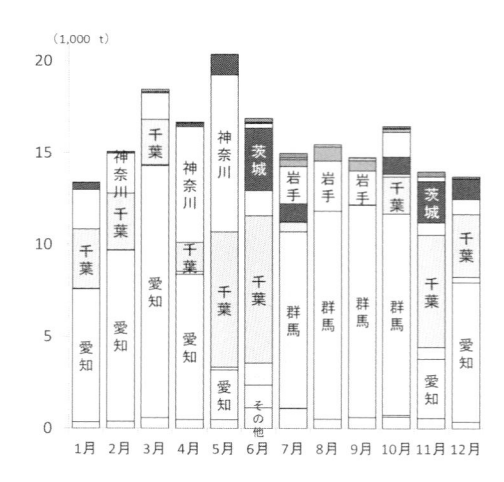

図 4.5.3 東京中央卸売市場での月別産地別キャベツの入荷量（2012 年度）
（農林水産省：統計情報より作図）

4.5.4 栄　養

　野菜の多くは水分が多く，固形分は少ない．さらに固形分の 40〜80％は糖質であり，タンパク質や脂質が少ないことから，概してエネルギー量（カロリー）が小さい．野菜に期待されている栄養は，ビタミン類やミネラル，食物繊維であり，摂取カロリーを低下させるための食材としても利用される．

　野菜から摂取している主なビタミン類には，ビタミン B 群，ビタミン C などの水溶性ビタミンや，カロテン類，ビタミン E，ビタミン K などの脂溶性ビタミンがある．

　野菜に含まれるミネラルとしては，カルシウム，リン，鉄，カリウム，マグネシウム，ナトリウム，亜鉛，銅，マンガンなどがある．カルシウムは葉茎菜類，マメ類に多く，塊根類はカリウムを多く含む．食物繊維にはセルロース，ヘミセルロース，ペクチンなどの多糖類，リグニン，粘質多糖類などがあり，整腸作用などを通して人間の健康に有用にはたらき，野菜が重要な給源となる．ゴボウ，ブロッコリー，カリフラワー，グリンピースなどで含量が比較的多い．しかし，いずれの栄養成分も栽培方法や産地，季節，品種，流通条件，収穫後日数などによって大きく変動することに留意する必要がある（図 4.5.4）．

4.5.5 機能性成分

　野菜の摂取頻度が高いと，がん発症リスクが低下するといわれている（厚生労働省，健康日本 21）．この効果をもたらしている成分は明らかではなく，おそらく総合的な作用によると考えられる．

　さらに野菜に含まれるさまざまな二次代謝物質の中には，発がん抑制や抗

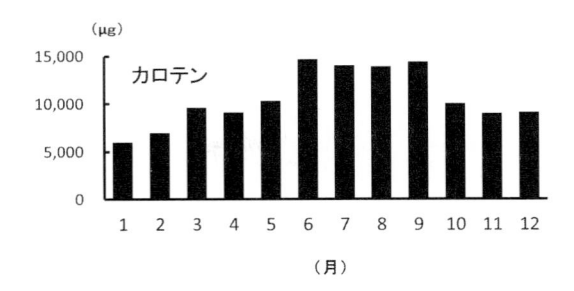

図 4.5.4 市販ニンジンのカロテン含量の年間変動
(辻村卓：野菜のビタミンとミネラル，女子栄養大学出版部 (2003))

酸化作用，免疫の賦活化作用，脂質代謝改善，殺菌効果などをもつ成分があり，最近注目されている．たとえば，ネギ類のメチルメルカプタンや，トマトのリコピン，タマネギのケルセチン，トウガラシのカプサイシンなどは，古くから健康によいとされていた野菜から単離され，その抗酸化活性が明らかになっている．

一方で，野菜によっては，シュウ酸やアルカロイド❶，青酸配糖体，酵素阻害物質などの有害成分も含まれることがある．機能性成分として注目されているカプサイシンやグルコシノレートでも，大量に摂取すると有害である．

4.5.6 利用

野菜は収穫された後も生きているので，成分や形が変化し続けている．特に生長途中にある若い茎葉や未熟果実を利用するものでは，変化が激しいので収穫からなるべく早いうちに利用するようにしたい．一方で，休眠に近い状態で収穫されるタマネギやジャガイモ，結球野菜は比較的貯蔵中の変化が少ない❷．

一般的にいって，呼吸や蒸散による消耗を防ぐためには低温・高湿が望ましいが，ナスやキュウリ，ショウガなど熱帯原産の野菜は，低温によって障害を受けるので，冷蔵庫での長期保管は難しい．

4.6 果樹

4.6.1 果樹の分類

果樹とは，食用となる果実を着ける木本植物である．外観上幹のようにみえる組織をもつバナナやパイナップル，パパイアなどの多年生草本植物も，例外的に果樹に含める．

一般的に果物とは，甘味や酸味を有し，デザートのように生で食する果実のことを指し，イチゴやメロン，スイカなども含むことが多いが，本節では果樹に着生する果実のみを対象とする．

果樹の分類には，植物分類学に基づく系統的な自然分類法と，果実を利用する人間の立場から便宜的に分類する人為分類法がある．自然分類法では，

❶ ジャガイモのアルカロイドであるソラニンは，成人の経口中毒量は 0.2～0.4 g だが，子どもではもっと低い．市販されている塊茎には 0.04～0.12 g/kg 程度しか存在しないが，発芽時には 1.0 g/kg 以上になる．水溶性だが熱に対して比較的安定で調理しても残る量が多い．平成 10 年以降，小学校の学校園で栽培されたジャガイモによる児童の中毒事件が全国で 12 件発生している（東京都福祉保健局，2007）．
小さいイモは含有濃度が高いので食べない，皮や芽を取り除く，保存は暗所で行う，などの点に注意．

❷ セイヨウカボチャは収穫直後よりもしばらく室温で貯蔵した後のほうが糖含量は高い．また，ジャガイモを低温で貯蔵するとデンプンが糖に変わり，ポテトチップスにするときに焦げやすくなる．このように成熟した収穫物でも成分は変化する．

主な果樹は約40の科に属しており，その中でもバラ科やミカン科に属するものの生産が多い．人為分類は目的に応じてさまざまな方法があるが，原生地や樹性，可食部などを組み合わせた分類の例を表4.6.1に示した．

表4.6.1 主要果樹の人為分類

原生地	樹性	可食部など	果樹の種類
温帯果樹（落葉性）	高木性	仁果類	リンゴ，ナシ，マルメロ，カリン
		核果類	モモ，スモモ，ウメ，オウトウ，アンズ
		堅果類	クリ，クルミ，ペカン，アーモンド
		その他	カキ，イチジク，ザクロ，ナツメ，ポポー
	低木性	スグリ類	クロフサスグリ，フサスグリ
		キイチゴ類	ラズベリー，ブラックベリー
		コケモモ類	ブルーベリー，クランベリー
		その他	ユスラウメ（核果），グミ（核果），カラタチ
	つる性		ブドウ，キウイフルーツ，アケビ
亜熱帯果樹	常緑性		カンキツ，キンカン，ビワ，オリーブ，ヤマモモ，アボカド，パッションフルーツ，フェイジョア
熱帯果樹	常緑性		バナナ，パパイア，マンゴー，パイナップル，マンゴスチン，グアバ，ドリアン，チェリモヤ，ピタヤ（ドラゴンフルーツ）など

4.6.2 果実の生産・消費

果実の国内生産量は，1975年頃をピークに減少を続けているのに対して輸入量が増加しているため，自給率は1960年の100%から2010年には38%まで低下している（図4.6.1）．果実別では，ウンシュウミカン，リンゴ，ナシ，カキ，ブドウ，モモの順に生産が多いが，リンゴの生産量は比較的安定しているものの他の果実の生産が減少しており，特に最も生産の多いウンシュウミカンの減少が著しい❶（図4.6.2）．

❶ ウンシュウミカンの生産量は1975年の366万tから2010年には79万tと約1/4にまで減っている．

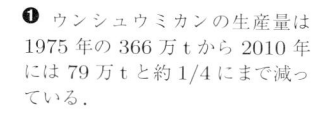

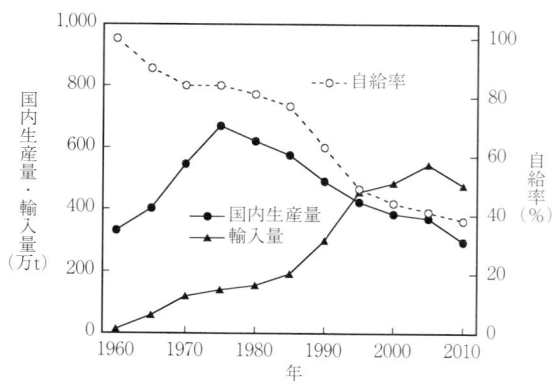

図4.6.1 果実の国内生産量と輸入量，自給率の推移
［農林水産省，食料需給表］

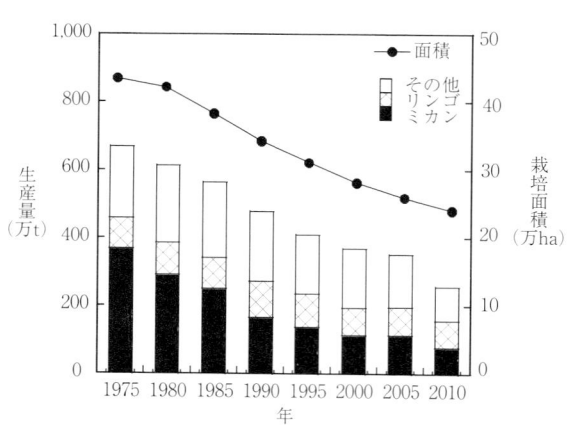

図4.6.2 果樹の栽培面積と樹種別生産量の推移
［農林水産省，果樹面積・収穫量統計］

我が国の果実の消費量は，果汁などの加工品も含めて1人1日当たり144gで，世界179カ国中の130番目であり，比較的消費量の多い欧米諸国の半分以下になっている（表4.6.2）．世界的には果実の消費量は発展途上国も含めて増加傾向にあるが，日本では1970年以降100〜120g/日/人で低位安定状態である．また，年齢階層別でみると，20〜49歳の働き盛りの世代の消費量が少ない．

表 4.6.2　果実消費量（g/日/人）* の国別比較

国名	消費量	国名	消費量
イタリア	426	ドイツ	228
イラン	414	韓国	202
カナダ	366	中国	198
イギリス	343	インドネシア	186
フィリピン	334	ケニア	172
ブラジル	320	北朝鮮	156
フランス	314	日本	144
アメリカ	303	インド	136
メキシコ	299	マレーシア	120
タイ	293	南アフリカ	95
エジプト	278	パキスタン	93

*ワインを除く果物
日本は179カ国中130位 FAOSTAT,2009年より抜粋

4.6.3　果実の栄養

アメリカの食生活改善運動である「5 A DAYプログラム」の成果❶ を受けて，我が国でも「毎日果物200g運動」が取り組まれている❷．また，「食事バランスガイド」でも，果物は毎日の食生活に不可欠な食品と位置付けられ，1日に2つ（約200g）食べることが目安とされている．

果実には80〜90%の水分が含まれ，みずみずしさや鮮度を付与している．次に多い成分は糖で，果実によって数%から20%程度含まれ，甘味とエネルギーのもとになる．果実中の主要な糖は果糖とブドウ糖，ショ糖であり，バラ科の果実はソルビトール❸ も含む（表4.6.3）．

❶ がん予防を目的に果実と野菜を毎日5サービング（約400g）摂取しようという1991年に始まった食生活改善運動で，果実と野菜の消費量増加とがん死亡率の減少を導くなど最も成功した健康施策として評価されている．

❷ 果物に生活習慣病予防効果が確認される中で，我が国の果物消費量が低水準である状況を改善すべく「果物のある食生活推進全国協議会」で2002年から取り組まれている運動．

❸ 糖アルコールの一種．多くの植物では葉で合成された炭水化物が果実など他の器官に師管を通って運ばれる際，主にショ糖の形で輸送されるが，バラ科植物ではソルビトールの形態をとる．

表 4.6.3　主な果実の成熟期の糖組成（単位：%）

果実	品種	果糖	ブドウ糖	ショ糖	ソルビトール	全糖
ウンシュウミカン	南柑20号	1.70	1.29	4.37	—	7.36
リンゴ	ふじ	5.72	1.97	4.62	1.22	13.53
ナシ	二十世紀	4.87	1.76	1.95	0.78	9.36
カキ	富有	2.32	4.00	8.48	—	14.80
ブドウ	巨峰	8.27	7.23	0.77	—	15.54
モモ	白桃	0.72	0.68	10.03	1.15	12.58
バナナ	キャベンディッシュ	1.82	2.04	10.71	—	14.57

多くの果実は 0.5～1.5％程度の有機酸を含み，酸味や清涼感を与え，糖とともに果実の食味と密接に関係する❶．果実中の主要な有機酸は，リンゴ酸とクエン酸であり，ブドウには酒石酸，キウイフルーツにはキナ酸など特異的な有機酸も含まれる（表 4.6.4）．これらの有機酸は糖質をエネルギーに転換するためにビタミン B 群とともに不可欠な成分で，疲労回復に効果がある．

❶ 糖度／酸度を糖酸比といい，糖と酸の調和のとれた味の指標として利用される．果実の種類ごとに適切な値があり，おいしさの指標となる．

表 4.6.4 主な果実の主要な有機酸と成熟期の含量

果実	酸含量 (%)	主要な有機酸
ウンシュウミカン	0.8～1.2	クエン酸 (90%)，リンゴ酸
リンゴ	0.2～0.7	リンゴ酸 (70～95%)，クエン酸
ナシ	～0.2～	リンゴ酸 (90%)，クエン酸
カキ	～0.05～	リンゴ酸，クエン酸
ブドウ	～0.6～	酒石酸 (40～60%)，リンゴ酸
モモ	0.2～0.6	リンゴ酸，クエン酸
キウイフルーツ	1～2	キナ酸 (36%)，クエン酸
バナナ	0.1～0.4	リンゴ酸 (50%)，クエン酸

一般に果実は甘いため，多量摂取が肥満の原因になると危惧する人もいるが，果実 100 g 当たりのエネルギーは 50 kcal 前後であり，果実と同様にデザートとして消費される菓子類の 10％前後である（表 4.6.5）．

表 4.6.5 果物と菓子類のエネルギー * 比較

品目	エネルギー
ウンシュウミカン	46
リンゴ	54
ナシ	43
カキ（甘ガキ）	60
ブドウ	59
モモ	40
キウイフルーツ	53
バナナ	86
アイスクリーム	180
ショートケーキ	344
ビスケット	432
せんべい	465
ポテトチップス	554
チョコレート	557

* kcal/100 g
五訂増補日本食品標準成分表より抜粋

また，200 g の果実のエネルギー量（約 100 kcal）は，食事バランスガイドで想定される 1 日のエネルギー摂取量 2,200 kcal のわずか 5％に過ぎない．加えて，果実はご飯やパンなどと比較しても血糖値を上げにくく❷，糖尿病患者の食事療法の中にも果実摂取が取り入れられている❸．

果実は，健康維持や疾病予防に不可欠な各種ビタミン類やミネラルなどの

❷ ブドウ糖を 100 とした血糖値の上がりやすさを示す指標であるグリセミック・インデックスをみると，果実類は米飯やパンと比較して低い．

❸ 日本糖尿病学会の「糖尿病食事療法のための食品交換表」では，生鮮果物を 1 日 1 単位（80kcal 分）摂るよう推奨している．

表 4.6.6 主な果実中のビタミン等の栄養成分含有量

ビタミン等		ビタミン A (μg)	ビタミン B_1 (mg)	ビタミン B_2 (mg)	ビタミン B_6 (mg)	葉酸 (μg)	ビタミン C (mg)	ビタミン E (mg)	カリウム (mg)	ナトリウム (mg)	食物繊維 (g)
1日当たり推奨摂取量(18〜29歳男)		750 μg	1.4 mg	1.6 mg	1.4 mg	240 μg	100 mg	9 mg	2500 mg	9 g 未満*	27 g
含有量(可食部 100 g 当たり)	ウンシュウミカン	84	0.1	0.03	0.06	22	32	0.4	150	1	1
	リンゴ	2	0.02	0.01	0.03	5	4	0.2	110	Tr	1.5
	ニホンナシ	0	0.02	Tr	0.02	6	3	0.1	140	Tr	0.9
	カキ	35	0.03	0.02	0.06	18	70	0.1	170	1	1.6
	ブドウ	2	0.04	0.01	0.04	4	2	0.1	130	1	0.5
	モモ	Tr	0.01	0.01	0.02	5	8	0.7	180	1	1.3
	キウイフルーツ	6	0.01	0.02	0.12	36	69	1.3	290	2	2.5
	バナナ	5	0.05	0.04	0.38	26	16	0.5	360	Tr	1.1
1日当たり推奨量に占める割合 (%)**	ウンシュウミカン	22	14	4	9	18	64	9	12	0.01	7
	リンゴ	1	3	1	4	4	8	4	9	—	11
	ナシ	0	3	—	3	5	6	2	11	—	7
	カキ	9	4	3	9	15	140	2	14	0.01	12
	ブドウ	1	6	1	6	3	4	2	10	0.01	4
	モモ	—	1	1	3	4	16	16	14	0.01	10
	キウイフルーツ	2	1	3	17	30	138	29	23	0.02	19
	バナナ	1	7	5	54	22	32	11	29	—	8

* 食塩相当量の目標量. ** 果物を 200g 摂取した場合

栄養素や食物繊維の重要な摂取源である(表4.6.6, 表4.6.7). 特にビタミンCは水溶性で熱に弱いため, 加熱調理される野菜よりも生食する果実は効果的な供給源であり, カキやキウイフルーツを200g摂取すると, 1日の摂取目標量を達成できる. 果実には豊富なカリウムが含まれるが, ナトリウムは極めて少ないため, 高血圧の原因となるナトリウムの排泄促進に極めて有効である.

表 4.6.7 ビタミン, ミネラル, 食物繊維の作用と効能

	主な作用や効能	備考
ビタミン A	成長(特に妊婦や乳児), 視力保持, 抗酸化, がん抑制	不足すると夜盲症 果実にビタミンAは少ないが, β-カロテンや β-クリプトキサンチンなどのカロテノイド色素を多く含み, これらは体内でビタミンAに変換されるプロビタミンAである
ビタミン B 群	エネルギーや物質代謝促進, 脂肪肝予防, 成長・妊娠, 認知症予防	不足すると疲れやすくなる
ビタミン C	抗酸化, 鉄吸収促進, 白内障予防, がん予防, 抗ストレス	不足すると壊血病 水溶性で加熱に弱いため, 生食する果実は重要な供給源
ビタミン E	抗酸化, 膜安定化, 老化防止, がん予防, 高血圧予防, 動脈硬化予防, 白内障予防	
カリウム	ナトリウム排泄, 高血圧予防, 脳卒中予防	調理によって溶出するため, 生食する果実は効果的な供給源
食物繊維	便秘予防, 糖・脂質の吸収遅延, 有害物質排泄促進, 大腸内有用菌増加促進, 悪玉コレステロール上昇抑制	栄養価はない

4.6.4 果実の機能性成分

栄養機能以外の生体調節機能を有する成分を機能性成分といい, それを強

化した加工食品を機能性食品と呼ぶ．果実には機能性食品のように濃度は高くないが，多様な機能性成分が含まれており，これらが複合的にはたらいて疾病の予防につながると考えられる．実際に，果実摂取はがんや心臓病，脳卒中などの生活習慣病の予防効果があることが，多くの疫学研究などで示されている．

① ポリフェノール：フェノール系水酸基を複数もつ化合物の総称．果実には多種類のポリフェノールが含まれており，特に色素❶や苦味❷，渋味❸などの主成分であり，強い抗酸化能をもち，活性酸素を除去して生活習慣病等の予防効果を発揮する❹．

② テルペノイド：カンキツの香気成分であるリモネンなどの精油は果皮の油胞に存在し，抗ストレスや免疫機能回復，抗うつ効果などがある．また，カンキツの種子は古くから胃薬として使用されているが，種子中のリモニンやノミリンには抗がん作用が最近は認められている．カロテノイドは黄色〜赤色の脂溶性色素であるが，体内でビタミン A に変換するプロビタミン A で，抗酸化作用をもつ．ウンシュウミカンに特異的に多い β-クリプトキサンチンは発がん抑制効果がある．

4.7 畜　産

4.7.1 概　要

畜産は，「家畜を飼養して，人間にとって有用な物資を生産し，これを利用する産業」である．食材提供の役割や家畜との関係を強調すると，「植物性タンパク質を動物性タンパク質に変換する産業」，あるいは「動物が他の動物を飼育し，最後にこれを殺し食材として提供する産業」といい換えることもできる．弱肉強食という言葉があるように動物を食べる肉食獣はいるが，獲物に餌を与えたり，保存のために加工したりする動物はいない．畜産は他に類をみない産業である．

畜産の特徴は家畜の存在だが，家畜は「人間の利用目的に適するような形質・能力をもつように遺伝的に変化させられた」，あるいは「生殖がヒトの管理のもとにある」動物と定義される．食料，衣料，労役のために飼養されてきたウシ，ブタ，ニワトリなどの農用動物が家畜と思いがちだが，現在は伴侶動物❺や実験動物も家畜に分類される．したがって，動物種も，哺乳類，鳥類，魚類，昆虫類に加えて，爬虫類や両生類の中にも家畜❻とみなされる動物が多数いる．

家畜にはもとになる野生原種が必ず存在する❼．ウシは 1627 年に絶滅したオーロックス，ブタはイノシシ，ニワトリは赤色野鶏で，人の管理下で長い時間をかけて品種改良が行われてきた．日本を代表する黒毛和種は，脂肪が交雑した自然界には存在しない美味な霜降り肉を生産する．イノシシは年間数頭しか子どもを産まないが，ブタは年 2 回の分娩で，産子数 20 頭を超える高い生産性をもつようになった❽．

❶ ブドウやリンゴの果皮，ブルーベリーなどに多く含まれる赤紫色の色素であるアントシアニン類は，心血管疾患のリスクである高血圧や高血糖，高コレステロール血症，喫煙ストレスの改善効果や眼精疲労改善効果がある．

❷ ナツミカンやブンタン，グレープフルーツなどのカンキツに含まれる苦味成分のナリンギンはじょうのう膜やアルベド（皮の内側の白いワタ状の組織）に多く，毛細血管を丈夫にしたり発がんを抑制する効果がある．

❸ カキやブドウの果皮に含まれるタンニンやカテキン，プロアントシアニジンなどが渋味成分であり，殺菌作用や動脈硬化や発がん予防効果，血圧降下作用などがある．

❹ その他，毛細血管の浸透性を調節するヘスペリジンや発がん抑制遺伝子を活性化させたりリウマチ予防効果もあるノビレチンなどはカンキツに，心血管疾患や発がん予防効果のあるケルセチンはリンゴに多いポリフェノールである．

❺ アニマルセラピーという言葉があるように，家畜は人間と同等の伴侶あるいはコンパニオンであり，愛玩動物あるいはペットという言い方は避けるべきである．

❻ 伴侶動物として家庭で飼われている爬虫類や両生類はエキゾチックアニマルと呼ばれる．

❼ 漢字から家畜化の理由を推察できる．「犠牲」という字があるように，ウシは神様に捧げる「生け贄」として飼育が始まった．「牲」という字は，生け贄が生で捧げられていたことを示す．「家」という字は，雑食性で掃除屋的性格をもった「亥」が人の住む高床式住居の下で，残飯や排泄物が落ちてくるのを待っている様子を示す．

❽ 3 匹の子豚という有名な話があるが，3 匹しか子どもを産まなかった母親はブタではない．本のタイトルは，正確にいえば「3 匹の瓜坊」である．

西暦675年，天武天皇の「牛馬犬猿鶏の肉を食べてはならない」という詔で国内では肉食が禁止され，畜産は停滞する．織田信長や豊臣秀吉の時代にはポルトガルやスペインとの交流もあり，肉食再開の兆しもあったが，鎖国により肉食再開は明治時代を待たねばならなかった❺．畜産といえば，動物性食品の生産を連想するが，1950年代までは資材の運搬や農地の耕耘などの畜力と堆肥の提供が主な仕事であった．その後，農業機械や化学肥料の普及によって，耕作農家と畜産農家との分離が起こり，ウシは役肉兼用から肉専用に転換していった．

　一般に，タンパク質は植物より動物の方が多い（表4.7.1）．動物性タンパク質は植物性タンパク質よりアミノ酸組成に優れ栄養価が高い．可食部の脂肪含量は肉の部位によって異なり，消費者の好みに応じることもできる．繊維質は少なく，調理方法が豊富で嗜好性にも優れている．畜産という産業は，植物性タンパク質を食べると動物体内でタンパク質が濃縮されるという特性を利用した従属栄養生物の知恵である．

❺ 薬食いと称して，イノシシの肉が「山くじら，牡丹」，鹿の肉が「紅葉」の名で日常的に食べられていた．これを知らないと「雪の日の七輪に咲く冬牡丹」という句を理解できない．

表4.7.1　飼料，家畜屠体および可食部の栄養素組成

	水分	タンパク質	脂肪	可消化炭水化物	繊維質	灰分
	(%)					
トウモロコシ（青刈り）	73	2	1	17	6	1
イネ科牧草	77	2	1	11	7	2
トウモロコシ（子実）	14	8	4	71	2	1
イネ科乾草	14	8	2	40	29	7
牛（屠体）	54	16	26	—	—	4
鶏（屠体）	57	21	19	—	—	3
牛肉（可食部 ロース）	61	18	20	—	—	1
鶏肉（可食部 ササミ）	74	24	1	—	—	1

　しかし，飼料タンパク質から動物性タンパク質への変換効率は低く，最大でも鶏卵の33%，牛乳，鶏肉，豚肉で14〜18%程度，霜降り牛肉では7%まで落ちる．畜産物1 kgを生産するために必要な飼料をトウモロコシ換算すると，鶏卵3 kg，鶏肉4 kg，豚肉7 kg，牛肉11 kgになり，トウモロコシにみられるように飼料と食料の競合，最近ではバイオ燃料との競合は大きな問題になる．

　日本人1日1人当たりの牛肉，豚肉，鶏肉の合計消費量は，1955年の6 gから1995年には76 gまで増加し，現在もこの水準を保っている．しかし，国内で食肉増産体制が整ったわけではない．2012（平成24）年度の畜産物全体の自給率は65%だが，給与飼料の自給率はわずか26%で，国産飼料による畜産物自給率は16%と極めて低い（図4.7.1）．この傾向はここ30年変わらない．

　飼料の海外依存に加え，多頭羽飼育も日本の畜産の特徴であり（表4.7.2），

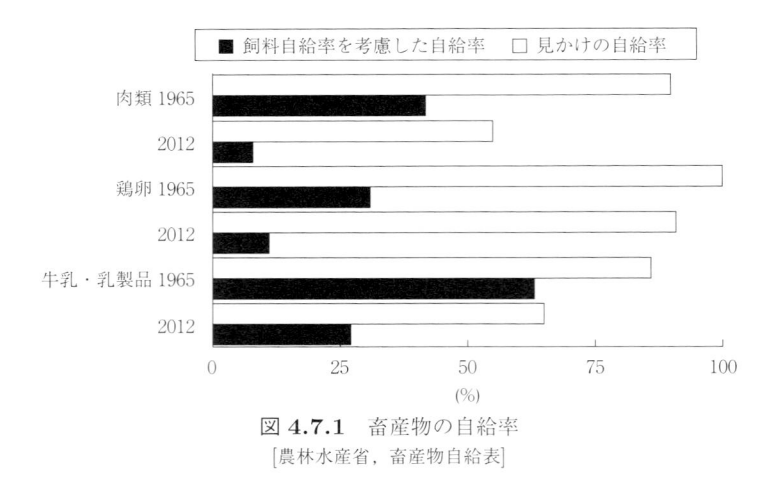

図 4.7.1　畜産物の自給率
[農林水産省，畜産物自給表]

家畜の大部分が大規模化された少数農家または企業によって独占的に飼育されている．採卵鶏は光線管理ができる無窓鶏舎の中で飼育され，庭先養鶏といわれた時代の面影はない．専業化され，排泄物が堆肥として土壌に還元されることも少なくなり，その処理が問題になっている．

畜産物の自由化，後継者不足，ウシ海綿状脳症や鳥インフルエンザのような新しい病気（新興感染症），淘汰したはずの口蹄疫の再流行（再興感染症）など，畜産は大きな課題を抱えている．

表 4.7.2　家畜の飼養状況

年	1960	1970	1980	1990	2000	2012
乳牛（メス）						
飼養戸数（万戸）	41.0	30.8	11.5	6.3	3.4	2.0
飼養頭数（万頭）	82.4	180.4	209.1	205.8	176.4	144.9
1戸当たり飼養頭数（頭）	2.0	5.9	18.1	32.5	52.5	72.1
肉牛						
飼養戸数（万戸）	203.1	90.2	36.4	23.2	11.7	6.5
飼養頭数（万頭）	234.0	178.9	215.7	270.2	282.3	272.3
1戸当たり飼養頭数（頭）	1.2	2.0	5.9	11.6	24.2	41.8
豚						
飼養戸数（万戸）	79.9	44.5	14.1	4.3	1.2	0.6
飼養頭数（万頭）	191.8	633.5	999.8	1181.7	980.6	973.5
1戸当たり飼養頭数（頭）	2.4	14.3	70.8	272.3	838.1	1667.0
採卵鶏（成鶏メス）						
飼養戸数（万戸）	—	169.6	—	8.65	0.49	0.28
飼養頭数（100万羽）	52.2	160.8	—	177.0	178.5	135.5
1戸当たり飼養頭数（千羽）	—	0.07	—	1.58	28.7	48.2

[農林水産省，畜産統計より作表]

4.7.2 家畜の飼養

① ニワトリ

用途によって卵用鶏，肉用鶏，鑑賞鶏に分類される．

鳥類は一定数の卵を産むと産卵を止めて卵を孵化させる．これは就巣性と呼ばれるが，ニワトリは家畜化の過程で就巣性を失い，卵を産み続ける．代表的な卵用鶏の白色レグホンは 20 週齢前後から採卵を始め，平均年間産卵数は 280 個❶ である．

ブロイラーは，孵化後 7～8 週で出荷される肉用鶏の若鶏の総称で，雄は 8 週齢で 3 kg に達し肥育効率は極めて高い．日本には 1960 年代前半にアメリカから導入された．これを機に，産卵鶏の廃鶏や抜きオスなどを中心にした鶏肉生産に代わって本格的な産肉養鶏が始まった．肉用鶏には，肉のうま味を求める消費者の需要に応えて，地域の在来地鶏を利用した銘柄鶏も飼育されている．

観賞用には，闘鶏用のシャモ，尾羽が換羽せず長さが 10 m を超える尾長鶏などがある．

② ブタ

ブタは約 1.4 kg で産まれ，半年後に体重 110 kg 前後で出荷される．ウシが血統を重視するのに対し，肥育豚では雑種強勢❷ を期待して，ランドレース，大ヨークシャー，デュロックの 3 種を交配した三元交配種❸ が多い．例外として，黒豚と呼ばれるバークシャー種は純粋種同士の交配で出荷されている．

妊娠期間は 3 ヶ月 3 週 3 日と短く，生理的に未熟な状態で産まれる．成長が早く，鉄の要求量が乳からの供給量を上回るため，子豚は必ず鉄欠乏性貧血に陥る．出生時は脂肪が少ないため寒冷ストレスに弱く，成長すると暑熱ストレスに弱くなる．生後 3～4 週で離乳するので，母豚は年に 2 回分娩することができる．疾病を予防して生産性を上げるために SPF 豚❹ が使われる．

実験用あるいは観賞用としてミニチュアピッグ（ミニ豚）が飼育されている．

③ ウシ

ウシは 4 室に分かれた胃をもち，食べた飼料を第一胃と第二胃から口に戻して再咀嚼する❺．これを反芻といい，反芻胃をもった動物を反芻動物という．反芻胃内には多数の微生物が棲息し，宿主が摂取した飼料中のセルロースを脂肪酸に分解しエネルギーを宿主に提供する．また，尿素のような非タンパク態窒素から NH_3 を経由してタンパク質を合成することもできる．増殖した微生物は第四胃以降で微生物タンパク質として宿主に利用される．ウシは人が利用できない飼料原料を牛肉や牛乳に変換できる貴重な動物である．

ウシの用途は乳と肉生産である．乳用牛は世界で最も飼養頭数の多いホルスタインが国内でも使われている．15 ヶ月齢頃，人工授精を行う．分娩から数日間分泌される初乳は母親の免疫抗体を含むので必ず子牛に与える．約 300 日間搾乳を行い，その後 50 日程度は搾乳を中止して（乾乳），次の分娩

---

❶ 排卵から産卵まで 24～28 時間かかる．そのほとんどは卵殻形成に費やされる．皮肉なことに，卵を手にした人間が一番初めにすることは卵の殻を割ることである．産卵までに 24 時間以上かかるので，産卵時刻は少しずつ遅れる．午後も遅くなるとその日は産卵せず，翌日早朝に産卵する．したがって，1 年を通じて毎日 1 個の卵を産むニワトリは稀である．

❷ 雑種強勢はヘテローシスともいわれる．生物の種間または品種間の交雑を行うと，その一代雑種は両親のいずれよりも優れた形質をもつことがある．農作物や家畜の品種改良に利用される．

❸ ランドレース♀と大ヨークシャー♂を交配し，その雑種第一代[F1]の♀とデュロック♂の交配が推奨されている．

❹ 特定病原菌不在 (specific pathogen free) 動物で，ブタの場合，萎縮性鼻炎，豚赤痢などの特定の病原体に汚染されていないものをいう．無菌動物とは違う．

❺ 反芻行動の目的は飼料を噛みなおすことではなく，反芻胃内で過剰に産生された毒性の強い NH_3 を尿素に換えて再利用することと，脂肪酸によって酸性に傾いた反芻胃 pH を唾液で中和し，反芻胃内微生物の棲息に適した状態に戻すことにある．

に備える．年間乳量は約 9,000 kg で，20 t を超えるウシは super cow と呼ばれる．

肉用牛といえば黒毛和種である．もともとは農耕，運搬に用いられていたが，明治時代初期に改良のためにヨーロッパ牛が交配され，役肉兼用種を経て，1960 年代から肉専用種へ改良されていった．筋繊維が細く，筋肉内に脂肪が入った霜降り肉を生産できる神戸牛，松坂牛などの銘柄牛が作出され，世界のブランド肉になっている．

肉用牛には，和牛のメスだけではなく，和牛や乳用牛の去勢牛も用いられる．目標とする最終体重や肉質が生産者によって異なるため，肥育期間や給与飼料などの飼養管理も異なる．一般的には 10 ヶ月間の育成期間の後，約 20 ヶ月間の肥育を行い，生後 30 ヶ月で 700 kg 前後の体重で出荷される．

4.8 水　産

4.8.1 漁業生産

① 生産動向

世界三大漁場の 1 つである太平洋北西部に位置する日本は，世界有数の水産大国である．日本周辺海域では，暖流と寒流が接触し，また，大和堆が拡がり，好漁場が形成されている．

日本の漁業・養殖業生産（2011 年）をみると，生産量は約 477 万 t とピーク時（1984 年）の半分以下で，生産額も約 1.4 兆円とピーク時（1982 年）の約半分にとどまっている（図 4.8.1）．これは 200 海里水域の設定，水産資源の減少，漁業担い手の不足などに起因する．他方，養殖業は生産量 100 万 t 前後，生産額 0.5 兆円前後を堅持し，全体に占める割合が年々，高まっている．こうした漁業不振は漁業経営の悪化と漁村の活力低下を招いた．後継者の育成には労働条件の改善などが，漁村の活性化にはツーリズムによる都市と漁村の交流，漁業者や漁協による六次産業化などが，それぞれ求められる．

漁法をみると，集魚方法はカツオ一本釣りやイカ釣りなど餌や光で誘い集める誘引と，追込み網など音や光で脅し集める駆集に大別される．漁獲方法には，マグロ延縄や旋網など漁具を自由に動かす運用漁法と，定置網や刺網など漁具を固定する定置漁法がある．漁船にはラインホーラや自動釣獲機などの漁ろう機器，魚群探知機やソーナー，衛星航法といった航行機器，冷蔵冷凍装置がそれぞれ普及し，漁獲の効率化，安全性や鮮度保持の向上につながり，海況や市場の情報も迅速で正確に入手できるようになった．

② 資源管理型漁業

安定した漁業生産を保持するために，水産資源の回復と増大は重要である．資源管理型漁業は，漁業関係者の努力と工夫により，水産資源の再生産と有効利用を図りながら，経営の安定化を図って永続的な漁業を行なうことを原則とする．具体的な管理手法には，操業の隻数や期間の制限，漁具や漁法の規制，産卵期の禁漁，保護区の設定，魚体の全長制限などがある．

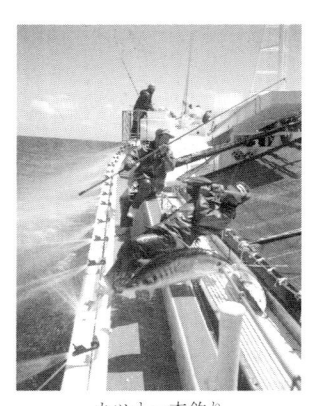

カツオ一本釣り

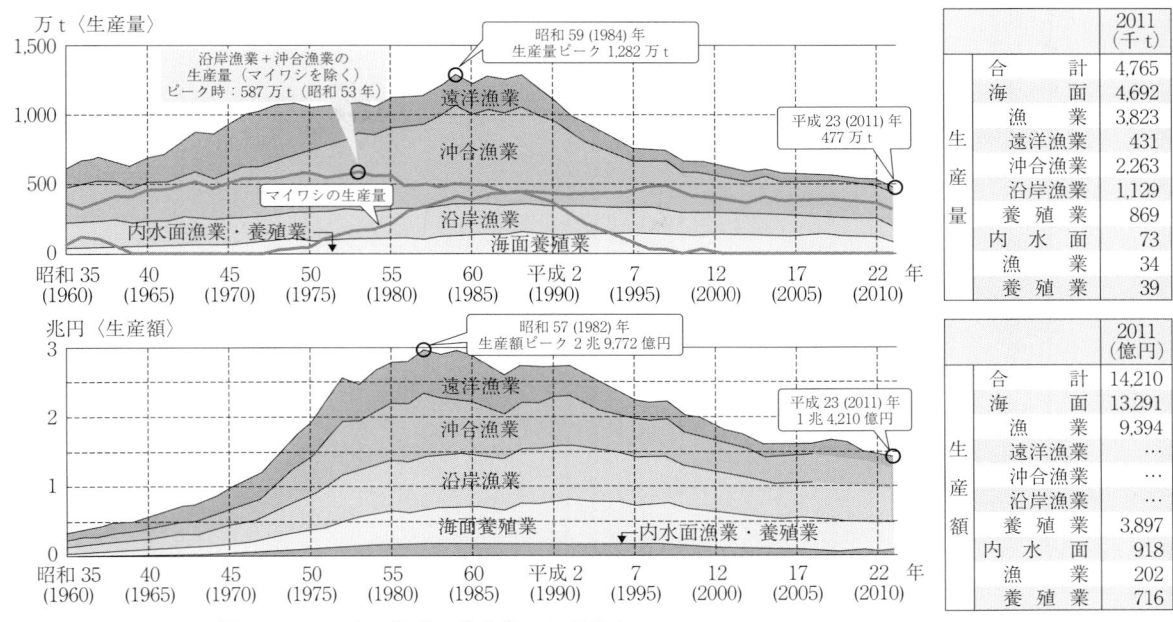

図 4.8.1 日本の漁業・養殖業の生産動向

	2011 (千t)
合　　　計	4,765
海　　　面	4,692
漁　　業	3,823
遠洋漁業	431
沖合漁業	2,263
沿岸漁業	1,129
養殖業	869
内　水　面	73
漁　　業	34
養殖業	39

	2011 (億円)
合　　　計	14,210
海　　　面	13,291
漁　　業	9,394
遠洋漁業	…
沖合漁業	…
沿岸漁業	…
養殖業	3,897
内　水　面	918
漁　　業	202
養殖業	716

資料）農林水産省「漁業・養殖業生産統計」
注）平成 19 (2007) 年から平成 22 年 (2010) 年の各年については，漁業・養殖業生産量の内訳である「遠洋漁業」，「沖合い漁業」および「沿岸漁業」は推計値である．

　管理制度には，まず，TAE 制度❶がある．これは資源調査で設定された可能量の上限範囲内に漁獲規制するもので，1 府 10 県の広域的な協力で一定の回復がみられる瀬戸内海のサワラ資源が好例となる．また，TAC 制度❷がある．これは経済的価値が高く国民生活に重要で，資源状態の悪化で緊急の管理が必要であり，日本周辺海域で外国漁船・外国人により漁獲している魚種を対象とする．現在，ズワイガニやスケトウダラなど 7 魚種が指定されている．

③　栽培漁業

　沿岸・沖合海域における水産資源の減少が懸念され，適切な種苗の生産と放流で計画的な生産を行なう栽培漁業は推進されている．養殖業は人工施設で管理・育成し，最終の生産物を商品として出荷するものである．タイやハマチ，フグなどが代表的な魚種になっている．栽培漁業は，採卵から幼稚仔魚までの間を人間の管理下で中間育成❸の後，稚仔魚を最適な棲息時期に放流して海の生産力で大きく成長する．代表的な魚種はサケやヒラメ，アユなどである．

④　漁場環境保全

　漁場環境を改善し保全する方策も推進されている．海と山が川を介して連鎖しており，腐葉土❹を経て豊かな栄養分を含んだ伏流水は魚介類を育成する．北海道漁婦連の「お魚殖やす運動」や宮城県の「森は海の恋人」運動をはじめ，全国各地で漁業者や漁協女性部の植林活動は活発に展開されている．

❶ Total Allowable Effort：漁獲努力可能量．資源回復計画の効果的な遂行のために，操業日数や投入漁具数など水産資源にはたらきかける漁獲の強さを考慮して漁業に投入される総量．

❷ Total Allowable Catch：漁獲可能量．国連海洋法条約に基づき，資源調査によって漁獲量の上限を設定し，その範囲内での漁獲を可能とする総量．

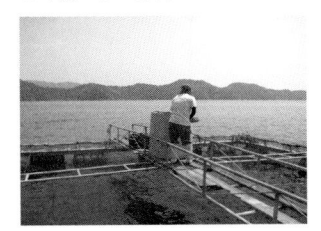

魚類（マダイ）養殖

❸ 稚仔魚に飼料を投与して使用目的に応じた大きさと抵抗力のある種苗に育成すること．

❹ 朽木や枯れ葉が重層的に堆積した黒い土層で，天然の堆肥．

森林法に基づく魚つき保安林の面積は全国で約 6 万 ha（2011 年現在）に及ぶ．その多くは海岸線近くのタブノキなどで戦前から設けられ，魚類の産卵や居住に適した環境で集魚の効果をもつことから，森林の伐採が禁止されている．

4.8.2 水産加工

水産物は農産物に比べて，腐敗や変質しやすく一時期に大量の漁獲がある．それで，貯蔵・保存性を高めて無駄なく利用し，安定的な供給と新たな価値付加のために，水産加工技術は発達してきた．その方法に乾燥や塩蔵，くん煙に加えて，冷凍・冷蔵があり，この技術は飛躍的に発展して獲れたての新鮮さを求める日本人の生食文化に大きく貢献している．

水産加工品には，すり身を用いた練り製品（蒲鉾），魚介類に調味料を加えて煮詰めた調味加工品（佃煮），細菌や酵母の酵素作用で熟成された発酵食品（塩辛），密封と殺菌で長期保存できるレトルト食品や缶詰がある．魚の残渣は魚粉に有効利用されるほか，消費者ニーズに呼応した食品も開発されている．たとえば，調理の手間を省ける加工品，健康増進のために機能性に注目したドリンク剤やサプリメントといった健康食品，医薬品などがある．

近年，安全・安心が強く求められ，衛生管理と品質管理は厳正に行なわれている．JAS 法❶ で名称や原産地表示などが義務付けられるとともに，養殖水産物をはじめ多様な魚種でトレーサビリティ❷ 導入された．そして，ハサップ (HACCP)❸ 対応により，衛生管理と安全確保，製造工程管理の高度化が図られている．

4.8.3 水産物流通

水産物は，農産物に比べて計画的で安定的な生産や出荷が困難であることから，鮮度を保ち迅速に仕分けして集荷する産地市場と，消費者の多様な需要にあわせて水産物を流通させる消費地市場の 2 つがある．大手量販店や外食産業の増加，輸入水産物や冷凍魚類の増大により，生産者や輸入業者との直接取引が伸長し，従来の市場を通さない市場外流通は拡大した．調理素材や調理済み加工品の低温流通食品の需要が高まり，コールドチェーン❹ も確立されている．そのほか，活魚車や活魚運搬船，生産地での直売所，宅配便やインターネットによる産直販売が拡大し，流通・販売形態の多様性は顕著である．今後，より安定的で効率的な水産物流通システムが求められている．

4.8.4 水産物消費

魚介類の生産消費構造（2011 年の概算値）をみると，国内生産量 430 万 t のうち，輸出量は 53 万 t にとどまる．他方，輸入量は 448 万 t と国内生産量を上回り，食用の国内消費仕向け量が 659 万 t である（図 4.8.2）．世界トップクラスの水産物消費国である日本は，国内需要を満たせない価値の高いマグロやエビ，カニ，サケなどを世界各国から輸入している．新東京国際空港を

---

❶ 農林水産物とその加工品に関する品質保証規格（日本農林規格：通称，JAS マーク），それらの品質表示基準について定めた法律．

❷ Traceability：生産履歴の追跡可能性．水産物の生産から消費までの流通経路の追跡が可能な状態のこと．

❸ Hazard Analysis and Critical Control Point：危害分析重要管理点．食品製造の工程において危害を起こす要因を分析し，それを効率的に管理して安全を確保する手法．

❹ Cold chain：低温流通体系．商品の劣化を最小限に抑えるために，冷凍倉庫から小売店までの生産から消費までの過程を連続的に低温（水産品の場合，$-18\,^\circ\mathrm{C}$ 以下の温度）で流通させる流れ．

「成田漁港」とも呼ばれるゆえんがここにある．日本の水産物自給率は50%台を推移し，海外で食料危機などが発生すれば，日本への供給が極めて厳しくなる可能性も高い．

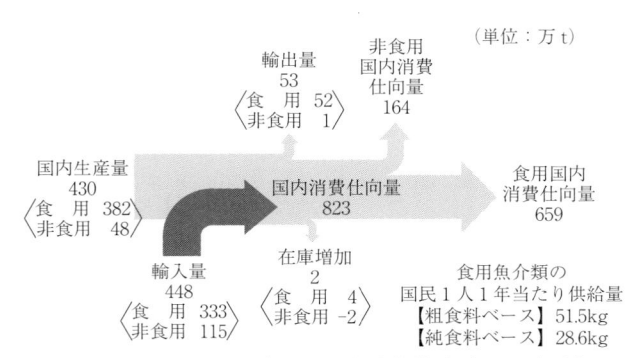

図 4.8.2 日本の魚介類の生産消費構造（2011年度）
資料［農林水産省，食料需給表］

食生活の多様化により，国民1人1日当たり魚介類摂取量は2008（平成20）年以降，肉類を下回り続けている（図4.8.3）．その年間消費量も過去10年間で約3割も減少した．健康食ブームに加えて，魚好きで魚食の志向があるのに，魚介類消費に結びついていない．その原因は調理の面倒さ，食べにくさにある．手間のかかる丸ごとの魚購入は回避され，骨をとるのが面倒という若年者も多い．そうした背景を踏まえた消費拡大の取組みに，水産庁の「魚の国のしあわせ」プロジェクトが挙げられる．これは官民が一体となり，手軽に食べられる商品開発，食べ方や調理法の指導，旬や伝統食など魚食文化の伝承を推進するものである．

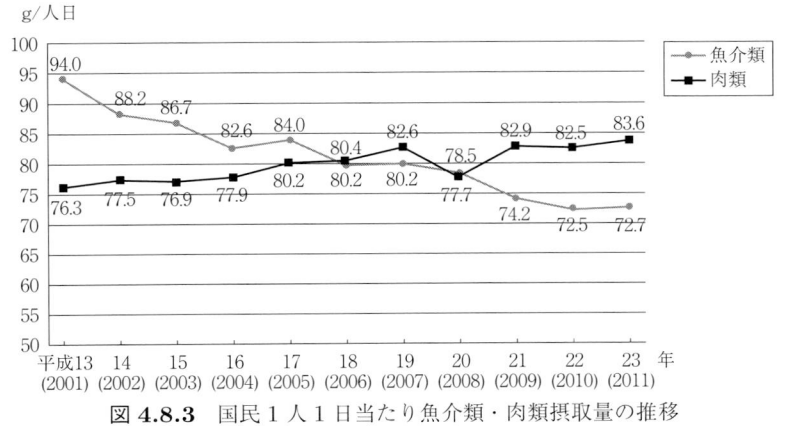

図 4.8.3 国民1人1日当たり魚介類・肉類摂取量の推移
資料）厚生労働省「国民栄養調査」（平成13（2001）年，14（2002）年），「国民健康・栄養調査報告」（平成15~23（2003~2011）年）

魚介類は脂肪が少なく，良質なタンパク質やカルシウムを豊富に含んでおり，血液中の中性脂肪を低下させるEPA（エイコサペンタエン酸）や，脳の活性化作用や抗アレルギー作用のあるDHA（ドコサヘキサエン酸）といった

不飽和脂肪酸を多く含む魚種もある．日本型食生活が評価されるように，適正な栄養バランスを実現するためにも，水産物は不可欠だといえる．

4.8.5　これからの日本水産業

日本の水産業には水産物の安定的な供給確保，水産業の健全な発展が求められる．狭い国土の日本では，海からの食料確保が今後も重要であり，水産業の果たす役割は大きい．水産業や漁村は，新鮮で安全な水産物の供給という本来的な機能のほか，物質循環の補完，生態系の保全，交流の場の形成，地域社会の維持・形成など多面的な機能を有しており，多大な期待が寄せられている．

参考文献

- 角田公正ほか（編）：作物入門，実教出版 (1988)
- 日本作物学会（編）：作物学用語事典，農山漁村文化協会 (2010)
- 後藤雄佐ほか（著）：作物学の基礎 I 食用作物，農山漁村文化協会 (2013)
- 今井 勝・平沢 正（編）：作物学，文永堂出版 (2013)
- 西尾敏彦（編）：農業と人間，農山漁村文化協会 (2013)
- 田中明（編）：熱帯農業概論，築地書館 (1997)
- 花田俊雄・岡 三徳：アラビア半島における持続型農業への課題，JIRCAS 研究資料 No.8，国際農林水産業研究センター (1995)
- 岡 三徳：中央アジアの農業特性，朝倉世界地理講座 5 中央アジア，朝倉書店 (2012)
- 西沢利栄・小池洋一：アマゾン 生態と開発，岩波新書 (1992)
- 岡 三徳・安藤象太郎（編）：東北タイにおける持続的農業への課題，JIRCAS 研究情報 No.5，国際農林水産業研究センター (1996)
- 松井重雄（編）：変貌するメコンデルタ：ファーミングシステムの展開，農林統計協会 (2000)
- 農林水産省：有機農業の推進に関する現状と課題 (2013)
- 厚生労働省：健康日本 21 (http://www.kenkounippon21.gr.jp/)
- 農畜農業振興機構：野菜情報総合把握システム (http://vegetan.alic.go.jp/)
- 農林水産省：統計情報 (http://www.maff.go.jp/j/tokei/)
- 伊東 正・藤枝國光・廣瀬忠彦・橘昌 司：蔬菜園芸学，川島書店 (1990)
- 辻村 卓：野菜のビタミンとミネラル，女子栄養大学出版部 (2003)
- 松本正雄・大垣智昭・大川 清：園芸事典，朝倉書店 (1989)
- 山川邦夫：野菜の生態と作型，農山漁村文化協会 (2003)
- 東京都福祉保健局：食品衛生の窓 (http://www.fukushihoken.metro.tokyo.jp/shokuhin/anzen_info/poteto.html) (2007)
- 伊藤三郎（編）：果実の機能と科学，朝倉書店 (2011)
- 吉田企世子（総合監修），食の検定協会（編）：食の検定 3 級：公式テキストブック 2 版，農山漁村文化協会 (2011)

- 武部和夫・田中敬一（監修）：FACT BOOK，果物と健康 三訂版，果物普及啓発協議会【（財）中央果実生産出荷安定基金協会】(2009)
- 伴野 潔・山田 寿・平 智：果樹園芸学の基礎，農山漁村文化協会 (2013)
- 唐澤 豊（編）：動物の飼料，文永堂出版 (2004)
- 唐澤 豊・大谷 元・菅原邦夫（編）：畜産学入門，文永堂出版 (2012)
- 漁業経済学会：漁業経済研究の成果と展望，成山堂書店 (2005)
- 若林良和：カツオと日本社会，筑波書房 (2009)
- 勝川俊雄：漁業という日本の問題，NTT出版 (2012)
- 山下東子：魚の経済学・第2版，日本評論社 (2012)
- 水産庁：水産白書・各年版，農林統計協会

第Ⅱ部
食・健康・教育

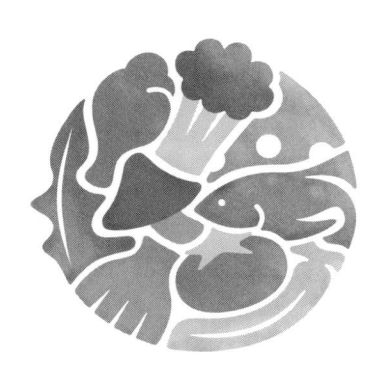

5. 知っておこう！食と生活にかかわる知識

5.1 食と調理の豆知識

5.1.1 食育基本法

近年我が国の食をめぐる問題は，個人では解決できない大きな社会問題となっている．そのような状況の中，健全な食生活を取り戻す指針として，平成17年6月に「食育基本法」が公布され，平成17年7月に施行された．

食育推進基本計画：食育基本法では，内閣府に設置されている食育推進会議が食育基本計画を作成することが定められている（第26条第2項1号）．基本計画は，過去5年の食育に関する成果と課題を踏まえて，次期の計画を決定する．

食育推進計画の役割

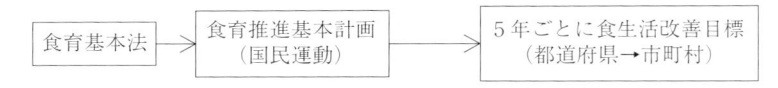

食育基本法 → 食育推進基本計画（国民運動） → 5年ごとに食生活改善目標（都道府県→市町村）

食育基本法の概要

1. 目的
　国民が健全な心身を培い，豊かな人間性を育む食育を推進するため，施策を総合的かつ計画的に推進すること等を目的とする．

2. 関係者の責務
　（1）食育の推進について，国，地方公共団体，教育関係者，農林漁業関係者，食品関連事業者，国民等の責務を定める．
　（2）政府は，毎年，食育の推進に講じた施策に対し，国会に報告書を提出する．

3. 食育推進基本計画の作成
　（1）食育推進会議は，以下の事項について食育推進基本計画を作成する．
　　　① 食育推進に関する施策についての基本的な方針
　　　② 食育の推進の目標に関する事項
　　　③ 国民等の行う自発的な食育推進活動等の総合的な促進に関する事項
　　　④ その他必要な事項
　（2）都道府県は都道府県食育推進計画，市町村は市町村食育推進計画を作成するよう努める．

4. 基本的施策
　（1）家庭における食育の推進
　（2）学校，保育所等における食育の推進
　（3）地域における食生活の改善のための取組の推進

(4) 食育推進運動の展開
　　(5) 生産者と消費者との交流の促進，環境と調和のとれた農林漁業の活性化等
　　(6) 食文化の継承のための活動への支援等
　　(7) 食品の安全性，栄養その他の食生活に関する調査，研究，情報の提供及び国際交流の推進
5. 食育推進会議
　　(1) 内閣府に食育推進会議を置き，会長（内閣総理大臣）及び委員（食育担当大臣，関係大臣，有識者）25名以内で組織する．
　　(2) 都道府県に都道府県食育推進会議，市町村に市町村食育推進会議を置くことができる．

5.1.2 ライフステージ❶とは？

　人は生まれてから死ぬまでの間，常に変化し続けている．心理学では受精から死に至るまでの質的，量的変化を「発達」という❷．また医学では，機能的な成熟のことをいう．物的な成熟である「成長」と対比している．身長や体重が大きくなることは成長といい，発達は言葉や運動を覚えることをいう．

　ある視点に基づいて，顕著な特徴を手がかりに，発達の過程をいくつかの段階に分けて捉えたものを「発達段階」という．さまざまな世代の人と触れ合うことを考え，人の発達と各過程における課題を知ることが重要である．

・ライフステージ別の生活・食を考える

　個人では，幼年期，児童期，青年期，壮年期，老年期などの段階に分けられる場合が多い．本項では，日本人の食事を考える基本として国が策定した「日本人の食事摂取基準」と「発達心理学」等を参考にライフステージを6つ（幼年期，少年期，青年期，成人期，壮年期，高齢期）に区分した．

　健康維持のためには人生の各段階において健康や食にかかわる課題を認識し，健康観等に応じた対応が必要である．その中でも特に健康について考え，影響を受けやすい時期がある．このような時期を捉えてはたらきかけることは，効果や効率という点で重要である．

　幼年期と少年期は家族の保護下で，基本的な生活や食を受容，形成するとともに，生活および食習慣の基が形成される時期である．そのため，家庭や学校を通しての影響が大きい．青年期の前〜中期は思春期といわれ，成長とともに，家族の影響が薄れ，学校教育の影響が強くなり，さらに友人関係やメディアの影響が強く表れるようになる．この時期は反抗期でもあり，生活習慣が乱れやすく，問題のある生活を送っている青年も多い．これらを改善することは大きな課題である．

　壮年期の前〜中期は家庭をもち，子育てをする時期に当たる．子どもの健康を通してもう1度健康とは何かを学び直す機会となる．また，ここで形成されるネットワークが次の段階の資源として重要となる．中年期以降は親の介護を通して，また自らの老後に向けて健康を考えなおす時期で，マスメディアや身近なネットワークが影響を及ぼす可能性が高い．

　その特徴を表5.1.1に示す．

❶ ライフステージ：年齢に伴って変化する生活段階のことを指す．

❷ ハヴィガースト (R.J. Havighurst)（心理学者）は，「人間が健全で幸福な発達を遂げるために各発達段階で達成しておかなければならない課題．次の発達課題にスムーズに移行するために，それぞれの発達段階で習得しておくべき課題がある」と述べている．発達段階を，乳・幼児期，児童期，青年期，壮年期，中年期，老年期に区分している．

表 5.1.1 ライフステージに応じた食

期	年齢	特徴・特色				食の問題点
幼児期	0〜1歳	生涯の中で成長が著しい時期.		離乳期は食を通して,咀嚼運動が発達.道具の使い方を学習.	母乳や育児用ミルクを飲むことを通して,心の安定が保たれ,親子の愛着が形成され,食欲が育まれる.	授乳や離乳に関する知識を教授(妊産婦).核家族が進み子育てや子どもの食に関する不安(乳幼児の保護者).
	1〜5歳	離乳期に次いで発育が盛んな時期.	乳歯が生える.	味覚が形成され,偏食(好き嫌い)や小食などが出やすい時期.	食生活においては,親の影響を受けやすい.	
少年期	6〜12歳	心身の発達とともに,体力,運動能力の向上が盛んな時期.	乳歯から永久歯に生え変わる.	生活習慣,食習慣の確立時期.	学校生活が始まり,学校給食が開始.	食習慣,健康管理を教授(規則正しい生活習慣,朝食の欠食,栄養のアンバランス,間食,食事時間の乱れ,咀嚼能力の低下等)
青年期	13〜19歳	身体の発育がほぼ完了する時期.		自分で食を選択する機会が増加.肥満や痩せが増える時期.	生活が不規則になりやすい時期.食について学ぶ機会が減少.	
成人期	20〜39歳	社会の中での自分の存在を意識する時期.		家庭からの自立に伴い,食生活面で自己管理が求められる時期.	妊娠・出産・子育てを体験し,自己および子どもの健康管理や食生活管理が必要な時期.	
壮年期	40〜59歳	身体的・精神的に最も充実した時期.	歯周病等の歯科疾患が増加する.	齢の上昇とともに,生活習慣病の発症率が高まる時期.単身赴任者が多い.	子どもに自立を促す時期.	
高齢期	60〜74歳	社会での役割が変化する時期.		年加齢に伴う身体機能や体力が低下する時期.味覚機能の低下.		
	75歳〜	社会的には,人生の完成期.身体機能の低下が著しく,さまざまな病気にかかりやすくなる時期.	歯の損失	消化吸収機能の低下,嚥下の低下.食欲の低下や食事の偏りが目立ち,低栄養状態に陥りやすい.	食事を通して,生活の楽しみや生きていることの喜びを感じる時期.	

5.1.3 食事摂取基準とは？

　私たちが健康を維持・増進するために,また成長期では発育・発達するために,何をどれだけ食べればよいかの目安が必要である.ライフステージ別に必要な栄養素の摂取量が異なるため,各栄養素をどのくらい摂取すればよいのか,その基準を示したものが「日本人の食事摂取基準」である.厚生労働省が,国民の健康の維持・増進を目的に実施している.2004年に「日本の食事摂取基準」として改訂され,5年に1回の改訂が見込まれている.食事摂取基準では,不足や欠乏しないための摂取量のほかに,摂りすぎにならない摂取量,さらに生活習慣病の一次予防のための摂取量も示されている.

・健康を維持・増進するために知っておきたいこと
自分の体を知る
　・適正体重の算出：身長$(m)^2 \times 22$
　・BMI指数：BMI指数は健康指数を示す数値であり,体内に含まれる脂

肪の割合を判定し，個々の適切な BMI 指数を判定しているわけではないので注意．

BMI 指数 = 現体重 (kg) ÷ [身長 (m) × 身長 (m)]

判定	やせ	普通	肥満度 1	肥満度 2	肥満度 3	肥満度 4
BMI	18.5 未満	18.5～25	25～30	30～35	35～40	40 以上

・1 日の基礎代謝量：生きていくのに必要なエネルギー量

　1 日基礎代謝量 (kcal) = 適正体重 (kg) × 基礎代謝基準値

・1 日のエネルギー必要量 (kcal)

　1 日のエネルギー必要量 = 1 日の基礎代謝量 (kcal) × 身体活動レベル

表 5.1.2　基礎代謝基準値

年齢	男性 (kcal/kg/日)	女性 (kcal/kg/日) (妊婦・授乳婦を除く)
1～2	61.0	59.7
3～5	54.8	52.2
6～7	44.3	41.9
8～9	40.8	38.3
10～11	37.4	34.8
12～14	31.0	29.6
15～17	27.0	25.3
18～29	24.0	22.1
30～49	22.3	21.7
50～69	21.5	20.7
70 以上	21.5	20.7

[厚生労働省，日本人の食事摂取基準 2010 年度版]

表 5.1.3　身体活動レベルの活動内容（目安）

身体レベル	18～69 歳	日常生活の内容
低い (I)	1.50 (1.40～1.60)	生活の大部分が座位で，静的な活動が中心の場合．
ふつう (II)	1.75 (1.60～1.90)	座位中心の仕事だが，職場内での移動や立位での作業・接客等，あるいは運動・買い物・家事，軽いスポーツ等のいずれかを含む場合．
高い (III)	2.00 (1.90～2.20)	移動や立位の多い仕事への従事者．あるいは，スポーツなど余興における活発な運動習慣をもっている場合．

5.1.4　食事バランスガイド

食事バランスガイドは，健康で豊かな食生活の実現を目的に策定された「食

表 5.1.4　年齢・活動量別　食事バランスガイドサービング数

年齢・活動量	サービング数					
	主食	副菜	主菜	牛乳乳製品	果物
・6～9歳男女 ・70歳以上男女 ・10～69歳女性　活動量が低い人	4～5	5～6	3～4	2	2
・10～69歳女性　活動量が普通以上の人 ・10～11歳男性 ・12～69歳男性　活動量が低い人	5～7	5～6	3～5	2	2
・12～69歳男性　活動量が普通以上の人	7～8	6～7	4～6	2～3(4)	2-3

表 5.1.5　各グループの料理に含まれている栄養素

	主食	副菜	主菜	果物	乳製品
タンパク質	○		○		○
脂質	○		○		○
炭水化物	○				
カルシウム		○	○		○
鉄		○	○		○
ビタミンA		○	○	○	○
ビタミンB_1	○	○	○	○	○
ビタミンB_2		○	○	○	○
ビタミンC		○		○	
食物繊維		○	○	○	○

生活指針」（平成 12 年 3 月）を具体的に行動に結びつけるものとして，平成 17 年 6 月に農林水産省と厚生労働省により決定された．「食事の基本」を身に付けるための望ましい食事の摂り方やおおよその量をわかりやすく示したものである．

　1 日の食事摂取量は，性別，年齢，活動量によって異なる（表 5.1.3）．食事バランスガイドのコマの表示は，1 日分の適量（2,200±200 kcal）を表 5.1.4 に示す．この表示は，活動量が「低い」成人男性，活動量が「ふつう以上」の成人女性が該当する．

　各グループにどのような栄養素が含まれているのか知ることが大切である（表 5.1.5）．

・食事バランスガイドの特徴と使用法
1) 料理別に記載されている ので，食事の組合せができる．
2) 年齢・性別・身体活動量に合った 1 日に必要な量を知ること ができる．
3) 毎日，完璧なコマの形でなくても 3～4 日，あるいは 1 週間といった一定期間を目安に考えられる．
4) 上にある料理グループほどしっかり食べることを勧めている．
5) 食品の計量・栄養価計算が不要 である．

6) 各料理グループから「いくつ(SV)」食べればよいかわかる.
7) 1食分の食事を考える時,各グループ(主食・副菜・主菜)から1つずつ選択するとよい.
8) 嗜好品は1日200 kcal. 菓子パン,ケーキ,袋菓子をはじめ,ジュースやお酒は嗜好品に分類される.食べ過ぎ,飲み過ぎには気を付ける.
9) ダイズ製品は,主菜に分類される(エダマメやヒヨコマメ等の他の豆類は副菜).

・健康を維持・増進するために知っておきたいこと
① 塩分

　塩分(ナトリウム)は重要なミネラル(無機質)の1つであるが,過剰に摂取すると生活習慣病を引き起こす1つの要因となる.日本の食事は調味料として味噌や醬油を用いるため,過剰になりやすい.「日本人の食事摂取基準」(2010〜2015年)では,ナトリウムを「減らすべき栄養素」の1つとして挙げている.目標量として設定された塩分は,男性9.0 g 未満/日,女性7.5 g 未満/日である.

　ナトリウム量を塩分換算すると以下のようである.
　　食塩相当量 (g) = ナトリウム量 (mg)×2.54÷1,000
　　食塩相当量 1(g) = ナトリウム量 約400 mg

薄味でもおいしく食べられる工夫をしよう.
・だし汁の利用(割り醬油:生醬油をユズなどの果汁酢やだしで割ったもの)
・揚げ物の利用
・香味野菜や香辛料の利用
・酸味の利用(香りのある柑橘系など)
・焦げ味の利用
・味を寄せる(片栗粉などを利用して調味液を絡める)

表 5.1.6　調味料の塩分量と相対塩分濃度

調味料	大さじ1	小さじ1	相対塩分濃度	調味料	大さじ1	小さじ1	相対塩分濃度
食塩	**15g**	**5g**	**100**	赤だし味噌	1.9	0.6	12
醬油(薄口)	2.8	0.9	18	麦味噌	1.9	0.6	12
醬油(濃口)	2.5	0.8	16	八丁味噌	1.9	0.6	12
減塩醬油	1.4	0.5	10	白味噌	1.1	0.4	8
ウスターソース	1.4	0.4	8	豆板醬	3.2	1.1	22
中濃ソース	1.0	0.3	6	タルタルソース	0.4	0.1	2
とんかつソース	1.1	0.4	8	マヨネーズ	0.3	0.1	2
ケチャップ	0.6	0.2	4	ピザソース	0.2	0.1	2

*ここに記載しているものは目安量であり,調味料の塩分濃度はメーカーや製法によって異なるので,食品表示をみて確かめることが重要.

② 食物繊維

食物繊維は大きく分けて水に溶けにくい不溶性食物繊維と，水に溶ける水溶性食物繊維の2種類に分類できる．食物繊維はその生理機能が生活習慣病と関連するといわれている．実際に心筋梗塞や糖尿病など，食物繊維の摂取量と生活習慣病の発症に関連があるという報告が多い．また，循環器器官や肥満との関連も示唆されている．日本の食事摂取基準では，18歳以上の成人に目標値が設定されている．1日の食事から摂る食物繊維の目標量は，18歳以上で1日当たり男性19g以上，女性17g以上となっている．

食物繊維が多く含まれている食材としては，野菜（オクラ，ブロッコリー，ゴボウ等），イモ類（サツマイモ，サトイモ，生芋コンニャク等），果物（アボガド，レモン，ブルーベリー，ラズベリー，キウイフルーツ等），豆類（アズキ，インゲンマメ，ダイズ等；乾燥），ご飯（玄米，胚芽米，精白米），そば，パン類（ライ麦パン，食パン），ドライフルーツなどがある❶．

5.1.5 料理の基本

① 水加減・火加減

『ひたひた』は水面から材料の表面が少し出ている状態．

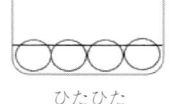

『かぶるくらい』は材料の頭が少し出るか出ないかくらいの状態．

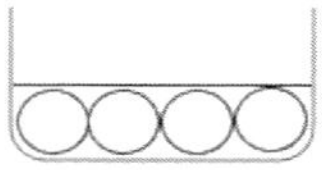

『たっぷり』は水が材料にたっぷりかぶった状態．

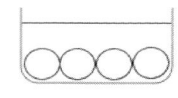

『強火』は炎が勢いよく出て鍋底に炎が付いている火力である．炒め物などによく使う．

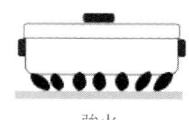

『中火』は強火の半分くらいの火力で炎が鍋に付くか，付かないかくらいの状態で，いろいろな料理によく使う火力である．

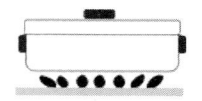

『弱火』は炎が消えないくらいで炎が鍋から離れている．目安は中火の半分以下くらいである．じっくり煮込む料理などに使う．

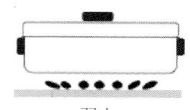

❶ サラダバーとドレッシング
サラダバーは野菜が自由に選べるため，ビタミン類や食物繊維を摂取した時には便利である．ただし，ドレッシングによってカロリーと塩分に差があるため，注意することが必要．ドレッシング15g当たりのカロリーと塩分量を示す．
フレンチドレッシング
61kcal　塩分 0.5g
サウザンアイランドドレッシング
62kcal　塩分 0.5g
ノンオイル和風ドレッシング
12kcal　塩分 1.1g

② 料理を始める前に（下ごしらえ）知っておきたいことベスト7

1) 野菜の茹で方

野菜は，一般的に根菜類は水から，葉菜類は熱湯から茹でる（表5.1.7）．乾燥のマメのうち，ダイズは水に浸漬してから茹でるが，アズキは水に浸漬せずに茹でてもよい．魚類・肉類はタンパク質が逃げないようにお湯から茹でるのが一般的である．ただし，スープとして利用する場合には，水から入れる．

表5.1.7 野菜の茹で方

水から茹でる		お湯から茹でる	
大根	ジャガイモ	青菜類	レンコン
人参	乾燥豆	キャベツ	グリーンアスパラガス
タケノコ	カブ	ブロッコリー	ハクサイ
		カリフラワー	サヤインゲン
		ゴボウ	サヤエンドウ

2) 野菜の下準備

野菜の下ごしらえには，水などに浸漬する方法と，下茹でする方法がある（表5.1.8）．水に浸すことにより，「あく」を除去し，変色を防ぐことができる．茹でる目的には，色を鮮やかにする，組織の軟化，あく抜きなどがある．

表5.1.8 野菜の下ごしらえ

目的	食品名	方法
えぐみをとる	青菜（ホウレンソウ，シュンギク）	茹でた後，水にさらす
	タケノコ	ぬかを入れた水で茹で，茹で汁につけて冷ます．ぬかがあくを吸着する．
	大根	米の研ぎ汁で茹でる．
	ワラビ・ゼンマイ	灰や重曹を加えて茹でる．茹で水のpHがアルカリ性になり，野菜組織が柔らかくなり，あくが溶け出しやすくなる．
変色を防ぐ	ゴボウ，レンコン，ウド	水・食塩水・食酢水などに浸ける．褐変物質の生成を抑える．

3) 乾物の戻し方

乾物等を使用する時は，水やぬるま湯に浸け，柔らかくなってから使う（表5.1.9）．

表 5.1.9 乾物の戻し方と，膨潤後の重量変化

目 的	戻し方	重量変化（倍）
米	30〜60分ほど，炊き水に浸ける．	1.2
マメ類	マメの4〜5倍の水に，5〜8時間浸ける．	2.0
高野豆腐	60℃前後の湯に浸け，落し蓋をし，膨潤させる．さらに，水の中で白い水が出なくなるまで，押し洗いする．	7〜8
干しシイタケ	シイタケが浸かる程度の水または40度以下の湯に浸ける．	3〜5
干しワカメ	5分ほど浸ける．	6
かんぴょう	塩で揉んで水洗いをする．半透明になるまで水に浸ける．	8〜10
春雨	熱湯を入れ，蓋をする 加熱調理の場合　3〜4分 加熱調理しない場合（サラダ・和え物）3〜5分	5
角寒天	水洗いをしてから細かくちぎり，30分以上水に浸ける．	13

4) 煮物

煮物には，6つの種類がある（表5.1.10）．

表 5.1.10 煮物の種類

煮つけ（魚）	煮汁が材料の1/2以下と少なく，短時間で仕上げる．
煮しめ （根菜類，コンニャク）	煮汁が材料の1/2以下と少ない．「煮る」・「冷ます」を繰り返して味を含ませる．
含め煮 （高野豆腐，イモ類）	材料が浸る程度の煮汁で長時間煮る．火から下ろして調味料を食品の内部に浸透させる．
煮込み （おでん，シチュー）	材料が浸る程度の煮汁で，じっくり時間をかけて調味料を内部に浸透させる．
炒め煮 （金ピラ，炒り鳥）	材料を炒めてから煮汁や調味料を入れて煮る．色止めや風味付けの効果がある．
揚げ煮 （ナス，豆腐）	材料を揚げてから煮る．煮崩れ防止や色止めの効果がある．

表 5.1.11 だしと調味料の割合

食品		食品の水分（%）	煮出し汁または水の量（%）	調味料（%）			
				塩	醤油	砂糖	その他
魚類		70〜80	20	-	8〜12	0〜3	酒5
葉菜類		92〜97	0〜10	1	3	0〜3	-
イモ類		70〜80	30〜50	0	8	0〜5	-
				1.5	0	-	-
				1	3	-	-
根菜類		79〜96	30〜50	1.5	0	5〜10	-
				0	8	5〜10	-
				1.5	-	-	酢10
肉類	軟	65〜74	0〜20	-	8〜12	0〜5	酒5
	硬		30〜50	1.5	-	-	酒5
豆腐（乾）		13〜16	（あらかじめ戻して）200	0.8	(4)	30〜35	-

5) 焼き物

　焼き方には，直火焼きと間接焼きの2種類がある．直火焼きは直接熱源にかざし，放射熱により加熱する．焼き網やグリルを使う．焼き魚，バーベキュー等がある．間接焼きは，フライパンや鉄板などを使って，熱伝導によって全体から食品を加熱する．鍋焼き，板焼き（フライパン，鉄板），器機焼き（オーブン），包み焼，石焼等がある（表5.1.12）．

表5.1.12 焼き物の種類と調味料の配合

食品	方法	材料名	調味料 (%)					
			塩	醤油	味醂	酒	砂糖	味噌
素焼き	調味しないでそのまま焼く	魚（ワカサギ）野菜（ナス）	-	-	-	-	-	-
塩焼き	塩を振って焼く	魚（アジ，アユ）	1～1.5	-	-	-	-	-
照り焼き	素焼きをし，タレをかけて2～3回焼く	魚（ブリ，サケ）	-	8	8	5	2～3	-
つけ焼き	調味液に浸け，味を付けた後焼く	魚（ブリ，サケ），肉	-	8	8	8	2～3	-
蒲焼	素焼きをし，タレをかけて照りを出す	魚（ウナギ，アナゴ）	-	10～12	8	8	2～3	-
味噌焼き	素焼きをし，調味した味噌をつけて焼く	豆腐，魚（アユ）	（だし汁5）	3	-		2	10

- 焼き方のポイント
  - 比較的強火…肉類，魚介類等，タンパク質を含む食品

    水分を75～80%くらい含むものは，最初の強火で短時間加熱し，表面を熱で凝固させ，うま味の流出を防ぐ．
  - 比較的弱火…デンプン類

    十分に糊化させ，甘みを引き出すため，弱火で時間をかけて焼く．

6) 炒め物・揚げ物

- 炒め物のポイント
  - 食材の切り方・下準備：野菜等の大きさや形を揃えて切り，火の通りにくい順に加熱する．また，味の浸みにくい魚や肉は下味を付けるか，片栗粉や小麦粉をまぶしてさっと油をくぐらせてから炒めてもよい．
  - 鍋：炒める前に強火で熱し，油を馴染ませる．ただし，香味野菜（セロリ，パセリ，ネギ，タマネギ，シソ，ニンニク，ショウガ）で風味を付ける時は弱火で炒める．
  - 調味料：何種類も調味料を使う時は，あらかじめ分量を量っておき，混ぜ合わせておく．最後にとろみを付ける炒め物の場合は，片栗粉がダマにならないように水でよく溶く．

7) 蒸し物・和え物・寄せ物

　蒸し物：蒸してつくった料理や菓子のことをいう．蒸し物には一般的に，蒸し器を使用する．蒸し器は，電気用や電子レンジ用の蒸し器もある．蒸し器は，食品を動かさずそのままの状態で加熱できるので，煮崩れや栄養成分の

表 5.1.13 揚げ物の種類

素揚げ	魚，野菜など	何も付けずにそのまま揚げる
から揚げ	魚，肉など	小麦粉や片栗粉などを薄くまぶして揚げる
天ぷら	野菜，魚など	小麦粉を卵と水で溶いた衣に付けて揚げる
フライ カツレツ	魚，肉など	小麦粉→溶き卵→パン粉の順に付けて揚げる

表 5.1.14 衣の割合

種類	材料に対する小麦粉の割合	小麦粉に対する液体の割合
魚介類の天ぷら	20%	小麦粉の1.7倍
魚介類と野菜のかき揚げ	30～40%	小麦粉の1.5倍
サツマイモの天ぷら	約15%	小麦粉の1.5倍（卵を用いない場合もある）
フライ	5%	パン粉は材料の重さの10%

流出の心配が少ない．蒸し器がない場合は，お湯を張った鍋の中に金属のザルを逆さまにして入れる．逆さまにしたザルに，蒸したいものをのせて蓋をすると蒸し器になる．

表 5.1.15 卵液を使った蒸し物と調味料の割合

種類	卵(ml)	薄め液(ml)	砂糖(g)	塩または醤油(%)
卵豆腐	100	100～150	2～4	0.8
茶わん蒸し	100	250～400	2～5	0.9
プディング	100	200	45～60*	-

*カラメルソースの砂糖は別

和え物：食材に調味料など味を加えるものを入れて混ぜることをいう．特徴としては，熱いものまたは温かいものは使用しない．また，和える前に，十分水を切るのが鉄則である．

● 和え物のつくり方とポイント
 ・旬の食材とそれに和え衣をあわせる．
 ・口当たりをよくするために材料の大きさを揃える．
 ・食べる直前に，和え衣の材料と調味料を混ぜる．ただし，白和えだけは和えて，少し時間を置いた方が，味が中まで浸み込む．

寄せ物：寒天やくず粉，ゼラチンなどを用いて材料を寄せ固めることをいう．
寄せ物の種類には，寒天系（淡雪かん，水ようかん，果汁かん等），デンプン系（ブラマンジュ，葛桜，蒸しようかん，ゴマ豆腐等），ゼラチン系（ワインゼリー，コーヒーゼリー，ババロア等）がある．

表 5.1.16　和え物の種類と調味料の割合

種類	主材料	塩	砂糖	その他	あわせる材料
ゴマ和え	白ゴマ 10	1.5	5～8	-	ホウレンソウ，シュンギク
	黒ゴマ 10	-	5～8	醤油 8	
白和え	豆腐 (50)	1.5	10	白ゴマ 5～10	ニンジン，キュウリ，シイタケ，マヨネーズを加える場合もある
		白味噌 20	-		
酢味噌和え	味噌 20	-	5～10	酢 10	アジ，ウド，葱，ワカメ
ゴマ酢和え	ゴマ 10	1.5	10	酢 10	春菊，菜の花，白身魚，ささみ
木の芽和え	白味噌 20 木の芽 2	-	0～5	-	タケノコ，イカ，ウド
卯の花和え	おから 20 卵黄 10	1.5	5～10	酢 10	イワシ，レンコン，ニンジン
おろし和え	大根おろし 30～50	1.5	5	酢 10	ワカメ，レンコン，イクラ
からし和え	からし 1	-	2	醤油 8	ナノハナ，コマツナ

材料に対する割合 (%)

表 5.1.17　酢物の調味料の割合

種類	酢	塩	醤油	砂糖	みりん	あわせる材料
二杯酢	10	-	8	-	-	貝類，タコ，アジ
三杯酢	10	-	8	(3)*	10	魚介類，野菜類
甘酢	10	1.5	-	10		-

*分量はみりんの代わり

表 5.1.18　寒天とゼラチンの比較

項目		天草，オゴノリ，いぎす等	動物の骨・皮膚・けん等
原料		多糖類（ガラクタン）	タンパク質（コラーゲン）
消化・吸収		難消化性だが，整腸作用がある	良好
凝固	濃度	0.5～2.0%	2～3%
	温度	28～35 ℃	13～15 ℃
融解温度		80～85 ℃	23～25 ℃
性質・調理上の相違点		1) 固い　2) 水道水の温度で凝固　3) 口の中では溶けにくい　4) 粘着性に欠ける　5) 半透明　6) 沸騰を続けないと溶けにくい　7) 容器から出すと次第に放水（溶ける）する　8) 棒状・糸状Bのものは 30 分以上，粉状のものは 10 分程度浸水する	1) 柔らかい　2) 冷蔵庫で固める　3) 口の中で溶ける　4) 粘着性がある　5) 透明　6) 50～60℃くらいで溶かすと良い　7) 放水せず．高温に置いておくと全体が崩壊する　8) ゼラチンの重量の水を加えるとすべて吸収・膨潤する
性質・調理上の類似点		砂糖を加えると融解温度が高くなり，強度は強くなる．水分の分離が少なくなる．固形物を加えると強度が弱まる．	

5.2　食品（素材等）の保存

　作物は収穫後，呼吸や蒸散によって生命を維持する．呼吸は，炭水化物，タンパク質，脂質を分解し，エネルギーを獲得する．すなわち，呼吸代謝系で酸素が使われ，炭酸ガスと水がつくられる．青果物では，呼吸や蒸散によって

重量が失われ，老化が進み，食品としての栄養価や甘さが下げられる．そのため，青果物の鮮度を保持するには，呼吸を抑制することが重要である．しかし，呼吸を100%止めると生命が維持することができなくなる．したがって，青果物の鮮度を保ちながら保持するには，呼吸代謝のスピードを落とすことが重要である．その最大の環境要因は温度である．

青果物の貯蔵方法には，乾燥，加熱，冷蔵，冷凍などがある．JIS（日本工業規格）で冷蔵室の温度は 0～10 ℃，冷凍室は −18 ℃以下とされている．青果物には，ホウレンソウ，コマツナ，キュウリ，ナス，トマトのように貯蔵性が悪いものと，カボチャ，ダイコン，ゴボウ，イモ類など貯蔵性のよいものがある．また，果実は，成熟に伴い呼吸量が増加するクライマテリック型（リンゴ，ヨウナシ，バナナ，トマトなど）と，増加しないノンクライマテリック型（カキ，ブドウ，カンキツ，オウトウなど）に大別される．本節では，それぞれの青果物の特性に注目し，常温，冷蔵，冷凍によるおすすめの保存方法について紹介する．

5.2.1 常温と冷蔵による保存

冷蔵の目的は，低温による微生物の生育の抑制および酵素作用の抑制による貯蔵期間の延長である．通常，温度が低いほど貯蔵効果は高いが，果実や野菜の中には低温によって組織が褐変するなどの生理障害を起こすものもある．低温による生理障害は，サツマイモやバナナなどの熱帯性の果実や野菜などに起こりやすい．

表 5.2.1，表 5.2.2 に野菜と果実のおすすめの保存方法を常温と冷蔵に分けた例を示す．常温で保存する場合は，直射日光を避け，通気のできるカゴや，穴の空いたビニール袋に入れる．夏場は，気温が上がりやすいので冷蔵庫に保存する方がよいものもある．

リンゴやキウイはエチレンを生成することから，他の野菜や果物とは隔離

❶ 保存方法
*1: 熟成後は冷蔵
*2: 洗わずにそのまま
*3: 洗わずにビニール袋に入れる
*4: 紙に包む
*5: 涼しくて乾燥した場所
*6: 他の野菜や果物とは隔離

（注）常温の中でも1度切ったものはラップに包んで冷蔵庫で保存する．

表 5.2.1　野菜のおすすめの保存方法 ❶

常温	冷蔵
アボガド *1,6, カボチャ*5, ゴボウ *4, サツマイモ *5, サトイモ, ショウガ, ジャガイモ *5, タマネギ *5, ナス, ニンニク, バジル, レンコン	アスパラガス, エノキダケ, エンドウ *3, オクラ *4, カリフラワー *3, キャベツ, キュウリ *4, コマツナ, サヤインゲン, シイタケ *3,4, シソ, シメジ, セロリ, ダイコン *4, トウモロコシ *3, トマト, ニラ, ニンジン *3, ネギ, ハーブ, ハクサイ, ピーマン, ブロッコリー *3, ホウレンソウ, ミョウガ, モヤシ, レタス *3

表 5.2.2　果物のおすすめの保存方法 ❶

常温	冷蔵庫
オレンジ, カキ, キウイ *1,6, グレープフルーツ, チェリモヤ *6, パイナップル, バナナ *6, パパイヤ *6, マンゴー *6, メロン, モモ *1,6, ヨウナシ *1,6, ライム, リンゴ *1,6, レモン	イチゴ *2, イチジク *6, サクランボ, ブドウ, ブルーベリー *2

表 5.2.3 おすすめの冷凍保存方法

そのまま	湯通し
カボチャ，キュウリ，ゴーヤ，シシトウ，シイタケ，ショウガ，セロリ，トマト，ピーマン，ナス，ニンジン，ニンニク，ニラ，ネギ	アスパラガス，グリーンピース，ゴボウ，コマツナ，サトイモ，ダイズ，トウモロコシ，ハクサイ，ホウレンソウ，モヤシ，レンコン

して保存する必要がある．エチレンは，メチオニンから生合成される物質で，果実中で追熟時の代謝転換を生ずる時に合成され，追熟・老化への引き金的役割をもつホルモンである．また，エチレンは果実・野菜が障害を受けたときにも排出が認められ，品質低下を早める原因にもなる．クライマテリック型果実の多くは呼吸量の増加に伴ってエチレンも生成され，このエチレンによって成熟が加速される．ほかに，エチレンが青果物に与える影響の例として，タマネギの発芽が促進され，味も風味も落ちることが挙げられる．一方，ジャガイモはエチレンによって発芽が抑制されることが知られている．

5.2.2 冷凍による保存

冷蔵と比較して冷凍することにより，青果物を長期間保存することが可能となる．青果物の中には，食べやすい大きさに切った後，そのまま冷凍するのがよいものと，湯通ししてから冷凍した方がよいものがある（表 5.2.3）．この理由は，湯通しすることにより野菜の中の酵素が不活性化し，成分の変質を抑えられるためである．

参考文献

- 内閣府：平成 24 年度版食育白書 (2008)
- 藤沢良知：図解食育，全国学校給食協会 (2007)
- 実教出版編集部：オールガイド食品成分表 2013，実教出版 (2013)
- 南出隆久・大谷貴美子：調理学，講談社サイエンティフィク (2006)
- 厚生労働省：健康日本 21(2013)
- 食の検定協会（編）：食の検定食農 1 級公式テキストブック，食の検定協会 (2011)
- 福田靖子・小川宣子：食生活論，朝倉書店 (2007)
- 厚生労働省・農林水産省・文部科学省：食生活指針 (2000)
- 消費者庁：消費者教育ポータルサイト (2009)
- 小松啓子・大谷貴美子：栄養カウンセリング第 2 版，講談社 (2009)
- 厚生労働省：日本人の食事摂取基準（2010 年度版），第一出版 (2012)
- 食の検定協会（編）：食の検定食農 2 級公式テキストブック，食の検定協会 (2008)
- 種村安子・和田政裕他：食べ物と健康，東京教学社 (2008)
- 武見ゆかり・吉池信男（編）：「食事バランスガイド」を活用した栄養教育・食育実践マニュアル，第一出版 (2007)

参考文献

- 農文協（編）：農家が教える加工・保存・貯蔵の知恵，農山漁村文化協会 (2009)
- 青果物予冷貯蔵施設協議会（編）：園芸農産物の鮮度保持，農林統計協会 (1991)
- 伊庭慶昭・福田博之・垣内典夫・荒木忠治：果実の成熟と貯蔵，養賢堂 (1985)
- 仮屋園璋・藤野博史・尊田民喜・伊東裕子・島田和子：食品加工貯蔵学，朝倉書店 (1986)
- 高宮和彦：野菜の科学，朝倉書店 (1993)

6. 知っておこう！
病気になった時の対処法

6.1 知っておこう．身体のしくみ

6.1.1 生活行動の基本になるもの

　人々が生活をする時には，毎日繰り返される日常生活が健康に過ごせることが何よりも重要である．食べること，排泄すること，眠ること，行動すること，考えること，これらの生活行動の基本には，複雑に関連し合う身体の形態や機能，身体のしくみが存在することを理解しておく必要がある．そして，正しい知識に基づいて，どのようにすればそれらの生活行動が，より健康な生活につながるのか，また健康障害に見舞われたとしても，どのようにすればより早く，より効果的に，健康的な日常生活を取り戻すことができるのかを学んでおくことが求められる．

6.1.2 生命維持と生活行動

　「生きている」ということは，細胞とその総体で構成された身体の中で，細胞レベルや個体レベルで代謝が絶え間なく行われているということである．生命が維持される基本があり，その個体を支え，姿勢を保つことで日常生活が遂行されている．

　個体を外界から区別し保護する機能をもつ皮膚によって包まれた身体には，体内での安定した状態を保持するため，さまざまな整備された生理機能が存在し，生きるための快適な環境をつくりだして恒常性（ホメオスタシス）を保っている．保たれた恒常性の中でそれぞれの細胞が機能し代謝が行われている．そして，身体を構成する細胞の生命機能は，血液やリンパ液，間質液という流動性をもった体液によって，生命が維持されている．

　生命を維持するために，内部環境の恒常性は，体液の量，電解質の組成，体液のpH，温度，酸素，ブドウ糖などが適切に保持される必要がある．その供給のためには，呼吸することや食べること，排泄することなどの日常生活が整えられていることが不可欠である．これらの日常生活行動の繰り返しが生きていることであり，生命維持の根源である．

6.1.3 食べること

① 食欲と食行動

　食べること，飲むことは，生きていくために必要なエネルギー源，タンパ

ク質，水などを供給するものである．生活の中で，まず食欲を感じること，食物を口に入れること，食物を噛んで飲み込むことがそのはじめに存在する．お腹が空いた，喉が渇いたことによって，食べる，飲むという行動を起こしている．脳の視床下部に存在する食欲中枢の摂食中枢と満腹中枢のはたらきによって，空腹感や満腹感が出現するとされ，各中枢の指令によってさまざまな経路を経て，食行動が始まる．食行動では，どのような方法で食べるか，そして，食物の種類を選択し，視覚，嗅覚，味覚，触覚など五感を通じて価値判断をし，食べる準備をしていく．食べたいという情動が視床下部から自律神経を通じて唾液の分泌を促し，口腔内の準備が整えられていく．

② 咀嚼し味わい，飲み込む

口腔内では食物を噛みくだきながら，唾液とよく混ぜあわせて，水分を加えて飲み込むという経過をとっている．歯と下顎骨，咬筋，側頭筋等のはたらきによって機能し，唾液に含まれる唾液アミラーゼによってデンプンの消化が始まる．味細胞によって感知された味覚は，大脳に伝えられ，咀嚼と同時に，味や香りや食感を味わい楽しむことになる．食物を飲み込むという機能（嚥下）は，口腔から咽頭，食道を経て胃に送り込む機能である．

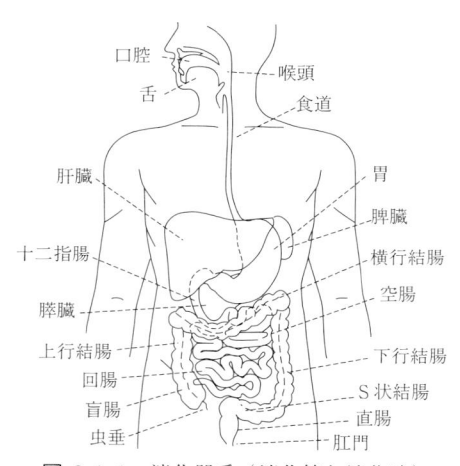

図 6.1.1 消化器系（消化管と消化腺）

6.1.4 消化と吸収

食物が身体に吸収されるまでに分解されることが消化であり，胃から小腸へ移動して栄養分として吸収される．消化には，咀嚼や移送などの機械的な消化と，消化酵素による化学的消化がある．消化にかかわる身体の器官が消化器であり，胃や小腸などの消化管と消化液を分泌する消化腺で構成されている．

摂取された食物は，胃で消化される．胃液と，膵臓から分泌された膵液に含まれる消化酵素によって，タンパク質，炭水化物，脂肪が消化され，体液中に吸収されるまでに分解される．消化酵素としては胃からは塩酸，肝臓から

は胆汁酸が分泌され，タンパク質の分解はペプシン，脂肪はリパーゼによって消化され，十二指腸に送られる．

十二指腸には，膵臓から分泌される膵液と胆嚢から分泌される胆汁が流入している．膵液にはトリプシンのタンパク消化酵素，膵リパーゼの脂肪消化酵素，膵アミラーゼのデンプン分解酵素が含まれる．胆汁には，消化酵素は含まれないが，胆汁酸が含まれていることから脂肪の消化や吸収を促進する機能を有している．十二指腸で食物は吸収できる状態にまで消化される．消化された食物は，タンパク質はアミノ酸に，炭水化物は単糖類であるブドウ糖，ガラクトース，果糖に，脂肪はモノグリセリド，脂肪酸，コレステロールとして吸収細胞内に入る．その後，血液中やリンパ管に入って運ばれる．小腸の絨毛に存在する門脈を経て肝臓に運ばれる．脂肪はリンパ管を経て静脈に合流後，血流に入り全身に運ばれる．小腸で吸収されなかった食物は，結腸へ進み水分が吸収され，便となって排泄される．

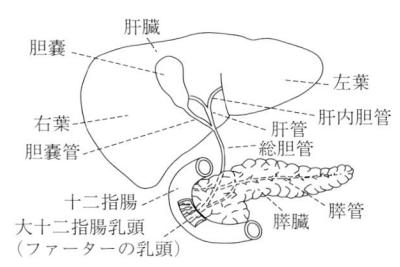

図 6.1.2 肝臓，胆嚢，膵臓，十二指腸

表 6.1.1 消化腺と消化酵素

消化腺	分泌の部位	消化酵素			その他
		炭水化物	タンパク質	脂質	
唾液腺	口腔	唾液アミラーゼ			
舌	口腔			舌リパーゼ	
胃腺	胃		ペプシン	胃リパーゼ	塩酸
膵臓の外分泌腺	十二指腸	膵アミラーゼ	トリプシン キモトリプシン エラスターゼ	膵リパーゼ	
肝臓	十二指腸				胆汁
腸粘膜	空腸・回腸	マルターゼ ラクターゼ スクラーゼ	エンテロキナーゼ アミノペプチターゼ カルボキシペプチターゼなど		

6.1.5 排泄する

① 尿と排尿

外部環境から取り入れた食物や水は，内部環境を整えることに使った後，排泄という形で外部環境に戻される．尿は，不要な水分を体外に排泄し体液量

を一定に保つとともに，体液の電解質と水素イオン指数 (pH) の調節を一定に保持するために排泄を調整している．タンパク分解後の尿素も尿中に含まれて排泄される．成人では 1 日最低 500 ml が，体内の恒常性を保持するために必要とされる．

尿は，腎動脈によって運ばれた血液（全血流量の 23％：1,200〜1,300 ml/分）が流入している腎臓で，糸球体からボーマン嚢へ濾過されて，尿細管で身体に必要なものが選択的に再吸収され，血液中の不要な電解質やアンモニア，クレアチニンを尿細管内に分泌して尿として排泄される．

排泄行動は，膀胱に尿が 150 ml 程度たまることで膀胱内圧が上昇して尿意を感じるといわれている．脳幹部の排尿中枢が刺激され，骨盤神経の作用で膀胱壁が収縮し，トイレへ移行することで，大脳が尿道括約筋を中心にした排尿に関与する骨盤底筋群に弛緩を指示して排尿が起こる．大脳皮質による随意筋のコントロールがなければ膀胱内圧の上昇で排尿が発生する危険があり，排尿はこれらの機能によって調整されている．

② 便と排便

便は大腸で水分が吸収された後，結腸を経て S 字状結腸にためられ，蠕動運動によって直腸に移行する．直腸への移行で直腸内圧が亢進して，脊髄から大脳に伝わって便意となる．直腸内圧が 40〜50 mmHg になれば排便反射が起こる．

便意を感じてからトイレに向かうまでは，大脳皮質の指示があれば外肛門括約筋を収縮させたまま我慢をすることができる．しかし，我慢をしてしまうと便意が消失してしまうことになる．便意を感じたら排泄することが望ましく，排便時に起きる内肛門括約筋の弛緩は 1 日 1〜2 回しか起こらないといわれている．また，食べ物や飲み物が胃に入ると，胃結腸反射が起こり結腸の蠕動運動が起こり排便につながる．

健康な生活のためには，排便や排尿の機能が維持されることが基本である．

6.2 病気になったときの対処行動

6.2.1 健康が障害される・病気になることとは

人間にとっての生活とは，人が生きて活動していくことであり，一人一人の生き方が示されていることで，個人の活動から家族，家庭での活動，社会での活動と拡大していくことになる．そこに，さまざまな生活習慣や生活様式が存在し，異なった社会での活動が生まれる．また，発達段階に応じた変化や，時代の変化に伴って活動の様式，生活が異なってくることが考えられる．また，生涯にわたって健康で過ごすことに越したことはないが，必ず何らかの原因で体調を乱し，重症度の差はあるものの健康を障害することは避けられない．その時は突然に現れることもあれば，何の自覚症状もないまま病状が進んでいることもある．

多種多様な形で病気は発生するが，まずは，その病気の成り立ちを考える

必要がある．つまり病因を明らかにすることであるが，病原体が体内に侵入したからといって，全員が発病するとは限らない．体内のさまざまな機能が関連し合って変調をきたすものであり，病気によっては特異的な症状がみられることがある．体内の機能の変調がお互いに影響し合って発症してくることが考えられる．さらに，生理機能に限定されず，二次的に心理的な要因や社会的な要因が加われば，さらに複雑化した「症状」として現れることがある．何らかの変化を自覚した時に，その変化に対して適切な判断を行い，一次的な変化の時点で対応しておくこと，すなわち「早期発見，早期治療」が重要であろう．それは，これらの変調や症状の緊急性や重篤性が判断できることであり，そのための基礎知識を身に付けておくことが求められる．過剰に反応することはないが，決してあなどってはいけないということである．

6.2.2 生活行動の中で自覚する危険な兆候と対処

① 体がだるい，倦怠感，疲労感❶

肉体疲労や体のだるさの原因には，過労，激しい運動，睡眠不足，栄養バランスの乱れなどが考えられる．休養しても回復しない場合は，重大な疾患が存在する場合もあることから軽視できない．

＜セルフケア＞

運動後や疲労，夏バテなど原因がわかっている時は，休養と栄養補給で経過観察を行う．疲労回復には，ビタミンの補給，気分転換などライフスタイルの改善を行う．

＜受診が必要な時＞

疲れやだるさが長期に継続する，発熱，顔色不良，体重減少，咳や痰が続く，息切れ，むくみ，不眠，意欲減退など複数の症状が出現する場合や継続する場合

② 風邪（かぜ）症状

風邪は，上気道の急性炎症の総称で，ウイルス感染によって，くしゃみ，鼻水，喉の痛み，咳，痰，発熱などの症状がみられる❷．これらの症状は防御反応であり，予防が重要．

＜セルフケア＞

症状が軽度で高熱でなければ，安静にして保温を心がけ体を冷やさない（ウイルスに抵抗する体を強化する）．また水分補給や栄養補給を行い，他者への感染を予防するためにマスクを使用する．

＜受診が必要な時＞

39℃を超えるような発熱，黄色や緑色の痰や鼻汁が出る場合は細菌による二次感染が疑われる．長期に続く咳や痰は感染性の疾患ではなく，ぜんそくなどのアレルギー性の場合やまれに肺がんや結核の危険もある．また，糖尿病や，ぜんそく，心疾患などの基礎疾患がある場合は早期に受診する．

③ 頭痛

慢性頭痛には，片頭痛，緊張性頭痛，群発頭痛があり，脳出血や脳腫瘍な

❶ 危険な疾患と注意点
　更年期障害，シックハウス症候群，慢性疲労症候群（CFS）などの疾患の可能性がある．心肺機能の低下，肝臓や腎臓の機能低下，がんや糖尿病による栄養状態の悪化でも倦怠感が出現する．

❷ 危険な疾患と注意点
　インフルエンザウイルスの感染の場合，急な高熱（38～39℃）に筋肉や関節痛を伴う強い風邪症状で発症する．早期受診の際にはウイルス検査でも「陰性」の場合がある．抗インフルエンザウイルス剤は，発症から48時間以内に使用することが望ましいことから，早期受診が必要である．抗ウイルス剤の使用は，必ず医師の処方による服用を行う．
　市販の風邪薬は，症状を緩和する目的で使用するが，つらい症状を和らげる成分の薬を適切に使用することが望ましく，常備薬として自分に合う薬剤の理解をしておくこと，薬局で助言を受けることを勧める．発熱も身体の防御反応であり，幼児の場合には解熱剤の安易な使用は避ける．

表 6.2.1　頭痛の種類とその特徴

片頭痛（血管性頭痛）	緊張型頭痛（筋肉収縮性頭痛）	群発頭痛
・ズキズキする． ・動かした時に痛む． ・嘔気，嘔吐，下痢を伴うことがある． ・目がチカチカする，目が回る．	・ジワジワ締め付けられる感じ． ・肩こり，眼精疲労，めまい，倦怠感などの症状が現れ，午後から夕方にかけて悪化する．	・片方の目の奥にガーンという衝撃が，ある期間毎日起こる． ・痛む方の目の充血，涙，鼻水，鼻づまり，まぶたの下垂などの症状．
・20～40歳の女性，月経時にみられる脳の血管が急激に拡張し，三叉神経を刺激することで発生する． ・専門医の診療を受け有効な薬剤を使用する．くも膜下出血などの鑑別を要するため慎重な判断が必要である．	・頭，首，肩の筋肉の緊張によって血行の悪化が原因．ストレスなどの神経的な緊張が引き金となる． ・緊張型頭痛のある人が片頭痛を起こす混合型もある．	・20～30歳代の男性に多くみられる．目の奥の動脈が拡張し炎症を起こすため痛みが生じる． ・数日から2～3ヶ月間に集中し毎日同じ時間帯に発生する．
・規則正しい生活を心がける． ・空腹による血糖値の低下が誘因となるため，食生活に注意する． ・寝不足や寝過ぎに注意する． ・発作を誘発：アルコール，チョコレート前兆が現れている時に，首の動脈やこめかみを圧迫して血管の拡張を防ぐ．	・血行を良くしてリラックスする． ・正しい姿勢，適度なストレッチ． ・湯船につかる，マッサージをする．	・群発期に飲酒は禁忌 ・喫煙，入浴，高山への登山，飛行機使用など気圧の変化は避ける． ・季節の変わり目は注意． ・人によって発作が起こる要件が決まっていることから，予防薬を処方してもらう．

❶ 慢性疼痛：病気も怪我もないのに，5年も10年も続く痛みをいう．発生機序：神経外傷が，心理的要因などにより痛みの悪循環を形成し，それが音響効果のように増強して，さらなる痛みを呼ぶ．

❷ 危険な疾患と注意点
　脳出血や脳圧亢進症状は緊急性が高く，早急な処置が必要である．脳外科などの専門医がいる施設やCT，MRI検査などの検査設備のある病院を受診することを勧める．
　鎮痛剤の使用にあたっては，催眠鎮静成分などが含まれるものもあり，年齢や他の薬との併用で注意すべき薬剤もあることから，用法，用量を守ることや，医師の処方，薬剤師と相談の上使用することが必要である．

❸ 危険な疾患と注意点
　心窩部（みぞおち）の部分の痛みには虫垂炎や膵臓の疾患も疑われることがあり，嘔吐や発熱がある場合は注意しておきたい．また，慢性的な胃もたれや胃痛の原因として，ピロリ菌も考えられる．

ど重篤な疾患で発生する症候性頭痛❶があり，その対処方法が異なることから原因を明らかにしておく必要がある（表6.2.1）．

＜セルフケア＞

　慢性疼痛❷の場合は，症状が重篤で軽快しないなら診療を受けるが，多くの場合はセルフケアで対応が可能である．生活習慣やストレス対処を行い予防に注意する．

＜受診が必要な時＞

　脳血管障害が考えられる場合，経験したことのないような突然の激しい痛み，高熱，意識障害，手足の麻痺，ろれつが回らなくなるなどの症状があれば，緊急性を要するものであり，早急な受診が必要である．また，頭部打撲の後に発生する頭痛や意識障害がみられる場合，吐き気，嘔吐などの症状がみられる場合は，早急に診察と検査を受ける．

④　胃痛・胃もたれ

　胃痛は胃酸と胃粘膜のバランスが崩れることや胃粘膜が傷つくことで起こる❸．胃もたれは胃の運動や消化する力が弱まることで起こる．

＜セルフケア＞

　胃痛の予防にはストレスをためないことが大切で，ストレスによって胃酸が増加し，胃粘膜の防御力とのバランスを崩す．胃もたれは食べ過ぎや飲み過ぎ，脂っこいものを食べたなど原因がわかっている場合は経過をみる．ストレスをためず，胃にやさしい食生活を試みる．暴飲暴食を避け，腹八分目の「ほどほど」，ゆっくり食べてよく噛んで，刺激物を避ける．

　胃腸薬を使用する際には，症状に合ったものを選択する必要があり，薬剤

師や医師に症状を伝えて相談の上服用する．

＜受診が必要な時＞

早朝空腹時の胃痛は十二指腸潰瘍，食後の胃痛は胃潰瘍が疑われることから，改善しない場合は診察，検査が必要である．

⑤ 便　秘

便は本来毎日みられるのが健康な状態であるが，3日以上排便がない，便が固くて量が少なく，残便感がある状態が便秘❶である．もともと腹筋が弱く，ホルモンの影響や生活習慣から日本女性の半数以上に便秘がみられるといわれている．

腸の動きは自律神経に左右され，胃に食物が入ると胃結腸反射を起こし腸の蠕動運動が始まり，便が直腸に達すると大脳に指令が送られて便意を催すことから，自律神経の正常なはたらきがなければ便秘につながる．また，便秘の原因には，機能性の便秘と器質性の便秘がある（表6.2.2）．便秘の種類による対応が求められ，器質性便秘には，腸閉塞，大腸がん，腸管癒着など，消化管の通過障害が起こる便秘で，血便や激しい腹痛などの症状がある．

❶ 危険な疾患と注意点
便秘で最も危険で緊急性が高いのは腸閉塞である．長期的な便秘を「いつものこと」としないで，まず生活習慣や食生活の改善に取り組み，回復が困難な場合は，何らかの原疾患が存在することもあり医師に相談することを勧める．

表6.2.2　機能的便秘とその特徴

弛緩性便秘	痙攣性便秘	直腸性便秘
・大腸の運動が低下して，腸内に便がとどまる時間が長く水分が過剰に吸収される． ・女性や高齢者に多く，お腹が張る，残便感，肩こり，食欲低下，肌荒れ，イライラなどの症状がみられる．	・大腸の過緊張，交感神経の過度の興奮によって便がうまく運ばれず，ウサギの糞様のコロコロの便になる． ・下腹部痛，残便感下痢と便秘を交互に繰り返す．	・排便反射が発生せず，直腸に便が停滞する． ・高齢者や寝たきりの人，痔などにより排便を我慢する習慣がある人に多い．

＜セルフケア＞

便秘を予防するための生活習慣を身に付けることが望ましい．

便秘になったら便秘予防の方法を試みる．時には緩下剤や整腸剤を上手に使用して経過をみる．下剤の作用メカニズムを理解して適切に使いたい．乳酸菌を使用した整腸剤は，下剤よりも穏やかな効き方で腹痛がみられないことから，腸内環境のバランスをとるには効果的である．

表6.2.3　便秘予防のための生活習慣改善

項　目	実　施　内　容
食生活の改善	・朝昼晩の食事を摂り朝食を抜かない ・食物繊維や水分を十分に摂る．朝一杯の冷たい水や牛乳は有効 ・極端なダイエットは危険，バランスのとれた食生活 ・腸内環境を整える食品の選択　ヨーグルト，納豆，乳酸菌など（痙攣性便秘では控える）
適度な運動	・腹筋運動，全身運動　　　・腹部マッサージ
トイレの習慣	・朝食後にはトイレに行く　　・トイレを我慢しない
ストレスをためない	・強いストレス，忙し過ぎるなどの自律神経の緊張を避ける

塩類下剤：腸管内に水分を呼び込むことで腸の蠕動運動を促進させる．

膨潤性下剤：薬剤自体が腸管内の水分を吸収して膨張し，大腸に刺激を与えて蠕動運動を促進させる．
浸潤性下剤：軟便化させ，排便を促す．
刺激性下剤：腸管神経叢に直接作用，蠕動運動を亢進．痙攣性便秘には使わない．

＜受診が必要な時＞

　医師の診断が必要な状況としては，器質的な便秘が疑われる場合は危険性が高い．突然の便秘，便に血液や粘液が混じる，便が細くなった，激しい腹痛や嘔吐，発熱がある，お腹にしこりがあるなどは受診して検査を受けることを勧める．

⑥　下　痢

　下痢は，排便回数が増え，軟便あるいは粥状の便が出る状態であり，食中毒などの感染（分泌性下痢），腸の水分吸収が不十分な（浸透圧性下痢），暴飲暴食やストレスから腸が過剰に反応する（運動亢進性下痢）がある❶．また，4週間以上続く下痢は慢性下痢であり，ストレスからの神経性の下痢，全身的な疾患の症状，薬物の副作用による腸内の炎症などが原因とされる．

＜セルフケア＞

　下痢の多くは，食生活を含めた生活習慣が原因であり，日常の健康管理への注意が重要である．感染症については，食品の管理や衛生面に対する注意が必要であり，ストレスをためないような生活管理も必要である．また，旅行など旅先での食事には注意が必要であり，海外旅行では日本の水と異なるミネラル分の多い硬水であることが多く，下痢を起こしやすい．

＜受診が必要な時＞

　下痢のほかに激しい腹痛や嘔吐などの症状を伴う時は，感染性の下痢や食中毒の危険があり，早急に受診が必要である．また，長期間に及ぶ下痢や，便に血液や粘膜が混入したり，便の色が黒，白，緑など普段と違う場合は，内臓疾患が疑われることから受診が必要である．

⑦　生理痛（月経痛）

　女性の月経は，妊娠が成立しない際に子宮粘膜が役割を終えて脱落し，血液とともに体外に排出される．その際に分泌されるプロスタグランジンが子宮の収縮を促し，下腹部痛や腹痛などの月経痛を生じる．50代前半に閉経するまで，約40年間に25～38日（28日）周期で発生する．

＜セルフケア＞

　自分の月経周期を理解して痛みにあわせた工夫が必要である．プロスタグランジンを抑えるための鎮痛剤を適切に使うことや，体を冷やさない，休息をとるなどセルフケアを実施する．出血による貧血の危険もあり，出血量も症状とともに理解しておく❷．

＜受診が必要な時＞

　日常生活がつらいほどの痛みは，月経困難症と呼ばれる．背景に病的な異常がない場合は，機能性月経困難症で，出産前の若い人やプロスタグランジ

❶ 危険な疾患と注意点
　激しい下痢や発熱，嘔吐，血便は，赤痢やコレラなどの細菌性感染，腸炎ビブリオ，サルモネラなどの食中毒が疑われる．慢性下痢の原因としての疾患には，過敏性腸症候群，潰瘍性大腸炎，大腸ポリープが考えられる．また下痢による脱水症状にも注意が必要である．

❷ 危険な疾患と注意点
　将来の妊娠や安全な出産の障害にならないように，子宮内膜症や子宮筋腫が疑われる場合は早期に超音波検査などを受ける．その他，立ちくらみやめまいなどがみられる時は貧血の有無を確認しておく．

ンの分泌が多い人に多く，出産すると月経痛は軽快する．また，器質的月経困難症の場合は何らかの疾患が存在することがあり，子宮筋腫や子宮内膜症が疑われ，痛みが強くなったり出血量が多くなったりする．生活に支障をきたす場合は，社会的，精神的な負担に発展する危険もあり，症状の軽快のためにも受診することが望ましい．

6.2.3 食中毒とその対処

① 食中毒の原因と特徴

食中毒の原因としては，細菌，ウイルス，自然毒，化学物質，寄生虫などが挙げられる（表6.2.4，表6.2.5，図6.2.1）．

❶ 自然毒とは，動物や植物が本来もっている有毒成分と，食物連鎖を通して動植物に取り込まれたものをいう．また，人がこれら有毒成分を含む動植物を食べることで引き起こされる健康被害のことを，自然毒食中毒という．
自然毒は，植物性と動物性に大別される．

❷ 植物による食中毒の大半は，有毒野草を食用可能な植物と誤認して採取し，発生する場合が多い．

表6.2.4　食中毒の種類

病原体	種類		特徴
細菌	・毒素型：黄色ブドウ球菌，ボツリヌス菌 ・感染型：腸炎ビブリオ，サルモネラ菌，カンピロバクター，病原性大腸菌，腸管出血性大腸菌 (0-157,0-111) ・中間型：ウェリッシュ菌，セレウス菌 ・その他：エルシニア菌 ・赤痢菌，腸チフス菌		・細菌は温度や湿度が揃うと食物の中で増殖し食中毒を引き起こす．人の手や食べ物を通して体内に入り腸管内で増殖していく．室温で活発に増殖し，25～40℃で最も活発化する．0-157,0-111は7～8℃でも増殖する． ・夏季（6～8月）に多く発生する．
ウイルス	・ノロウィルス，ロタウィルス ・E型肝炎ウィルス		・ノロウィルスは調理者から食品を介して感染する場合が多く，二枚貝に潜む ・冬季に多く発生する．
自然毒食中毒❶	動物性自然毒	・魚類 ・二枚貝 ・巻貝	動植物の中には，体内に毒成分（自然毒）をもつものが数多く知られている．件数・患者数はそれほど多くないが，フグやキノコ，トリカブトなどを摂食すると，重篤な症状を呈する場合や，死に至る場合もある．キノコやフグは秋から冬にかけて食中毒の報告が多く，また，キノコ以外の植物は，春に食中毒の報告が多い．
	植物性自然毒❷	・キノコ（テングダケ，ネズミシメジ等） ・高等植物（アジサイ，ジャガイモ，スイセン，チョウセンアサガオ，ドクゼリ，トリカブト等）	
化学物質	・洗剤・漂白剤 ・農薬 ・食品添加物 ・水銀・鉛		食品の生産・加工・保存・流通および消費の過程で，食品内に外部から混入したり，食品内で生成する有害物質のうち，化学物質によって引き起こされる健康被害のことをいう．発生率は少ないが，発生すると大規模な事件に至ることが多い．
その他	・寄生虫（魚介類を介するもの，肉を介するもの，飲料水・野菜・果物等を介するもの）		食品には，いろいろな種類の原虫や寄生虫がいる．最近，これまで食中毒の原因として知られていなかった寄生虫が，ヒラメや馬刺しによる食中毒の原因となっている可能性が高いことがわかった．

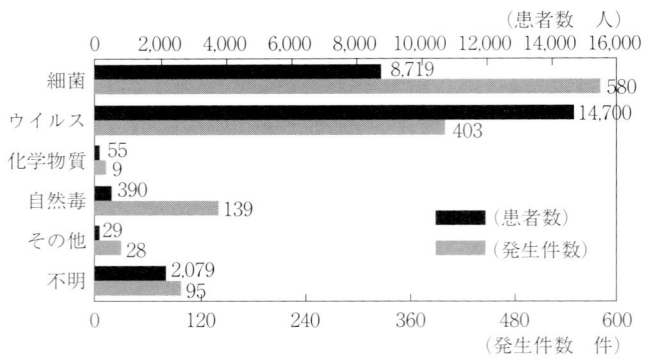

図 6.2.1 原因別食中毒発生状況（平成 22 年）
資料）厚生労働省

表 6.2.5 知っておきたい食中毒の主な原因

細菌・ウイルス名	特　徴
腸管出血性大腸菌 （O-157 や O-111 など）	ウシやブタなどの家畜の腸の中にいる病原大腸菌の1つで，O-157 や O-111 などがよく知られている．毒性の強いベロ毒素を出し，腹痛や水のような下痢，出血性の下痢を引き起こす．腸管出血性大腸菌は食肉などに付着し，肉を生で食べたり，加熱不十分な肉を食べたりすることによって食中毒を発症する．乳幼児や高齢者などは重症化し，死に至る場合もある．
カンピロバクター	ウシやブタ，ニワトリ，ネコやイヌなどの腸の中にいる細菌である．この細菌が付着した肉を，生で食べたり，加熱不十分で食べたりすることによって，食中毒を発症する．また，吐き気や腹痛，水のような下痢が主な症状で，初期症状では，発熱や頭痛，筋肉痛，倦怠感などがみられる．
サルモネラ菌	ウシやブタ，ニワトリ，ネコやイヌなどの腸の中にいる細菌である．ウシ・ブタ・ニワトリなどの食肉，卵などが主な原因食品となるほか，ペットやネズミなどによって，食べ物に菌が付着する場合もある．菌が付着した食べ物を食べてから半日～2日後ぐらいで，激しい胃腸炎，吐き気，嘔吐，腹痛，下痢などの症状が現れる．
セレウス菌	河川や土の中など自然界に広く分布している細菌である．土が付きやすい穀類や豆類，香辛料などが主な感染源となり，チャーハンやスパゲティ，スープなどが原因食品となる．毒素の違いによって，症状は嘔吐型と下痢型の症状に分けられる．嘔吐型は食後 1～5 時間後，下痢型は食後 8～16 時間後に症状が現れる．セレウス菌は熱に強く，加熱による殺菌が難しいのが特徴で，ただし，少量では発症しないため，菌を増やさないことがポイントである．
ブドウ球菌	ブドウ球菌は自然界に広く分布し，人の皮膚や喉にもいる．調理する人の手や指に傷があったり，傷口が化膿したりしている場合は，食品を汚染する確率が高くなる．汚染された食品の中で菌が増殖し，毒素がつくられると食中毒を引き起こす．ブドウ球菌は，酸性やアルカリ性の環境でも増殖し，つくられた毒素は熱にも乾燥にも強いという性質がある．汚染された食物を食べると，3 時間前後で急激に嘔吐や吐き気，下痢などが起こる．
ノロウイルス	ノロウイルスは手指や食品などを介して，口から体内に入ることによって感染し，腸の中で増殖し，嘔吐，下痢，腹痛などを起こす．ノロウイルスに汚染された二枚貝などの食品を十分加熱しないまま食べたり，ノロウイルスに汚染された井戸水などを飲んだりして感染するほか，ノロウイルスに感染した人の手や唾液，糞便，嘔吐物などを介して，二次感染するケースもある．

② 食中毒予防のポイント

飲食店などでの食事が原因の食中毒に限らず，家庭での食事でも食中毒を

発生する危険性が高い．症状が軽微で経過する場合が多いが重症化することもあり，注意が必要である．食中毒予防の3原則は，細菌を食べ物に「つけない」，細菌を「増やさない」，「やっつける(殺菌する)」である．

表 6.2.6　食中毒予防のための6つのポイント（厚生労働省）

予防のポイント	内　容
食品の購入	・賞味期限を確認する ・生鮮食品や冷凍食品は最後に買う ・肉や魚などは汁が他の食品にかからないように分けてビニール袋に入れる ・寄り道をしないですぐに帰る
保存	・冷蔵や冷凍食品は持ち帰ったらすぐに冷蔵庫や冷凍庫に入れる ・肉や魚はビニール袋や容器に入れて他の食品に肉汁などがかからないようにする ・肉や魚，卵を扱う時はその前後に必ず手を洗う ・冷蔵庫は10℃以下，冷凍庫はマイナス15℃以下に保つ ・冷蔵庫や冷凍庫は詰めすぎない
下準備	・調理の前には石鹸で丁寧に手を洗う ・野菜などの食材は流水できれいに洗う ・魚や肉の汁が，果物やサラダなど生で食べるもの，調理のすんだものにかからないようにする ・生肉や魚，卵を触ったら手を洗う ・生肉や魚を切った包丁やまな板は必ず洗って熱湯消毒をする ・包丁やまな板は肉用・魚用・野菜用と別に使い分けると安全 ・ラップしてある野菜やカット野菜もよく洗う ・冷凍食品の解凍は冷蔵庫の中や電子レンジで行う ・冷凍食品は使うだけ解凍し，再冷凍はしない ・ふきんやタオルは熱湯で煮沸してしっかり乾燥させる ・調理器具は洗った後，熱湯で消毒する
調理	・調理の前に手を洗う ・肉や魚は十分に加熱して，中心部分の温度が75℃，1分間が目安
食事	・食べる前に手を洗う ・清潔な食器を使う ・作った料理は長時間室温に放置しない ・温かいものは温かいうちに，冷たいものは冷たいうちに食べる
残った食品	・残った食品を扱う時も手を洗う ・清潔な容器に保存する ・保存して時間が経ちすぎたものは思い切って捨てる ・温め直す時は十分に加熱 ・怪しいものは捨てる

③　食中毒が疑われるときの受診のタイミングと対処

潜伏期間や症状は感染源によって異なるが，食中毒が疑われる時は患者自身の治療とともに，二次感染を防ぐための対応が必要である．多くの場合1～2日で症状は軽快するが，腹痛が強く水様便や血便などがみられる（腸炎タイプ）時，吐き気や嘔吐が激しくみられる（嘔吐型）時，発熱が持続する時は医師の診察を受けることが必要である．

早期受診と治療が必要な場合は以下の通りである．

○　血便がある
…感染侵入型の病原体が腸壁の細胞を破壊し，敗血症や腹膜炎を起こす．

○　水様性の下痢が1日10回以上

…脱水状態であり，特に小児や高齢者は危険である．
○ 海外旅行での感染
…日本では稀な病原体に感染し，特別な治療が必要な場合がある．

下痢や嘔吐などの症状は体内に入り込んだ毒素を排出しようとする生体反応であり，腸のはたらきを止めるタイプの下痢止めや，以前病院で処方された抗生物質などは不用意に用いない．激しい下痢や嘔吐であっても水分をこまめに補給して脱水を防ぐことが重要であり，病院での治療は症状や重症度によって異なり，入院・治療が必要な場合もある．

家族内感染や二次感染を防止するために，同じものを食べた家族などの症状を確認，感染の危険がある場合は保健所に相談すれば，医師の紹介や検査などが受けられる．また，手洗いやトイレの便座や，水道の蛇口，ドアのノブなどは消毒用アルコールで拭いたり，衣類やタオルは家族のものとは区別して処理する．

6.3　疾病予防のためのライフステージ別食生活

6.3.1　ライフステージからみた食生活

栄養，食生活は生命を維持し，子どもたちが健やかに成長し，人々が健康で幸福な生活を送るためには欠くことのできない営みである．疾病の予防に限らず，生活を豊かにして，社会の機能を維持向上させるためにも重要である．「健康日本21❶」では，生活の質の向上および健康を維持するために「1) 栄養状態をよくするための栄養素（食物）の摂取，2) 適切な栄養素（食物）摂取のための行動変容，3) 個人の行動変容を支えるための環境づくり」の3段階で目標の設定が行われた（図6.3.1）．

ライフステージを通じた社会機能の維持・向上のためには，子どもは健康な生活習慣の獲得を目標に3食食べること，特に青年期の食事は，今の健康に影響することではなく，これからの人生の健康や幸福のための準備である．

6.3.2　母親の胎内から始まる食育

新生児の栄養に影響を与えるのが母体の栄養であることはいうまでもない．20歳代の女性の痩せの割合は20〜30％の間を推移し，15歳〜19歳の痩せも高い割合を示している．痩せの場合，低出生体重児の増加や乳児期の子どもの成長に影響を与える．特に乳歯は胎生期にその基盤がつくられる（表6.3.1）．

6.3.3　乳児期・幼児期の食事

乳児期，幼児期の食事では，まず乳児期の母乳栄養の重要性を理解しておきたい．特に新生児期に与えられる初乳の必要性として，免疫抗体が含まれる．消化器・呼吸器感染症を予防することが示されていることに加え，母子

❶ 健康日本21とは（概要）：「21世紀における国民健康づくり運動（健康日本21）」の「趣旨」，「基本的な方向」，「目標」，「地域における運動の推進」などについて，その概要を解説するとともに，各分野の数値目標を掲載したもの．

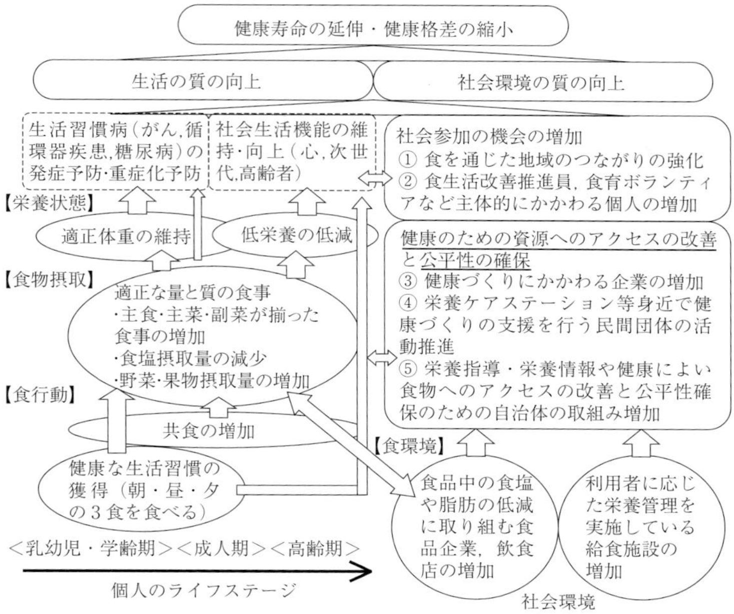

図 6.3.1 栄養・食生活の目標設定の考え方

表 6.3.1 各年代における水分および栄養所要量

	新生児	乳児	幼児	学童	成人
水分（ml/kg/日）	80〜100	120〜150	100〜120	60〜80	40〜50
エネルギー（kcal/kg/日）	120	100〜120	80〜90	60〜70	30〜40
タンパク質（g/kg/日）	2.5	1.5〜2.5	2.5〜3.0	2.0〜2.5	1.0〜1.2
（％）	10	10〜15	10〜15	10〜15	10〜15
脂質（g/kg/日）	5〜7	3〜6	2〜3	1.5〜2.5	0.6〜1.1
（％）	40〜50	40〜50	20〜30	20〜30	20〜25
糖質（g/kg/日）	11〜15	10〜18	10〜15	8〜12	4〜6
（％）	40〜50	40〜60	50〜65	50〜65	50〜65

関係を確立していく上でも重要である．また，生後5ヶ月頃よりドロドロした食物から離乳が開始される．徐々に量を増やし，9ヶ月頃には1日3回，1歳では必要なエネルギーの90％が固形物によって充足される．1歳半頃までに離乳が完了する．

幼児期には栄養や食品の配合など，栄養学的な対応以外に，食物の外見や味，好み，環境，運動量など心理的・肉体的な影響を考慮する必要がある．

食欲不振や偏食などに加え，しつけとしての食事など，基本的な食習慣を身に付けていく時期として重要である．さらに，3回の食事だけでなく間食も食事の一部として重要であり，間食を含めた形で必要な栄養素が確保される必要がある．また，食品に対するアレルギーも出現してくる時期であり，食品の選択や種類についても配慮していく必要がある．

6.3.4 学童期・思春期の食事

学童期は，身体的発育が比較的緩やかな前半期と，第二次性徴が発現する後半期から成り，個人的な食生活が完成する時期である．思春期は第二次性徴発現から性成熟の段階にあり，食生活が自立する時期である．この時期には発育や身体機能の変化，運動量の増加に対応した十分なエネルギー量，タンパク質量，カルシウム量が成人を上回って必要となる．また，学校での給食が準備され，食育が教育の中で進められる時期でもあり，文化としての食事や，家庭での食生活，社会環境の変化に影響を受ける．家庭生活でも家族揃っての食事の機会が減少し，塾などによる生活時間の変化，外食や加工品の増加，朝食の欠食や不規則な食事時間などによって，食習慣の悪化が懸念される．ライフコースを通じて健康や食生活などに対する基本的な知識を身に付ける時期であり，周囲の適切な支援が求められる．

6.3.5 青年期・成人期の食事

青年期から成人期では，生活の質の向上のための主要な生活習慣病予防を目指し，健康を意識した食生活の継続が求められる．知識としての理解から行動変容に向けた実践が進められることを期待する．その目安としては，適正体重の維持（$18.5 \leq BMI \leq 25$），バランスの良い食事（主食・主菜・副菜の組合せ，タンパク質，脂肪エネルギー比，ミネラル，ビタミン）が提唱されている．また，食塩摂取量の減少，野菜・果物の摂取などが求められる．

6.3.6 高齢者の食事

日本が長寿国として注目される背景には，伝統的な日本の食事が注目されているが，75歳を超える高齢者の多くが，過去の生活では一汁三菜という伝統的な食事で年齢を重ねてきたということの結果であり，これらの成果は教訓としていく必要がある．

具体的には，バランスの良い食事が基本である．摂取エネルギーの過剰により肥満になる場合とともに，咀嚼や嚥下障害によって摂取エネルギーが不足する場合があり，必要なエネルギー摂取への注意が必要である．魚や大豆食品，乳製品（牛乳）などによるタンパク質の確保，野菜によるミネラル類の確保が望ましいとされる．

また，塩分については，濃い味を好む傾向があることから薄味の食事への配慮が必要である．1人での食事ではなく，規則正しい食事など，楽しい充実した生活の中に食事が含まれることはいうまでもない．

6.4 生活習慣病とその予防

6.4.1 生活習慣病とは

生活習慣病とは，食習慣，運動習慣，休養，喫煙，飲酒などの生活習慣が

その発病，進行に関与する疾患群の総称である（表 6.4.1）．若年期からの生活習慣の積み重ねによって，加齢とともに発病の素地をつくっていく．2008年から実施された厚生労働省特定健診によって，動脈硬化性疾患の危険性を高める症候群（メタボリックシンドローム❶）は，高脂血症，高血圧，高血糖などの生活習慣病の前段階の状態であり，生活改善の必要性を示唆する教育が展開されている．また，がん，循環器疾患，糖尿病，慢性閉塞性肺疾患などを，非感染性疾患という概念で捉え，個人の生活習慣などの意識の問題に加えて，社会環境による影響が大きいことから，地域や学校，職場など包括的な視点での対応が求められている．

❶ メタボリックシンドロームの診断基準
1) 内臓脂肪の蓄積
　　腹囲（へそ周り）
　　　　男性 85 cm 以上
　　　　女性 90 cm 以上
2) 脂質異常
　　中性脂肪　150 mg/dL 以上
　　HDL コレステロール
　　　　40 mg/dL 未満
3) 高血圧
　　最高（収縮期）血圧
　　　　130 mm Hg 以上
　　最低（拡張期）血圧
　　　　85 mm Hg 以上
4) 高血糖
　　空腹時血糖値
　　　　110 mg/dL 以上

表 6.4.1　生活習慣と関連した疾患

食習慣	・2 型糖尿病・肥満・脂質異常症（家族性を除く）・高尿酸血症・高血圧症・虚血性心疾患・脳卒中・大腸がん（家族性を除く）・歯周病など
運動習慣	・2 型糖尿病・肥満・脂質異常症（家族性を除く）・高血圧症
喫煙	・肺扁平上皮がん・循環器病（先天性を除く）・慢性気管支炎・肺気腫などの閉塞性肺疾患・胃・十二指腸潰瘍などの消化器疾患・歯周病
飲酒	・アルコール性肝疾患・アルコール精神病・アルコール依存症

平成 25 年度から示された「健康日本 21（第二次）」では，「1) 適正体重の維持（肥満，痩せの減少），2) 適切な量と質の食事，3) 共食（食事を家族で摂れる）の増加，4) 食品中の食塩や脂肪の低減に取り組む食品企業や飲食店の増加，5) 利用者に応じた食事の計画，調理や栄養の評価，改善を実施する特定給食施設を増やす」などが具体的な数値目標で挙げられ，生活の中で多くの改革や生活習慣改善への政策が進められている．

生活習慣病の予防，重篤化を予防するためには，社会の変化に注目しつつ，気が付いたその時から「日々の行動の積み重ね」が重要である．

＜7 つの健康習慣＞
① 規則正しい時間に 3 度の食事を摂って，間食をしないこと．
② 毎日朝食を欠かさないこと．
③ 適度な運動を毎週 2〜3 回続けること．
④ 適度な睡眠時間 7〜8 時間を確保すること．
⑤ 適度な体重を維持すること
⑥ アルコールを飲まないか，飲んでも適度にやめること．
⑦ 喫煙をしない．
（Belloc, N.B & Breslow, *J., 1972）

*「7 つの健康習慣」：Belloc, N.B & Breslow, J. はアメリカの医学者．1972 年に「7 つの健康習慣」を提唱．1997（平成 7）年度版の「厚生白書」に紹介されている．

6.4.2　歯の健康

食べることに欠かせないものとして，歯や口腔の健康を保つことが挙げられる．単に食物の摂取ということ以上に，食事や会話を楽しむことなど，豊かな人生のために歯の健康は不可欠である．また歯周病は生活習慣病として，糖尿病の合併症としても注目されている．生後 7 か月から萌出する乳歯は 3

歳で 20 本，5〜6 歳頃から抜け始めた乳歯に代わって永久歯が生え始め，12 歳〜13 歳で 28 本，大臼歯を加えて 32 本になる．そのすべてを健康な状態で保持することは困難であるが，齲蝕や歯周病を予防していくことが求められる．歯の喪失が 10 歯以下であれば食生活に大きな支障を生じないとされ，80 歳になっても 20 本の歯を確保する 8020（ハチマル・ニイマル）運動が提唱，推奨されている．生涯を通じた歯と口腔の健康もまた，毎日の口腔ケアや，定期的な歯石除去，口腔検診による早期治療が必要である．

6.4.3 今すぐできることから，これからの人生を幸せに過ごすために

まず，タバコを吸っている人は，それは危険であると認識して禁煙し，毎日の食事の内容に注目することが必要である．朝食は 1 日の活動のエネルギーであるが，大切なことであると理解はしていても，行動を起こすまでには至らないのが現状である．まず，できることを 1 つずつ，そして，できていることは継続すること，定期健診を受診して，異常があれば早期に対応することが求められる．食事，運動，喫煙，休養，飲酒，「これくらいなら」，「今日だけなら」ではなく，これからの人生を幸せに過ごすためには，今からの行動変容が求められている．

参考文献

- 厚生労働省（編）：平成 25 年度版厚生労働白書—若者の意識を探る—栄養・食生活の目標設定の考え方
- 厚生科学審議会地域保健健康増進栄養部会，次期国民健康づくり運動プラン策定専門委員会（編）：厚生労働省「健康日本 21（第二次）の推進に関する参考資料，平成 24 年 7 月版
- 第一三共ヘルスケア (http://www.daiichisankyo-hc.co.jp/health/index.html) 2013.12.20

7. 愛媛大学における食の教育

7.1 食農教育

　食農教育は，食育の中で「食をつくる側」から学ぶことであり，実際に農業体験❶を行うことで，作物の特性，旬，安全性，流通，価格などに関心をもつようになる．したがって「食を選ぶ能力」を高めるとともに，体験型学習であるために知識が固定化されやすい効率的な教育方法といえる．

　1998年から小中学校に「総合的な学習の時間」が導入されたことにより，農業体験を取り入れる学校も増加し，多くの生徒や児童が「食が生産される現場」を体験する機会が増えている．食育基本法第6条には，「食育は，広く国民が家庭，学校，保育所，地域その他のあらゆる機会とあらゆる場所を利用して，食料の生産から消費等に至るまでの食に関するさまざまな体験活動を行うとともに，自ら食育の推進のための活動を実践することにより，食に関する理解を深めること」が述べられており，「食の生産から消費までの体験活動」，すなわち食農教育の重要性が強調されている．学校現場では植物を育てる経験から理科，また農業という産業や流通から社会に関連付けて発展学習をすることもある．現在，幼児から大人に至るまで取組みは行われており，さらに最近の家庭菜園ブームも農業と食の関係をより一層緊密なものにしていることから，食農教育は拡大しているといえる．

7.1.1　社会的要請

　食農教育は，国内外の社会情勢からも，その推進が求められている．低い食糧自給率（2012年はカロリーベースで39％），農業の衰退，農業者の高齢化，農家人口の減少，農山村の過疎化などの問題を受け，「食料・農業・農村基本計画」および「六次産業化法❷」では，食農教育を通して次の事項の推進が謳われている．

1) 米の消費を増やし，和食へ回帰することにより，国産農産物の継続的な消費を喚起し，食糧自給率を向上させる．国産農産物を購入することが，農業・農村の維持・発展につながる．
2) 食料安全保障の面から食べ残しの縮減に取り組む．
3) 日常の食生活や農林水産物・食品の生産・流通現場における体験等を通じて食のあり方を考える．
4) 学校給食や社員食堂，外食・中食等で地場農産物利用を拡大する．

---

❶ 学校における農業体験学習は，小学校の80％，中学校の33％で行われている．
　宿泊を伴う農業体験をすることにより，幅広い価値観が培われる，待つ心が育ち我慢強くなる，積極性や自主性が育つ，感性が磨かれる，情緒が安定する，想像力が向上する，明るさや活気が出る等，精神的側面での効果が高まることが明らかになっている．さらに汗を流して働くことの大切さを理解できることも効果として現れている．

❷ 六次産業化とは，第一次産業である農業や水産業が，第二次産業である加工，第三次産業である流通・販売までも含めて行うことであり，これにより加工費や流通マージンを得ることが可能になり，トータルとして第一次産業を営む地域が活性化することを目的としている．

5) 日本各地の食文化の発掘・維持等を通して農産物の利用促進や付加価値の向上を図る．
6) 子どもを農山漁村に宿泊・滞在させ，農林水産業の体験をさせることにより，地域住民との交流を深め，経済効果をもたらし，子どもの「生きる力」を育む．さらにグリーンツーリズム❶の発展も目指す．
7) 地産地消を推進し，生産者と消費者の結びつきを強化する．このことにより，環境への負荷低減（フードマイレージ❷の減少）や循環型社会の形成が可能になる．

このように食農教育は，個人の食生活向上のみならず，未来の日本社会を築くための重要な施策として位置付けられている．

7.1.2 農業体験の教育力

農業は，人間が自然を利用して食料を生産する営みである．自然は無数の要因が複雑に関係し合い，常に変化していることから，農業を行うには本来，高度な知識と技術が必要である．しかしながら，自然の適応力や順応力は非常に高いため，土壌や光，水，温度などの基本的な環境が揃えば，農業初心者でも作物を育てることは不可能ではない．作物は日々，生育・変化するとともに，人間のはたらきかけに応えてくれるので，学習者にとっては興味深い教材となる．

農業体験は，五感を使った自然体験の１つであり，自然に人為を加えることによる実験の場でもあり，共同作業による社会体験でもある．さらに近年，重要性が増している「命の教育」としての効果も高い．食農教育の具体的な教育的効果を表 7.1.1 に示した．

❶ グリーンツーリズムとは，農山漁村地域において自然，文化，人々との交流を楽しむ滞在型の余暇活動のことであり，1) ゆとりある国民生活の確保，2) 農山漁村地域の振興を目指している．1996 年に農山漁村余暇法が制定され，農家民宿による農村滞在，体験型修学旅行，援農ボランティア等が行われている．

❷ フードマイレージとは，生産地から食卓までの距離が短い食料を食べた方が輸送に伴う環境への負荷（エネルギー消費や温暖化ガス等）が少ないという仮説をもとに提案された指標である．輸入相手国別の食料輸入量×当該国から我が国までの輸送距離で計算される．

2001年における日本人１人当たりのフードマイレージは 7,093t·km（単位：トンキロメートル/人）であるのに対し，韓国は 6,637t·km，アメリカは 1,051t·km，イギリスは 3,195t·km，フランスは 1,738t·km，ドイツは 2,090t·km であった．日本は食料輸入量が多いため，非常に高い数値となっている．

表 7.1.1　食農教育の教育的効果

計画性	種まきから収穫，加工，調理まで見通しを立てて，計画的に行動する能力を身に付ける．
科学性	作物の生長を観察し，科学的認識を育てる．
技術性	道具を使って自然（作物・土・生き物）にはたらきかける技術を身に付ける．
食の品質評価	自分で栽培した作物と購入品について外観や食味等を比較することにより，栽培方法と品質の関係を理解する．
社会性	食物の価値を認め，日本農業を取り巻く社会の姿を知る糸口にする．
優しさ・情操性	種まきから一貫して育て，作物に愛着をもち，生き物を可愛がる優しさを身に付ける．
食という行為の認識形成	食物は命であり，人間は命をいただいて生きることを認識し，感謝の心をもつ．また食べ物を無駄にしないことを学ぶ．
自主性，責任感，集団性	当番活動や班活動を通して，助け合いや責任を認め合う態度が身に付く．
社会性・地域性	労働体験を通して，大人の労働を理解し，地域生活や産業をみつめ，地域の人と交流できる．

（日本農業教育学会編：学校園の栽培便利帳，農山漁村文化協会 (1996) より作表, 改変）

食農教育においては，サツマイモ掘りや稲の収穫などの断片的な体験よりも，水田や畑の準備，種まきや苗植えから始まり，雑草取りや害虫防除などを含めた栽培の全過程を体験することが望ましい．また，学習者のアイディアや自立性を尊重した運営を行うことにより，意欲が高まり，大きな教育効果を得ることができる．

7.1.3 愛媛大学における食農教育の事例

愛媛大学農学部の農業生産管理学実習I・IIでは，学生が自ら栽培実験を企画，準備，実施，定期的な測定，解析，食味，プレゼンテーションを行う実習を取り入れている．

この実習では，「農業と食」のすべての過程において，学生たちが準備し，育て，収穫し，味わうことにより，自然や農業の奥深さを認識するとともに，講義で学習したことを農業現場で確認したり，講義で得た知識を応用して病害虫や雑草などを制御することも行っている．たとえば化学肥料と有機肥料の違い，作物を組み合わせる混植栽培，トウガラシエキスを使った害虫防除などに取り組んでいる．

農業は「実学」といわれる．授業で学んだ技術が実際，どのように技術が生かされているかについて体験を通して知ることは，知識を理解し，習得するのに最も有効な学習方法といえる．さらに農業を行うためには，「協力」，「段取り力」，「問題解決能力」が重要であり，本実習では，研究発表を行うため，「プレゼンテーション能力」も鍛えることができる．これらは，就職して社会人として活躍するための必須要素である．

食農教育で大切なことは，楽しみながら身に付けることであり，本実習において，作物，土壌，資材，農業環境などに興味をもつと，教室における講義も興味深く勉強することができると考えられる．そして最も楽しみなのは，収穫物を味わうことであり，市販品では味わえない，格別に美味しいと感じる野菜を食べることができる．

「本物の野菜」を味わうことのできる貴重な機会である．

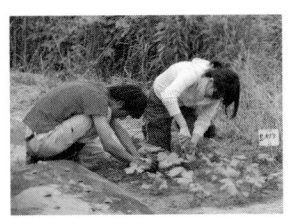

無農薬栽培に取り組み，害虫を除去している様子

7.2 ぎょしょく教育

7.2.1 魚をめぐる社会環境

私たちの食を取り巻く環境は大きく変化している．水産物消費大国の日本は国内需要で満たせない水産物を世界各国から輸入しており，その自給率が50％台である．また，従来の市場流通にとどまらず，輸入水産物や冷凍水産物の増大により生産者や輸入業者との直接取引が伸び，また，活魚車や産直販売など流通手段も多様化し，水産物流通は複雑になっている．そして，生産と消費（漁と食）の乖離が進み，食品偽装など食の安心・安全は危ぶまれる状況にある．ライフスタイルの変化で，食の外部化や加工食品の増加，さらに，食事内容が欧米化し，魚の生産〜加工〜流通〜販売・消費をめぐる環境

は変容している．他方，健康ブームで魚介類が見直されているものの，その摂取量や購入量をみると，魚離れは続いており，特に若年層で目立っている．

7.2.2 「ぎょしょく教育」の考え

こうした現状を踏まえ，魚食普及と食育推進を統合した発展的な概念が「ぎょしょく教育」である．魚食普及は1970年代より水産物の利用増進と消費拡大に向けて水産業界を挙げて取り組んでいる．そして，食育基本法❶の産業分野に関する食育推進には，産消交流の促進，地産地消の推進，環境と調和のとれた農林漁業の活性化，郷土料理をはじめ地域の伝統食文化の継承などがある．

「ぎょしょく教育」は社会科学的なアプローチによる総合的な水産分野の食育といえる．その視点は，1) 地域の特性を念頭に置くこと，2) 漁と食の再接近を図ること，3) フードシステム❷ の発想で包括的に把握することである．「ぎょしょく」は従来，魚食普及の「魚食」を意味したが，ひらがなで表記することで，魚の生産から消費，文化まで多様な意味をもたせられる（図7.2.1）．7つの「ぎょしょく」から魚のことを精緻に，かつ，体系的に把握するのが「ぎょしょく教育」である．

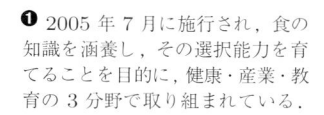

❶ 2005年7月に施行され，食の知識を涵養し，その選択能力を育てることを目的に，健康・産業・教育の3分野で取り組まれている．

❷ 農水産物の生産から加工，流通，販売，消費に至る食料供給に関する一連の流れ，それぞれの相互関係について包括的に捉えることである．

① 魚触　魚に直接，触れて捌（さば）く学習・調理実習
　↓
② 魚色　魚の種類や栄養など特色に関する学習
　↓
③ 魚職　魚の生産や加工，流通など職業に関する学習
　↓　　　　（④との関連で，「とる漁業」＝漁船漁業の学習）
④ 魚殖　養殖魚の生産や加工，流通など職業に関する学習
　↓　　　　（③との関連で，「育てる漁業」＝養殖業の学習）
⑤ 魚飾　伝統的な魚文化（郷土料理や地域の食習慣など）に関する学習
　↓
⑥ 魚植　魚をめぐる環境の学習
　↓
⑦ 魚食　試食，魚の味を知る学習

図 7.2.1　7つの「ぎょしょく」

7.2.3 「ぎょしょく教育」の実践

① 愛南町

「ぎょしょく教育」は2005年に愛媛大学「ぎょしょく教育」推進プロジェクトチームによって提唱された．当時，愛媛大学と南予地域の自治体の連携が求められており，各自治体に提案したところ，最初に愛媛県愛南町が呼応した．小学校5年生対象の授業は講義～調理～試食で構成される．7つの「ぎょしょく」のうち「魚職」・「魚殖」・「魚植」の内容とする講義では，社会科の授業を念頭に置いて地域水産業の特性などを学習する．地域の魚を捌く調理には「魚触」・「魚色」が相当し，養殖タイのウロコ取りやカツオの三枚おろ

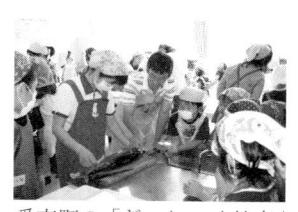

愛南町の「ぎょしょく教育」

し，カツオやマグロ解体見学，ワラ焼きのカツオタタキなどがある．郷土料理のタイめし，タイの冷や汁，つみれ汁，カツオのタタキの試食は「魚飾」・「魚食」に相当する．

継続的な取組みとするために，ツール開発も行われた．愛媛農政事務所との協業による地域水産業を図解した副読本，農林水産省の補助事業により，授業の内容や手順などを解説した『実践マニュアル』，子どもが地域水産物の知識や調理法などを遊び感覚で学べるカードゲーム『ぎょショック』（愛媛大学で商標登録済み）などがある．

② 宇和島市

宇和島市でも，愛媛大学との連携協定によるサテライト事業「愛媛大学サテライト・うわじま親子食育講座」が「ぎょしょく教育」を基盤に総合的な食育活動として 2008 年に実施された．それに呼応して，市役所福祉課の職員ら（管理栄養士でシーフード Jr. マイスター❶）は，地元の生産者や保育所職員と連携して，「保育所食育活動プログラム」を確立した．これは『宇和島市食育プラン』（愛媛大学の参画と指導）を念頭に置き，保育所の子どもとその保護者を対象にして，タイを触って解体を見学してタイめしを試食した．子どもは「魚触」に強い興味をもち，保護者が「魚色」や「魚殖」に関心を示し，魚に対する再評価につながっている．

③ 今治市

今治市でも，愛媛大学のサポートで，2010 年から乳幼児とその保護者を対象に「ぎょしょく講座」がチーム今治ぎょしょく❷ によって展開されている．これは 2 段階で構成され，市内の保育所やママさんグループを対象とする．初学者用のベーシック講座が「魚色」や「魚触」，「魚食」を学んで魚に慣れ親しむ内容で，リピーター用のアドバンス講座はすべての「ぎょしょく」を総合的に学ぶものである．その内容はだしの取り方からカツオやタイなどの三枚おろしまで系統的であり，乳幼児には体験を通した食への関心を惹起させて大きな効果を生んでいる．

④ 県外

「ぎょしょく教育」は，愛媛大学や愛南町の「魚織」によって関東地方など県外にも展開されている．関東給食会を通じて，東京都内の小学校で「ぎょしょく出前授業」は行われ，愛南町産の水産物が学校給食に利用される．他方，愛南町を訪問した都庁職員や都内小学校教員は都の離島漁業を紹介するなどの交流と連携が生まれた．そのほか，静岡県や島根県，鹿児島県，沖縄県などで普及啓発が展開されている．

7.2.4 「ぎょしょく教育」の成果と評価

授業評価アンケート結果によると，「ぎょしょく」の興味や関心が上昇し，家庭での「魚食」は高まっている．特に，日本の水産業を学ぶ小学校 5 年生では明白な相乗効果がある．また，生涯食育の中で重要となる乳幼児とその保護者の食育でも，「魚触」，つまり，五感による直接体験が有効な動機付け

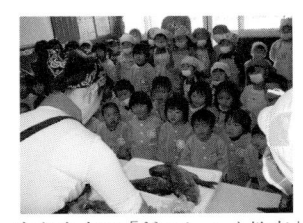

宇和島市の「ぎょしょく教育」

❶ 一般財団法人の日本食育者協会が認定する資格で，水産物に関する基礎的な知識と技能を保持している人材である．愛媛県では愛南町や宇和島市，今治市，八幡浜市で講習会が実施され，愛媛大学関係者も協力し，70 人余りがこの資格を取得している．

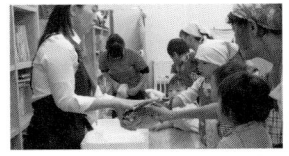

今治市の「ぎょしょく教育」

❷ 今治市内や西条市など近隣地域の女性企業家や主婦など約 10 名で組織されたグループで，全員がシーフード Jr. マイスターである．2009 年 10 月から活動を開始し，現在，NPO 団体への移行が検討されている．

となり，「ぎょしょく教育」は観察力や想像力，行動力を培う基盤となる．

社会的評価をみると，「ぎょしょく教育」はテレビや新聞など各種のメディアに数多く取り上げられているほか，『水産白書』の2006年版と2007年版に紹介された．そして，農林水産省の「地域に根ざした食育コンクール2006」で優秀賞が授与され，愛媛大学「ぎょしょく教育」推進プロジェクトチームは大日本水産会の魚食普及表彰を受けた．こうした高い評価の背景には，地域の連携がある．愛南町では，教材・食材となった魚の円滑な提供，郷土料理の適切な指導と調理など一連の取組みには，地域の諸組織の支援と協力があった（図7.2.2）．これら組織は第8の「ぎょしょく」の「魚織」といえる．愛媛大学が地域社会に提案した「ぎょしょく教育」は，地域に共有されて地域の食をめぐる社会関係の再構築の契機となり，彼らの協働による顔の見える教育になっている．

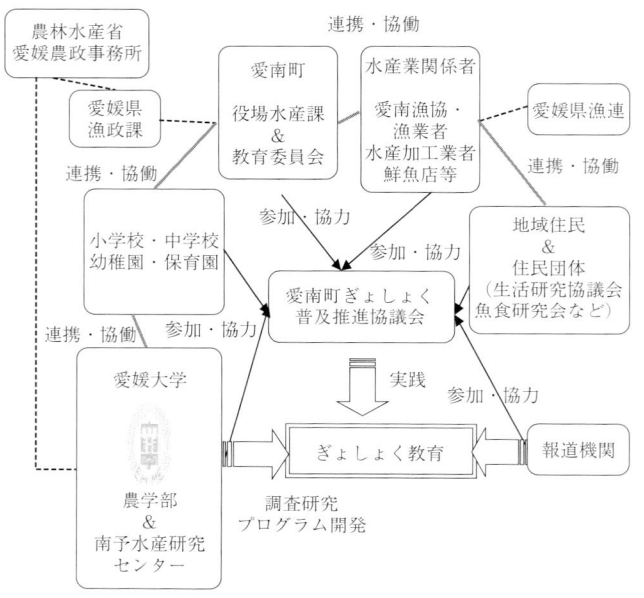

図 7.2.2 「魚織」（第8の「ぎょしょく」）と地域協働

7.2.5 「ぎょしょく教育」の展望

「ぎょしょく教育」に関する今後の展望について触れておく．

まず，教育的な展開として，「ぎょしょく教育」は地域理解教育による人材育成の機会となる．地域水産業や漁村地域にある地域資源を発掘して活用することは，地域の教育力づくりにもつながる．単に魚離れの是正にとどまらず，地域のよさを問い直し，地域への愛着や誇り，アイデンティティを醸成するきっかけとなり，最終的には地域水産業を担う人材確保となり得るのが「ぎょしょく教育」である．また，食育基本法に基づく食育推進計画において，「ぎょしょく教育」は地域の総意と協働による総合的な食育を推進する基盤となるだろう．

それから，産業的な展開として，「ぎょしょく教育」は水産振興につながる．体験型食育と産消交流型食育で，地産地消やブルーツーリズムによる起業化の可能性もある．そして，地域内における一斉授業の実施，学校給食への利用，地域外での地域水産物のＰＲ活動や販売促進など，地域内外での積極的な実践は「ぎょしょくビジネス」に展開できる余地も生まれてくる．その際に「ぎょしょく教育」は地域ブランド確立の重要なコンテンツやツールになるだろう．

以上のことから，地域の食を再検討すべき今こそ，食をめぐる地域ネットワークは，社会的に重要な役割を担い，地域社会を動かす求心力となる．「ぎょしょく教育」は，地域のさらなる連携と協働により質的な向上と面的な拡がりをもつことで，地域の社会関係そのものを豊かにして地域の水産業と教育を紡ぐことができるだろう．

7.3 愛媛大学「食育」実践プログラム

7.3.1 食育実践プログラムの概要

現代社会では「食」を取り巻く社会環境が大きく変化し，個人の力だけでは解決できない大きな社会問題となってきている．このような現状を受け，国は「食育基本法」（2005 年施行）と，それに伴って平成 18 年に策定された「食育推進基本計画」に基づき，「食育」を重点課題と位置付け，積極的に取組んでいる．

愛媛大学農学部では，大学生の実態を調べるために，平成 18 年度と 19 年度に食事に関するアンケートを実施した．その結果，1) 20 ％の学生が欠食，2) 食事の時間が不規則，3) 栄養のアンバランス，4) 料理がつくれない等，「食」の乱れや「食」に関する知識不足が浮き彫りになった．

愛媛大学生においては，1) 親元を離れ下宿している（約 7 割），2) 自宅生も卒業して社会人になると 1 人暮らしを始める，3) 多くは 10 年以内に親となり，子どもを育てる，等の条件が重なるため，大学時代というのは，総合的な体系として「食」リテラシー（グローバルな食料資源，日本の食糧事情，食事の栄養バランスなどの知識とそれに基づく食生活の実践）を学ぶには，最後でかつ最も効果的な時期であるといえる．

以上を背景として，愛媛大学農学部は 2007 年度に「愛媛大学食育士」サブカリキュラムを立ち上げた．さらに 2008 年度からは全学的に「食育」を重要な教育課題と位置付け，全学生に「食」リテラシーを身につけさせるとともに（表 7.3.1），食育の実践者を養成する学部横断型副専攻的プログラムを実施している．本取組みでは，愛媛大学生の食に関する現状（欠食，「こ」食❶，食事時間が不規則，料理がつくれない等）を改善することを目的に，以下の 2 つのプログラムを実施している．

❶「こ」食
- 個食：家族がバラバラで食事をする．または，一人一人が別々の料理を食べる．
- 固食：固定化されたもの（好きな物，同じ物）ばかり食べる．
- 粉食：スパゲティやうどん，パンなど，粉を使った主食を食べる．
- 糊食：ゼリー飲料等の食事．
- 孤食：1 人孤独に食事を摂ること．
- コ食：テレビを囲んで食事をする．
- 子食：子どもが好きな物を中心の食事（オムライス・ハンバーグ・餃子・カレーライス等）．
- 庫食：冷凍庫から出して，電子レンジで調理した食事．
- 枯食：水分が乏しいスナック菓子やインスタント食品ですます食事．
- 小食：食べる量が少ない．
- 濃食：濃い味付けばかり好む．
- 黄食：油物を好む．
- 戸食：中食あるいは戸外で食べる．
- 呼食：出前などをとる食事．
- 古食 1：賞味期限ギリギリのものを買ってきて食べる．
- 古食 2：昔ながらの身体によい食事を食べる．
- Cho 食・CHO 食：コレステロール（cho）が多い食事．または，C（炭素）・H（水素）・O（酸素）からできている炭水化物や脂質に偏った食事．
- 五食：おやつなどで，1 日中食べている食事スタイル．

表7.3.1 1年次全員を対象として開講するための授業構成（事例）

開講回数	クラス1	クラス2	クラス3	クラス4	クラス5	クラス6
1	オリエンテーション・メンタルヘルス					
2	食と健康					
3	食と健康	スポーツ	生活の医学	生活の医学	心理	心理
4	食と健康	食と健康	生活の医学	生活の医学	心理	心理
5	スポーツ	食と健康	生活の医学	生活の医学	心理	心理
6	心理	心理	食と健康	スポーツ	生活の医学	生活の医学
7	心理	心理	食と健康	食と健康	生活の医学	生活の医学
8	心理	心理	スポーツ	食と健康	生活の医学	生活の医学
9	生活の医学	生活の医学	心理	心理	生活の医学	生活の医学
10	生活の医学	生活の医学	心理	心理	生活の医学	生活の医学
11	生活の医学	生活の医学	心理	心理	生活の医学	生活の医学
12	生活の医学	生活の医学	生活の医学	生活の医学	食と健康	スポーツ
13	生活の医学	生活の医学	生活の医学	生活の医学	食と健康	食と健康
14	生活の医学	生活の医学	生活の医学	生活の医学	スポーツ	食と健康
15	まとめ					

7.3.2 「正しい食への誘い」プログラム

　世界の食料資源やフードマイルなどの考え方から，日本の食に対する位置付けを学ぶとともに，健康とのつながりを理解し，正しい食習慣を身に付けることを目的とする．

　取組みの特徴は，共通教育初年次科目「こころと健康」（必修2単位）の3回の授業で新入生全員が「日本および世界の食事情」や「食の大切さ」を学び，食への意識を高める．また，全学生を対象としてWebを利用した食事バランスチェックシステム（図7.3.1）を独自で開発し，年2回の食事チェックと指導によって在学期間中の食生活の改善を図っている．

7.3.3 「愛媛大学食育士」プログラム

　栄養学，生産・流通経済，循環型社会，地域食文化等に関する幅広い知識に基づいて，食を総合的に理解し，自らがつくり，その大切さを伝える（"知る—つくる—伝える"）ことのできる人材を養成することが目的である．

　どの学部からでも受講が可能な学部横断型プログラムであり，すべての学部からの履修を保証するため，科目の特性に応じて，5時限以降開講，長期休業期間における集中開講など多様な開講形態を導入している．プログラムは4つのステージ❶（16単位）から構成された学部横断型プログラムであり，実習，実験等の実践科目が多いところに特徴がある．このプログラムを修了すると「愛媛大学食育士」の認定を受けることができる（表7.3.2）．

　なお，このカリキュラムは，栄養学健康増進のみならず，本校の利点を生かし農産品・水産品の流通や経済ならびに食料問題，環境問題など幅広い知識を習得するとともに，食品加工実験や食品衛生学実験，生産実習等の実技を通じて実践的技術が取得できる．また，食物史，郷土食の分野や，さらに

❶「知る・作る・伝える」4つのステージの特性
第1ステージ：食育基本法，日常の「食」の構成
第2ステージ：食生活の現状，食文化
第3ステージ：栄養学および食品安全学等の専門科目
第4ステージ：実習・実験・演習により，知識の活用と人に伝える能力を養う

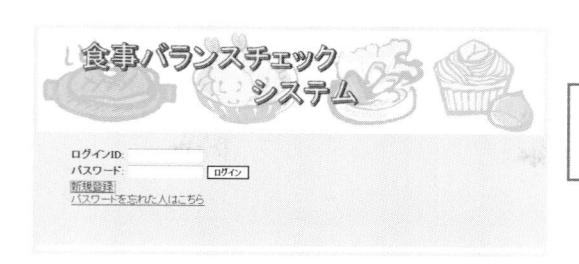

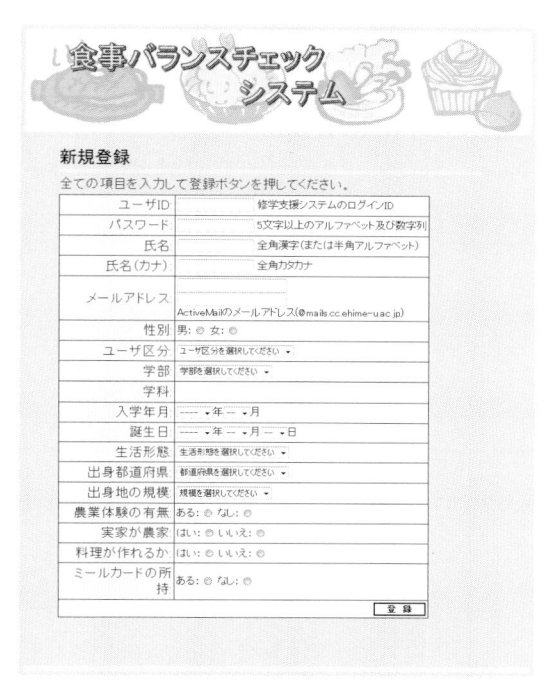

図 7.3.1　食事バランスチェック入力画面

「食」について考える習慣を身に付け，食品の安全性，食事と疾病との関係，食品の栄養特性や組合せ方等，必要な知識を身に付ける．さらに，食文化，地域固有の食材等を適切に理解するための情報提供活動や，地域における実践活動を行う．

7.3.4　愛媛大学における「食育」の取組み

「正しい食への誘い」プログラムでは，授業中に受講生が「自分たちの食事」に関するプレゼンテーションを行い，その後ティーチングアシスタントがディスカッションに加わる．これは双方にとってともに学び教え合う「ピア・エディケーション」形式で授業を進めている．そのほかに，食事バランスチェックシステムのソフトを用いて，年2回Web上で食事生活チェックを行っている．食育部会では食事バランスチェック等の分析結果をもとに，欠食や栄養の偏りなど食生活に問題のある学生に対して教員がアドバイスを行っている．

「愛媛大学食育士」プログラムの，食育計画演習・食育実習Ⅰでは，学生

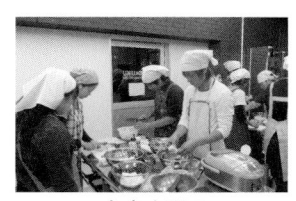

食育実習Ⅰ

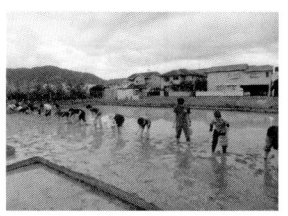

生産実習

表 7.3.2　「愛媛大学食育士」プログラムのカリキュラムチェックリスト

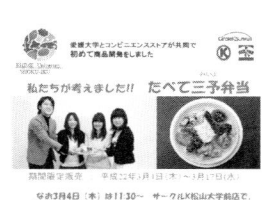

ステージ		1	1	1	2	3	3	3	4	4	4	4
科目名		食と健康	食育入門	食育総論	食文化協働論	食と安全	基礎栄養科学	食と農	食育実習Ⅰ・計画演習	食育実験	生産実習	食育実習Ⅱ
単位		2	1	2	2	2	2	2	2	1	1	1
知る	栄養学に関する知識の習得		○			○	○					
知る	食材に関する知識の習得					○		○	○	○		
知る	食を通じた循環社会の構造の理解			○		○						○
作る	農作物を育てる知識と技術の習得							○				
作る	調理に関する知識と技術の習得				○				○			
伝える	健全な食生活を実践する	○							○			○
伝える	地域に根づいた伝統食の発掘と食材の保存				○				○			
伝える	得た知識と技術の伝授								○			○
伝える	食文化の継承				○							

企業と共同で商品開発

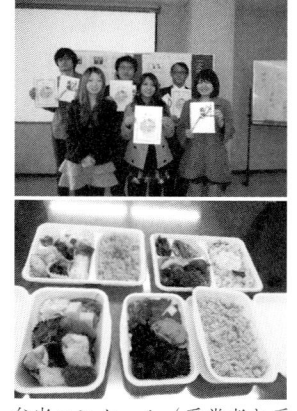

弁当コンクール（受賞者と受賞した弁当）

がテーマ（例：自分たちが食べたい学食メニュー，ワンコインランチ等）に沿って，企画・立案，プレゼンテーション，買い物，準備，実施，試食，評価を行う授業を取り入れている．この実習では，対象者の年齢層は，対象者に対する栄養面・健康面における注意点は何か，地域の食材や旬の食材を取り入れているか，対象者に合った量になっているか，栄養バランスは考えられているか，価格面や食材の廃棄率，見た目や色どり等について検討を行っている．

また，実習・演習等の授業にはティーチングアシスタントが加わり，ここでも「ピア・エディケーション」形式で授業を進めている．本授業では，中間・最終と2回プレゼンテーションを行うため，「プレゼンテーション能力」も鍛えることができる．

また食育実習Ⅱではシンポジウム・現地見学等の開催に加え，学生が愛媛県や愛媛県下の市町主催のイベントをはじめ，大学のイベントに参加し自らがプレゼンテーションを行う場を提供している．さらに，園児をはじめ小学生，中学生，高校生の授業にもアシスタントとして参加し，自ら学んだ知識を「伝える」機会を多く設けている．これらを通して，自分の得た知識あるいは体験したことを，より深く理解できると考えている．

本授業では「食」に関心をもってもらい，一生健康で過ごすための知識を身に付けてほしいと願っている．「調理ができる，できない」あるいは「栄養の知識の有無」ではなく，人間の根幹である「食べる」ことを楽しんでほしい．さらに食を考え，食をつくり，食に触れる機会をもつことで，自分の食

生活を考える機会に繋がってほしいと思っている．

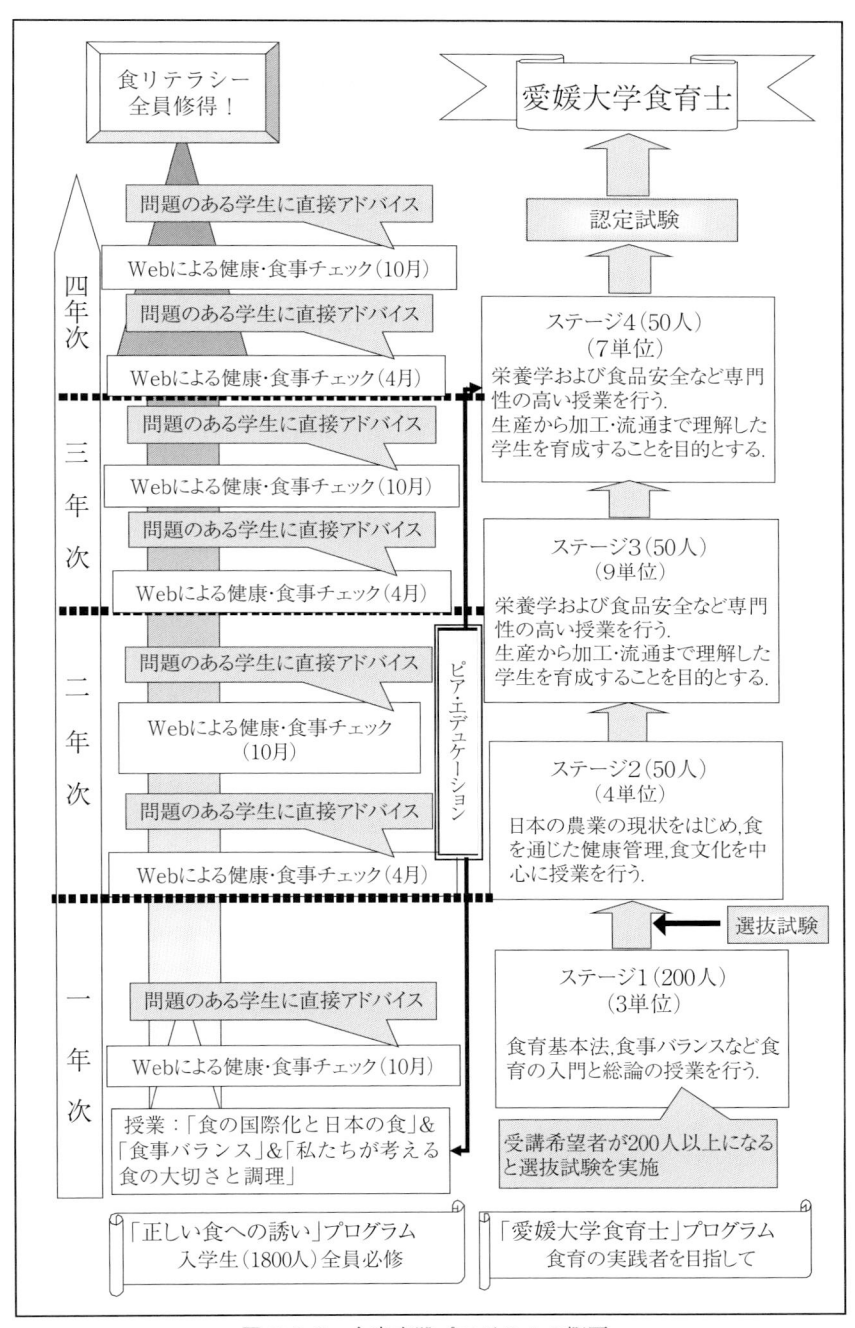

図 7.3.2 食育実践プログラムの概要

参考文献

- 日本農業教育学会（編）：学校園の栽培便利帳，農山漁村文化協会 (1996)
- 野田知子：実証　食農体験という場の力，農山漁村文化協会 (2009)
- 近藤惠津子：わたしと地球がつながる食農共育，コモンズ (2006)
- 澤登早苗：教育農場の四季，コモンズ (2005)
- 若林良和：ぎょしょく教育，筑波書房 (2008)
- 若林良和：食育活動の推進と地域協働の展開 ―「愛媛大学サテライト・うわじま親子食育講座」の実践をもとに―，愛媛大学地域創成研究センター年報 3 (2008)
- 若林良和：地域協働をベースにした水産版食育「ぎょしょく教育」の実践と展望，農業と経済（特集　期待される大学の地域貢献）77（2）(2011)
- 愛南町ぎょしょく普及推進協議会・愛南町・愛媛大学：愛南ぎょしょく教育プラン (2011)
- 愛南町ぎょしょく普及推進協議会・愛南町・愛媛大学：愛南町における「ぎょしょく教育」授業の現状と展開 (2012)
- 愛媛大学南予水産研究センター・愛媛大学農学部：愛媛県今治市における幼児期の「ぎょしょく」授業に関する評価と提案 (2012)
- 今治市食育推進協議会・今治市・愛媛大学：「今治ぎょしょく講座」プログラム (2013)
- 垣原登志子・上田博史ほか：愛媛大学における食育実践プログラムの概要と実践，大学教育実践ジャーナル，第 10 号 (2012)

あとがき

　本書は，大学生をはじめ1人暮らしを始めようとする若い方々の教科書や副読書として利用できるように，食に関する事柄を包括的に取りまとめたものである．「食育」という言葉は一般に知られるようになってきたが，その総合的な学問体系はまだできあがっていない．食育は栄養学や農学をはじめ，医学，薬学，教育，環境，経済，法律など多くの分野に関連があると考えて，本学開講の「愛媛大学食育」実践プログラムのカリキュラムを作成した．

　現代社会では，外食産業や食品工業の加工技術の発達，コールドチェーンの発達，情報化，食のファッション化，食料自給率の低下，食材の海外依存，高齢化，「こ」食など，「食」を取り巻く社会環境が大きく変化している．特に，生活習慣病の若年化が問題になっている．そこで，今から1人暮らしを始める人，あるいはこれから親になる人たちに，「食」に関心をもって欲しいという「食育」のメッセージである．

　本書の著者らは，各自の専門分野をそれぞれ分担して執筆した．このために，執筆者によるこだわりから，専門分野に偏っているところもみられる．執筆者の独自性をなるべく尊重したためで，読者にはお許しをいただきたい．

　「食育」という大きなテーマに挑み，限られた紙面に何を取り上げたらよいのか試行錯誤を繰り返したため，不備な点も多いかもしれない．しかしながら，若い方々が「食」に興味を寄せ，本書が若者の日常生活に少しでも役に立つことができればと願っている．

　おわりに，執筆の機会を与えていただいた愛媛大学をはじめ，執筆を分担いただいた先生方に感謝申し上げるとともに，参考文献の引用あるいは参考にさせていただいた著者の皆様に感謝申し上げます．さらに，教科書の案から完成まで，さまざまな形でご教授いただいた，藤原正幸先生，小林直人先生，庭崎 隆先生にお礼申し上げます．

　また，本書発刊にあたり，ご配慮いただいた共立出版株式会社寿日出男氏，稲沢 会氏にこころよりお礼申し上げます．

　2014年2月

編　者　垣原登志子
　　　　上田　博史
　　　　杉本　秀樹
　　　　板橋　　衛
　　　　岡　　三徳

索　引

あ
揚げ物, 135
アミノ酸, 27
アルカロイド, 109
アレルギー表示, 54
イタイイタイ病, 68
炒め物, 135
一汁一菜, 7
一汁三菜, 7, 8, 82
胃痛, 146
遺伝子組換え食品, 56
遺伝子組換え食品の表示, 59
稲作, 4
イモ飯文化圏, 3
魚つき保安林, 120
魚離れ, 160
エイコサペンタエン酸, 43
栄養強調表示, 48
栄養成分表示, 48
n-3 系脂肪酸, 30
n-6 系脂肪酸, 30
エネルギーの産生, 43
愛媛大学食育士, 164
F_1 品種, 107
園芸作物, 91
塩分（ナトリウム）, 131, 154
オアシス農業, 94

か
塊茎, 104
塊根, 104
会席料理, 9
懐石料理, 8
害虫抵抗性遺伝子, 58
化学的消化, 31
加工食品, 83
果菜類, 106
果実, 110
果樹, 109
風邪, 145
家畜の飼養, 117
身体のしくみ, 141
環境負荷, 99
環境保全型農業, 100
乾物, 133
基質特異性, 38
機能性成分, 113
偽薬効果, 26
球茎, 104

救荒作物, 105
吸収, 142
教育的効果, 158
郷土食, 11
ぎょしょく教育, 159, 160, 161, 162, 163
魚食普及, 160
グリコーゲン, 19
グリーンツーリズム, 158
血糖値, 40
ケの日, 8
下痢, 148
健康日本 21, 152
倦怠感, 145
抗生物質, 41
酵素, 38
耕地利用率, 78
コールドチェーン化, 6
五感, 142
こ食, 17, 163
5 味, 7
コレステロール, 31, 41
コロンブス, 92
混合農業, 97
根菜類, 106

さ
栽培漁業, 119
作型, 107
作物, 90
雑穀, 94
三圃式農業, 97
資源管理型漁業, 118
脂質二重層, 31
脂質のかたち, 29
歯周病, 155
卓袱料理, 9
脂肪, 35
脂肪酸, 29
脂肪の消化, 32
従属栄養, 27
周年供給, 107, 108
消化, 142
生涯食育, 161
精進料理, 9
脂溶性ビタミン, 36
消費期限, 47
賞味期限, 47
食育基本法, 79, 126, 163
食事摂取基準, 128

食事バランスガイド, 129
食生活の変化, 82
食生活, 3, 152
食中毒, 149, 150, 151
食農教育, 77, 157
食の外部化, 19, 81
食の国際化, 6
食品製造業, 85
食品添加物, 51
食品添加物の表示, 52
食品添加物のリスク分析, 52
食品廃棄物, 60, 63
食品表示, 45
食品ロス, 22, 60, 64, 66
食品保存, 137
食文化, 3, 4
食物アレルギー, 54
食物繊維, 33, 41, 108, 113, 132
「食」リテラシー, 163
食料自給率, 20, 64, 72, 74
食料主権, 80
食料廃棄物, 60, 65
食料問題, 72
除草剤耐性遺伝子, 58
シルクロード, 94
新規就農者, 78
食寝分離, 6
水産加工技術, 120
水産物自給率, 121
水産物流通システム, 120
水溶性ビタミン, 36
生活習慣, 147
生活習慣病, 154, 155
生活習慣病予防, 154
生物学的消化, 32
生命維持, 141
生理痛, 148
世界三大漁場, 118
セルフケア, 146
セルロース, 29
促成栽培, 107

た
ダイオキシン, 62, 69, 70
体験型学習, 157
体内時計のリセット, 39
「正しい食への誘い」プログラム, 164
多糖, 28
WTO体制, 77
炭水化物, 28
炭水化物のかたち, 28
炭水化物の消化, 32
単糖, 28
タンパク質, 34
タンパク質のかたち, 27
タンパク質の消化, 32
タンパク質の代謝回転, 39

地域理解教育, 162
畜産, 114
地産地消, 163
地産地消運動, 79
窒素固定, 103
チューニョ, 105
長期間保存, 139
調理の5手法, 7
貯蔵性, 138
貯蔵方法, 138
地力, 98
通過儀礼, 13
伝える, 166
適正体重, 128
適正体重の維持, 154
手食文化, 3
テルペノイド, 114
伝播, 92
デンプン, 28
糖, 111
糖質, 28
東南アジア, 95
糖尿病, 40
特定保健用食品, 50
特別栽培農産物, 101
独立栄養, 27
トロンボキサン, 43

な
日本型食生活, 16, 75, 82, 122
日本料理, 5
尿道括約筋, 144
熱帯モンスーン, 95
年中行事, 12
脳が利用できるエネルギー源, 18
農業の多面的機能, 74
農作物, 91
農薬, 99

は
バイオエタノール, 73
発酵食品, 8
発達段階, 127, 144
ハレの日, 8
半乾燥地, 93
ピア・エディケーション, 166
PFCバランス, 17
BMI指数, 128
火加減, 132
ビタミン, 36, 112
必須アミノ酸, 37
必須脂肪酸, 30
肥料, 98
品種, 107
フードシステム, 160
フードファディズム, 24
フードマイレージ, 21, 74, 81

複合原材料, 46
粉粥餅文化圏, 4
普茶料理, 9
不飽和脂肪酸, 30
フルーツーリズム, 163
プレバイオティクス, 41
プロスタグランジン, 43
プロビタミン, 36
ペプチド, 28
便秘, 147
飽和脂肪酸, 30
ポリフェノール, 114
本膳料理, 8

ま
毎日果物 200 g 運動, 111
水, 33
水加減, 132
ミトコンドリア, 44
水俣病, 67, 68
ミネラル, 35, 112
無毒性量, 68, 69
無農薬栽培, 159
メタボリックシンドローム, 155
森永ヒ素ミルク, 67

や
焼き物, 135
野菜, 133
野生有用植物, 90
有機農業, 100
葉茎菜類, 106

ら
ライフステージ, 127, 152
粒食文化圏, 4
緑黄色野菜, 20
輪作, 103

わ
和牛, 47
和食, 2, 6

Memorandum

Memorandum

Memorandum

Memorandum

食育入門
──生活に役立つ食のサイエンス──
The introduction to dietary education
──*Dietary science to help our life*──

2014 年 3 月 30 日　初版 1 刷発行
2019 年 3 月 25 日　初版 4 刷発行

検印廃止

編　者　垣原登志子　ⓒ 2014
　　　　上田　博史
　　　　杉本　秀樹
　　　　板橋　　衛
　　　　岡　　三徳

発行者　南條　光章

発行所　共立出版株式会社
　　　　〒112-0006 東京都文京区小日向 4 丁目 6 番 19 号
　　　　電話　03-3947-2511（代表）
　　　　振替　00110-2-57035
　　　　URL　www.kyoritsu-pub.co.jp

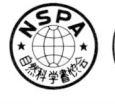

（一般社団法人 自然科学書協会 会員）

印刷・製本：藤原印刷
NDC 498.5/Printed in Japan

ISBN 978-4-320-06178-1

JCOPY ＜出版者著作権管理機構委託出版物＞
本書の無断複製は著作権法上での例外を除き禁じられています．複製される場合は，そのつど事前に，出版者著作権管理機構（TEL：03-5244-5088，FAX：03-5244-5089，e-mail：info@jcopy.or.jp）の許諾を得てください．

THE DICTIONARY OF FOOD SAFETY　食品の安全を科学・検証！

食品安全性辞典

第2版

小野　宏・斎藤行生
浜野弘昭・林　裕造　[監修]

多数の項目を新たに起こし
内容を全面的に加筆・修正

■ 小項目方式の記述により，各項目は，項目名，英語名，略語，同義語，および説明文からなっている。

■ 選定項目は，食品，食品の安全性，および安全性評価に関連のあるものに限り，原則として医薬品は含まれないが，食品の安全性に深く関連する代表的なものはとりあげた。

■ 食品関連項目のほか，食品の安全性および安全性評価に関する項目（有害性確認，リスクアセスメント，毒性，変異原性，微生物学，生化学，分子生物学，バイオテクノロジー，曝露評価，各種分析法，統計学など）までに及んでいる。

■ 食品関係においても，食生活指針，食習慣，遺伝子組換え，新開発食品など，日常生活に関連する項目や関係法規，また，食中毒，生物濃縮，農薬残留など食品を摂取したときの生体側の反応，さらに，科学的データや数値基準もとりあげた。

■ 食品添加物は機能別グループごとに解説し，個々の物質は付録として掲載したが，重要なものは項目として独立させた。人工のものだけでなく天然食品添加物も扱い，付録として4つの食品添加物一覧表を設けた。

■ 付録では，その他に利用の便を考えて，食品の安全性に関係する団体，国際関係機関や外国政府機関の名称，連絡先，また情報収集のためのインターネットのホームページや定期刊行物，関係法規の正式名称，所管省庁，法規の目的を収録した。

■ 一般の人々にも利用できるように，やさしい表現を用いたり，略語には必ず正式名称を付けるなど配慮した。

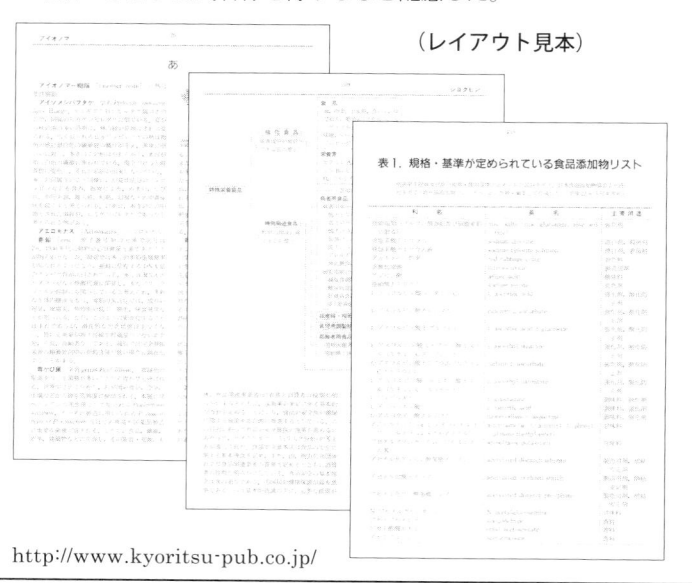

（レイアウト見本）

【収録分野】
食品添加物（食品添加物，容器・包装）／農薬／汚染物質／天然毒物／変質物／栄養素／調理関連毒物／有害性確認（生理・代謝・薬理，発癌・腫瘍，一般毒性試験，細胞毒性・遺伝毒性，生殖発生毒性・催奇形性，安全性評価）／変異原性／動物飼料／法律・検疫／微生物／バイオテクノロジー一般／曝露評価・分析法／統計

【付　録】
規格基準が定められている食品添加物リスト／用途別に分類した既存添加物リスト／天然香料基原物質リスト／JECFA評価食品添加物リスト／国内食品関係団体一覧／外国・国際機関一覧／国内関係法規一覧

A5判・上製函入・588頁
定価（本体13,000円＋税）

共立出版

http://www.kyoritsu-pub.co.jp/